卢祥之——著

名中医治病绝招

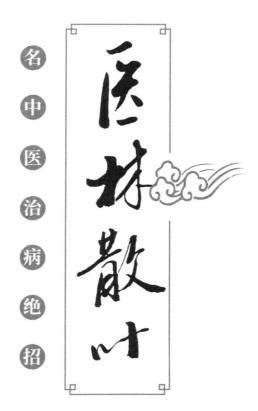

医林散叶

U0304638

中国科学技术出版社

·北京·

图书在版编目（CIP）数据

医林散叶：名中医治病绝招 / 卢祥之著. — 北京： 中国科学技术出版社, 2019.8
（2024.6重印）

ISBN 978-7-5046-8247-5

Ⅰ.① 医… Ⅱ.① 卢… Ⅲ.① 中医临床—经验—中国—现代 ② 验方—汇编—中国—现代 Ⅳ.① R249.7 ② R289.5

中国版本图书馆CIP数据核字（2019）第052925号

策划编辑	焦健姿　王久红
责任编辑	焦健姿
装帧设计	长天印艺
责任校对	刘　健
责任印制	徐　飞

出　　版	中国科学技术出版社
发　　行	中国科学技术出版社有限公司销售中心
地　　址	北京市海淀区中关村南大街16号
邮　　编	100081
发行电话	010-62173865
传　　真	010-62179148
网　　址	http：//www.cspbooks.com.cn

开　　本	710mm×1000mm　1/16
字　　数	347千字
印　　张	20
版　　次	2019年8月第1版
印　　次	2024年6月第2次印刷
印　　刷	河北环京美印刷有限公司
书　　号	ISBN 978-7-5046-8247-5 / R·2382
定　　价	59.00元

内容提要

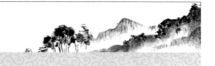

　　本书从内科、外科、妇科、儿科、其他五个方面，整理收录了萧龙友、汪逢春、赵绍琴等近现代百余名著名中医学家的临证经验、专病专方及治病绝招，虽为零金碎玉、只言短语，但均紧扣临床，且这些"绝技绝招"见效快、药味少、价格廉，经临床反复验证，证明十分有效。本书内容丰富，且可读性强，既可充实初涉医坛青年医师的知识储备，又有助于提高中医临床医师技艺，适合临床中医师、中医院校师生及广大中医爱好者参考阅读。

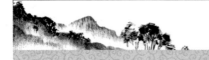

吕　序

清代名医徐灵胎曾说："一病必有一主方，一方必有一主药。"传统中医学讲究有主证、主方，如桂枝汤证、白虎汤证，有是证即用是方，而每方之中，必有一二味主药。漫无边际地讲辨证施治，常常使人抓不住重心，致使许多临床工作者治起病来，必无定见，处方用药，朝令夕改，疗效不高。

已故著名中医岳美中先生说过："余谓中医治疗，必须辨证论治与专方专药相结合，对于有确实疗效的专病专方必须引起高度的重视。"强调专方专药，并不是有悖辨证施治，这两方面不是对立的两端，事实上，二者是互为因果，相辅相成，并行不悖的。

从实践中摸索出来的治疗方药规律，并予以升华，一旦形成了专方专药，也就丰富、补充了辨证施治内容。一般说来，专方专药具有收效迅速、使用方便、煎味少而价格廉的特点，其疗效突出、可靠，尤其是著名医家从临证实践中总结出来的独到经验，因其经得住重复，经得起检验，就更显得珍贵。

祥之同志于工余之暇，作此小辑，我浏览之后，有感于斯，权充作序，根本的想法，是希望使名中医的独到经验更广泛地推广，从而更有助于提高临床疗效。

吕炳奎
于北京积水潭畔

吕炳奎：中华人民共和国第一位卫生部中医司司长、卫生部中医局局长，为我国中医药事业的发展操劳一生，奉献一生，并为中医药事业大声呐喊，做出了杰出的贡献，被誉为"中医泰斗""中医卫士"，是我国中医药事业的凿井人与奠基者。

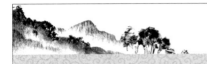

前　言

　　中医学以人文文化的形式反映科学文化的内容，是科学文化与人文文化的结合，这是中医的特色所在，也是中西医学本质上的差异。西医学在古代也曾包容在自然哲学母体之中，随着解剖和实验方法在医学中的运用，西医学逐渐从自然哲学和文化母体中分化出来，走上了独立发展的道路。中医学，不仅自身至今保留着完整的理论体系，而且与自然哲学融为一体，并以其鲜明的特色在现代医学百花园中独树一帜，一直保持着鲜活的生命力。

　　名老中医是中国医学特有的智能资源，有着鲜明的学科特点和无以替代的学术地位。临证经验是名老中医的学术基础，而学术思想又是名老中医的学术核心。名老中医临证经验的总结，学术思想的整理，正是在中医某一学科中，比较系统的、能够切实指导实践、提高学习者技艺、指导学习门径最具活力的部分。

　　一般来说，名老中医经验与学术特点体现在对中医理论、中医经典、临床学科某一方面提出的新见解、新观点；独特诊疗风格、辨证分析、思维演绎过程和成熟经验的总结；组方思路、用方遣药心得方面的凝练及治病、传道、授业中的技艺感悟。中医学术思想的价值在于对学科发展的指导作用和影响，最主要的评价标准是疗效。在名老中医经验基础上形成的学术思想，其精髓是从临床经验升华而来的，决不能是单纯的经验总结和定性的现象表述。而应将零散经验上升到学术思想的高度进行分析，由一般认识到较高层面总结的整体学术风貌。

　　随着社会的进步，科学技术研究成果的不断丰富，新的疾病谱正在替代原来的许多认识，诊断学、治疗学，无论西医或中医，都在发生着巨大变化。最近六七十年来，名老中医不断衷中参西、融会新知，将现代医学定量参数融入中医传统的辨证治疗之中，不仅大大地提高了临床疗效，还丰富、催生了很多新的理论派别，这些不仅仅是众多中国的名老中医对医学研究的重要贡献，实质上，也是中国中医学界思想体系的延伸，是对人类科学技术和世界文化的丰富和贡献。

笔者自幼学医，年轻时毕业于上海中医院校，后创办中华人民共和国成立后山西省第一份中医学术期刊《中医药研究杂志》，担任主编十载，其中甘苦，无法尽述。《名中医治病绝招》的书名，是令人尊敬、令人永远怀念的中国中医老一代领导吕炳奎局长1988年给起的，当时手头资料很少，只有现在的1/6，但沿着这条思路，近20年来，不断学习、读书，笔记、札记日多，今天的此集，算是20世纪80年代以后的补充吧。笔者平生有个计划，撰著四书：《医林散叶》是本集，所汲收的都是名老中医前辈临证经验的零金碎玉、只言短语，但都扣住临床，透着经验、阅历的集萃；《医窗夜话》，以汲收中医学术经验，尤其是临床治疗新思路、新视角为主，力求有骨有肉，有新意、有卓识；《医溪絮语》，多为笔者学习中医名家及前哲、先贤之著述所悟，力求不蹈畦径，但溥博渊泉，令人读后掩卷而思，有所感悟；《医坛百影》，专述医坛卓越人物的人性亲和、日常生活和鲜为人知的探究艰辛以及家庭、后人的追述，力求在史实基础上，勾勒出这些历史人物的鲜活形象。《医窗夜话》《医坛百影》都在一些报刊上连载，祈愿数年以后，能如愿结集面世。

最后郑重地申明：本书是笔者和诸多师友几十年来学习中医的笔记摘要，因为来源十分广泛而且分散，是从大量的笔记中摘选出来的，都未注明原出处，当然，注明了名中医的个人姓名，也是尊重了其人的知识产权，有的是笔者亲自整理，自无须待说权益，而有些是别的学问家参与整理了原资料，而因来源和时日久远的因素未能联系授权和署名，这是令人极为不安，也是应该深深致歉的事情。原作者给了笔者及师友以阅读的资料，这些原作品，正是本书的渊薮和源泉，感谢之至！

另，书中还有一些国家已明令禁用的动物性药物，如虎骨、犀角等，临床使用时，应予代用。

卢祥之

于北京西不磨磷轩

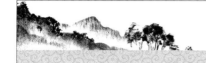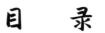

目 录

第一部分 内 科

第二部分　外　科

第三部分　妇　科

第四部分　儿　科

第五部分　　其　他

第一部分

内科

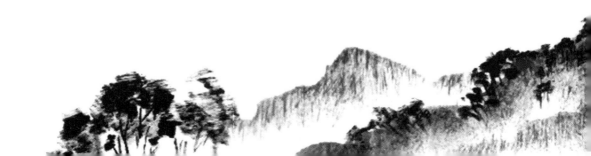

萧龙友：治暑用六一散

萧氏临床治病不谈运气，但重视季节用药。如暑天常备六一散，若有伤寒迹象，或头晕，或不汗出，用之颇效。若见心烦欲呕，常加藿香叶，开水冲泡，待凉饮，可以沁浸心脾；若有心烦、心悸，加用朱砂；小便黄加鲜荷叶。萧氏说山东的滑石好，色青白，称桂府滑石，那时北京小学生练刻图章亦用之。尝引张元素《医学启源》益元散项下所云："桂府滑石二两（60克）烧红，甘草一两（30克）。右为极细末，刨冰三钱（9克）。蜜少许，温水调下，无蜜亦得。或饮冷者，新水亦得。或发汗，煎葱白豆豉汤调，无时服。"此滑石与甘草的比例为二比一，而非六一之比。六一散又名益元散、天水散、太白散。

刘河间《伤寒直格》说："通治表里上下诸病，解中暑、伤寒、疫疠、饥饱劳损。"参考《本草纲目》："滑石，广之桂林各邑及瑶峒中皆出之，即古之始安也。白黑二种，功皆相似。山东蓬莱县桂府村所出者亦佳，故医方有桂府滑石，与桂林者同称也。"北京用者，色青白，系白滑石，或即《纲目》所说蓬莱所产者。

萧龙友：风寒外感惯用苏叶葱白粥

萧氏治风寒感冒喜用苏叶、葱白、豆豉（葱，山东者佳；豆豉，四川者佳）之类。引徐灵胎《医学源流论》卷下："不能知医之高下，药之当否，不敢以身尝试，则莫若择平易轻浅，有益无损之方，以备酌用，小误亦无害，对病有奇功，此则不止于中医（指中等的医生）矣。如偶感风寒，则用葱白苏叶汤取微汗；偶伤饮食，则用山楂、麦芽等汤消食；偶感暑气，则用六一散广藿香汤清暑；偶伤风热，则用灯心竹叶汤清火；偶患腹泻，则用陈茶佛手汤和肠胃。"

萧氏家中经常备有炒黄黑的焦米，小儿伤食饮用。成人腹胀，常用砂仁一粒，以针穿其孔中，在火上烧焦，取下，纸包捻碎，去纸嚼服，甚效。又疰夏不思食，用荷叶粥（鲜荷叶去梗，洗净，待米烧半熟，即置荷叶于其上，再煮，熟后粥色青绿清香）宽中解暑，妙用非常。引《本草纲目》，"粥"专列一项，计有44种。盖粥能畅胃气，生津液，推陈致新，利膈益胃（如薏苡仁粥除湿热，利肠胃；莲子粉粥健脾胃，止泻痢；薯蓣粥，补肾精，固肾气等），但有荷叶烧饭而无荷叶粥。李东垣师承洁古在仲景枳术汤基础上创制枳术丸，用荷叶裹烧饭为丸。他说："盖荷之为物，色青中空，象乎震卦风木，在人为足少阳胆同手少阳三焦，为生化万物之根蒂，因此物以成其化，胃气何由不升乎。"《温病条辨》清络饮中有荷叶。先生对小儿脾虚疳积，食少、消瘦、易汗出，亦常用苡仁、山药、大枣煮大米粥治之。效果很好。对老年人则常用莲子、芡实煮粥，以固其肾气。药补不如食补，寓药于食，可谓善补。另外，亦备有夏天用的露，如银花露、生地露、玄参露等。

汪逢春：治湿温善用大豆黄卷

　　汪氏认为湿温病治疗相当复杂，治疗上多采用清热化湿兼顾，斟酌湿偏重，还是热偏重而用药；同时，结合宣透、舒郁、淡渗、缓泻等法来分解病势。尤善以辛香宣达、芳香清解之法取效，而最忌见热清热，因此时不仅热不能清，反使湿愈凝滞，造成缠绵之局势。选方大略为藿朴夏苓汤，甘露消毒丹之属。还善用大豆黄卷、香青蒿、荷叶、薄荷、桔梗等轻清宣透、芳香化浊之品，即使对于湿温重症，也主张轻出轻入，遇到高热病人也不主张苦寒之品过重，而选用芳香宣化之品，如藿香、佩兰、银花、连翘等。尤其不主张用生石膏，如邪在卫分，恶寒未罢，而早用石膏，可有"冰伏凉遏"之弊。汪氏这一临床思路，在几十年以后，在中国中医最著名的医学家，周恩来总理生前评价"最懂辩证法"的蒲辅周先生中医临床思想中，得到许多的汲收、肯定和结合新疾病谱的全面发展、发挥。

　　汪氏之芳香宣化方，用于上焦暑湿之邪迫于外，湿热秽浊蕴于中，头晕身热，漾漾泛恶，舌苔白腻而滑，胸中气塞，脘闷咳嗽，周身酸沉乏力，小溲黄赤，湿热初起之证。鲜佩兰（后下）3.5克，鲜菖蒲3.5克，大豆卷9克，鲜藿香（后下）3.5克，嫩前胡3克，川郁金6克，白蒺藜、姜竹茹各9克，制厚朴3.5克，川黄连、通草各3克。其治上焦暑湿外受，表气不畅，形寒头晕，周身酸楚，身热肌肤干涩，恶心呕吐，腹中不舒，中脘满闷，脉象濡滑，法当芳香疏解，以退热止呕。

　　处方：佩兰叶（后下）12克，广藿香（后下）9克，陈香薷5.1克，大豆卷9

克，制厚朴6克，新会皮3克，制半夏9克，苦桔梗、枳壳各6克，白蔻仁5.1克，煨鲜姜3克，杏仁泥6克，太乙玉枢丹0.9克（研细分冲）。

施今墨：治脾胃病惯用理中汤

　　施氏仔细观察胃肠病的发病规律，归纳出"温、清、补、消、通、泻、涩、降、和、生"十种治疗方法。即：寒宜温，热宜清，虚宜补，实宜消，痛宜通，腑实宜泻，肠滑宜涩，呕逆宜降，嘈杂宜和，津枯宜生。以上十法，旨在察其阴阳，灵机应变。施氏临证常辨病与辨证相结合，即以病分证、循病求方、病证结合，处方用药不落俗套，既能用有常规，又善出奇制胜。如用绿豆衣治消渴，绿豆芽配大豆卷治黄疸，五倍子治蛋白尿、自汗和月经过多，柿蒂、香茹伍木瓜治尿频、尿失禁，血余炭治尿结石及痢疾，连皮花生米消尿蛋白或下乳汁，黑芥穗治产褥热，麝香、樟脑伍乳香治阳痿及男女性欲冷淡，海浮石佐鱼枕骨治癃闭等，用药奇特。

　　脾胃病惯用理中汤，人参　干姜　白术　甘草。功用温中散寒，健脾助阳。本方主治消化性溃疡，胃阳虚寒者，用附子理中汤加高良姜、厚朴、陈皮、砂蔻仁、檀香、旋覆花、代赭石等，理气散寒，温中止痛。对慢性胃炎、胃张力减弱，寒热错杂者，用理中汤合左金丸、枳术丸、二陈汤、平胃散、中满分消丸治脘痞腹满、吞酸嘈杂等。可加麦芽、神曲消导，丹参、红花和血，薤白、玄明粉等导浊通便。制成散剂长期服用。还可治疗慢性肠炎，泄泻腹痛，畏寒肢冷，用附子理中汤温阳散寒。寒湿加胃苓汤，肾虚合四神丸，间参以涩肠止泻、燥湿健脾之品。慢性痢疾，大便脓血，里急后重，见脾阳不足者，有湿热积滞兼夹者，合白头翁汤、左金丸；肾虚合四神丸去肉豆蔻，加椿根皮、石榴皮、赤石脂、禹余粮等。肠伤寒（湿温）重症，脾胃寒凝，虚热外浮，用附子理中、左金、二陈，加五味子、白芍等，先固本元，温脾胃，复津液，退虚热。霍乱吐泻，烦渴肢冷，脉闭不出，用附子理中汤加减。方中用大山参、西洋参、五味子、远志益气强心生津，加桂枝、白芍、吴萸、黄连等调和阴阳寒热。周围循环衰竭，神识不清，四肢厥冷，呼吸迫促，用四逆加人参汤合生脉散，加吴萸、远志。方中用山参、西洋参强心救逆。阳虚头痛，四肢冷，头部痛剧，脉紧，属虚寒凝滞者，用附子理中汤加当归，理中扶阳。月经过多，久漏不止，经色暗淡或紫黑，头晕短气，倦怠乏力，腰酸腹坠，脉沉迟，舌淡，属阳气虚不能摄守阴血者。用理中汤、黑地黄丸为主，合山萸肉、生熟地、升麻、芥穗、赤石脂、禹余粮等，温阳摄阴，健脾益肾。

蒲辅周：童便治诸血证

童便对阴虚痨怯，吐、衄、咳、唾诸血病，皆有效，且不妨碍其虚。蒲氏云："凡骨蒸劳热，内热入血诸证用之皆效。惜乎世人以秽浊视之，殊不知乃浊中之清，真良药也。产后服之，诸恙皆息，百病不生（产后三日，日服一盏，民间一般如是也）。又治跌打损伤，单服此一味即愈。"其回忆1934年悬壶成都时，友人之妇年30余岁，患内热病两载，服药数百剂未获一效，诸医束手。求治于蒲氏，教以服童便，次日早、午、晚每服一碗，服20余日见效，60余日痊愈，童便滋阴降火之功，于斯可见。

姜春华：大黄治咯血

姜氏用大黄治咯血的指导思想是肺部有郁血。大黄，雏润安说："实斡旋虚实，通和气血之良剂。"《医暇卮言》中载，樱宁生开始常用桃仁、大黄治泄血溢之证，但不知其所以然，后听一老朋友说："吾乡有善医者，每治失血蓄妄，必先以快药下之。或向失血复下，虚何以当？则曰：血即妄行，违失故道，不去蓄利瘀，则以妄为常，曷以御之，且去者自去，生者自生，何虚之有？"遂始知大黄治血，除故布新也。

姜氏对大黄一味，确信邹、樱之言，多年用大黄治血证（大多数是支气管扩张咯血）常有立竿见影之效，无一偾事。

陈元新：血证验案

陈氏乃中医世家，尤以治疗内、妇、儿科疾病见长。

1. 阳明郁热致鼻衄，三黄泻心抽底薪　陈某，男，23岁，1980年4月5日初诊。患者鼻衄两天，诊见患者面容惨淡，精神困乏，唇色不荣，鼻血从口腔大量涌出，血出成块，不能进食，按脉细疾上鱼际，舌苔焦黄欠津，小便黄，大便秘。此乃阳明郁热积蓄，胃热上蒸，迫血妄行所致。急以三黄泻心汤加味治之。药用：大黄（后下）9克，黄连3克，黄芩6克，旱莲草12克，生地黄15克，侧柏炭9克，藕节15克，4剂。水煎服，每日1剂。药后翌日，鼻衄即止，精神渐振，已能纳食，大便行，小便清。复诊给予调养气血之剂以善后，一周后随访，精神饮食二便一如常人，已参加劳动。

2. 脾失统摄血外溢，归脾加减引归经　肖某，男，56岁。1979年12月20日就诊。患者鼻衄三日，经中西医治疗无效，由于出血过多，而致卧床不起，特邀陈老往其家诊视。患者仰卧于床，头项不能转动，动则出血，面色惨白，语声低微，不能食，不得寐，疲惫不堪。询知偶因劳作，饮酒御寒所致。此为阴虚阳扰，脾失统摄之权而发病，以归脾汤加减图治。药用：黄芪9克，党参9克，当归5克，生地黄9克，侧柏炭9克，墨旱莲9克，五味子9克，丝瓜络9克，黄连2克，藕节10克，白茅根10克，炒枣仁9克，茯神9克，陈皮5克。3剂，水煎服，每日1剂。药后立止而安。

3. 燥热伤阴致动血，清营凉血犀地功　胡某，男，39岁，农民。时值初秋，患者病已七日，初作寒热往来，继而热不解，便血如注，口渴，鼻促气微，语言难出，时躁不宁，其家人已做后事安排。诊视时见其面色苍黄，神情萧索，按之肤冷，脉伏不见，舌短赤。诊脉初毕，扶起即便血直流，血色纯红。索阅前医之方，纯用一派辛燥截疟之药。此乃误用辛燥，灼伤真阴，引邪深入，以致邪热伤阴动血，非清营凉血不为功。急以犀角地黄汤合参麦饮加减。药用犀角（另煎）3克，生地黄（另浸）20克，粉丹皮6克，生白芍9克，西洋参5克，麦冬9克，知母6克，鲜石斛9克，五味子3克。除犀角用水一大碗另煎，急取三杯汁，生地黄用清水浸绞汁外，其他诸药同煎，用清水两碗，煎取1/3和入犀角地黄汁，徐徐服之。药后则神安静卧，再服血止，热退肢温，脉出苔布。连服3剂，渐进糜粥，精神渐旺，体力恢复如常。

刘炳凡："刘氏三炭"治血证

许多临床医家熟知的"刘氏三炭"，其组成为：蒲黄炭、五灵脂炭、荆芥炭。三味三炭，人称"刘氏三炭"。对诸般出血，尤其是子宫出血或恶性肿瘤出

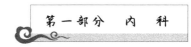

血不止，用归脾汤加上述三炭，临床运用效果非常明显。

涂仲才：治血证不避附子

附子与桂枝同是温热药，但桂枝易动，而附子则能走能守，故血证不忌附子。即使大出血也可根据血脱益气、阴阳互根的原则使用附子。若面红赤、脉洪大等实热症状明显者则不用，此外，还可加茜草、槐花等止血药。如支气管扩张见有咯血的病人，徐氏也不忌附子，常常在宣肺化痰的同时，配附子以温肾阳，黄芩、茜草之类清肺止血，意在使气道宣畅、血脉和通，则出血自止。

柳学洙：二炭一粉治血友病

柳氏曾忆友治一血友病，多方不验，名医多人，亦束手。时君用10余剂药而病起，后未复发。惜其方不能全记，但知有生地黄炭2两，白茅根炭2两，三七粉5钱。血得热则妄行，生地黄、白茅根皆凉血，炒之成炭，则止血之力更优，三七止血最强，唯少用力则不达。

关幼波：牛皮胶升血小板

牛皮胶系民间验方，其制法如下：取新鲜牛皮（不拘量）去毛洗净，用绞肉机绞碎后，用清水煎熬成稀胶状，以无皮渣为度。功能养阴补血，效如阿胶，通过实践，对于提升血小板有一定效果。服法：成人每日服100～200毫升，小儿每日服50～100毫升，服时可加入少许香油、食盐或白糖以调其味，可以单服，亦可根据病人的临床表现配合汤药同服。若有的小儿单服出现烦躁者，可另用白茅根、小蓟各30克煎水为引同服。

郑侨：藕节地黄汤治血小板减少性紫癜

郑侨先生，极善长治疗妇科疾患。其治诸血证，也有一绝：用藕节地黄汤治疗血小板减少性紫癜（肌衄、齿衄、鼻衄），疗效诚良。组成为藕节、生地黄、麦冬、玄参、甘草。功用养阴清热，凉血止血。主治热伤阳络衄血证。本方来源自《千金方》犀角地黄汤。本方重点在采用麦冬、玄参益阴生水而制阳；藕节、生地黄清热凉血，散瘀止血。临床应用本方，必须具有下述证候：鼻衄或齿衄，或合并肌衄，苔微黄或黄燥，脉细数等。如属温热病久，阴亏热邪盛者，可加白芍、牡丹皮、炒黄芩、黑栀子，以助益阴清热之力；久病阴亏，孤阳独炽者，加龙骨、牡蛎、大小蓟以助滋阴潜阳，凉血止血之力。此方贵在用生藕节，其味甘，性寒能解热，凉血散瘀，止吐衄及止淋漓，一切血证。单用生藕节和生地黄亦可收到满意疗效。

病例 王某，女，35岁，铁路工人，1964年5月10日就诊。1年多来，鼻、齿龈经常出血，下肢有紫斑，头晕，心悸气短，睡眠多梦，周身痿软无力，形体消瘦，发焦皮肤粗糙，面白萎黄颧赤，口唇舌质淡红，苔白微黄，脉细数无力。西医诊为血小板减少性紫癜。此为精血耗伤过甚，肝肾阴亏，阴亏阳炽，灼伤营血络脉之故，治以滋阴潜阳，凉血补络法。藕节地黄汤加味：藕节30克，生地黄15克，麦冬9克，玄参15克，龙骨30克，牡蛎30克，大、小蓟各30克，甘草30克，水煎服。复诊：前方服10剂，脉转缓滑，诸证悉除，下肢血斑消失，惟惊悸，午后微发热，系肝肾精已复，肝阳微旺，血虚有热之征，用大剂生血养阴剂，原方生地黄加至30克，玄参18克，又加当归12克，白芍12克，服10剂而愈。为巩固疗效，又服资生汤3剂，助气血生化之源。山药30克，白术12克，党参15克，鸡内金12克，桑叶12克，甘草6克，水煎服。

张耀卿：养阴回阳汤治齿舌出血

舌、齿并衄，心肾同病。人身阳气，为阴血之引导，阴血为阳气之依归。心阴肾阳俱现不足，孤阳无所依附，浮越于上，迫血妄行，致有齿舌血溢之患。故治以养阴回阳汤补阴敛阳，引火归元。方中重用熟地黄、当归身补养阴血；另以人参（别直参）补气回阳，即血脱益气之谓；附子、肉桂引火归元；甘草和中，阴平阳秘而血自止。

病例 李某，女，36岁。素体虚弱，头晕口干，舌中与齿缝出血，早晨更甚。诊其脉虚芤。细思舌乃心之苗，齿为骨之余。此心肾两虚，浮阳上升之故，方用养阴回阳汤主之。大熟地黄30克，当归身30克，人参（别直参）4.5克，熟附块6克，肉桂心3克，炙甘草4克。服上药1剂而止。

赵绍琴：运用伏邪理论治疗白血病

赵氏在温病学方面颇有造诣。经过几十年临床探索，对白血病的认识有独到见解，其运用温病学理论指导白血病的治疗颇具特色。白血病病人往往起病即见高热，且得汗不解，常伴有斑疹出血，神志昏狂，舌质红绛，脉轻取虽虚弱无力，重按却常弦急细数等一派血分热盛之象。

本病病位在骨髓，病机属热郁骨髓，由里外发，循血→营→气→卫的层次传变，属于伏邪温病。对白血病的治疗，主张应以清热凉血、滋肾宣郁为大法，在此前提下，再结合伴随症状随症加减进行治疗。治疗时除凉血散血外，尚应注意宣畅气机，因势利导，赵老强调宣郁是"治疗营血热盛不可忽视的重要途径"。

根据以上治疗大法，在临床治疗白血病时，凉血常用药：赤芍、茜草、白头翁、地榆炭、鬼箭羽等。散血常用药：片姜黄、茜草等。甘寒育阴，咸寒滋肾常用药；生地黄、沙参、麦冬、知母等。宣郁常用药：银花、连翘、大青叶，尤其常用杏仁开气分之郁，片姜黄行血分之滞。对病用药：青黛。（注：青黛味极苦，一般宜装入胶囊吞服）青黛入肝经，清肝泻火，凉血解毒，本品治疗白血病是不可多得的良药。随症加减运用：神昏加安宫牛黄丸；痉厥加钩藤、菊花、紫雪丹等；便秘加大黄等。

病例 李某，女，8岁。1987年6月17日来诊。患儿于1985年3月开始出现发热，肝脾、淋巴结肿大及皮下出血，当时在北京某医院就诊，查血红蛋白83克/升，白细胞2.7×10^9/升，幼淋细胞0.01，血小板62×10^9/升，做骨髓检查确诊为"急性淋巴细胞性白血病"，经髓内注射进行化疗，病情有所好转，肝脾缩小到肋下1厘米，淋巴结亦缩小。后在门诊继续治疗，病情时有反复，常见皮下出血，并于1987年6月开始出现癫痫发作现象，遂请赵老诊治，当时症见面色萎黄，皮下紫斑，心烦急躁，夜寐不安，大便干燥。每日发作抽搐及怪叫数次。口干舌红，脉象弦细滑数。血红蛋白92克/升，血小板13×10^9/升，白细胞15×10^9/升。辨证：热入营血，肝风内动。处方：沙参10克，玉竹10克，玄参10克，生地黄10克，赤芍10克，白茅、芦根各10克，水红花子10克，焦三仙各10克，钩藤10克，珍珠母20克，青黛（冲）4克。

7剂后皮下已无紫斑，抽搐及怪叫偶作，但仍心烦，夜寐欠安，大便干燥，舌红、苔黄，脉象细数。辨证：营热未尽。仍以前法进退。处方：沙参10克，玉竹10克，玄参10克，生地黄10克，赤芍10克，丹参10克，知母10克，钩藤10克，生牡蛎20克，大黄0.5克，青黛（冲）4克，水红花子10克。7剂后，夜寐渐安，大便如常，抽搐数日偶发1次。后以该方为主，有时合升降散加减治疗，患儿病情一直稳定。现血红蛋白120克/升，白细胞5.7×10^9/升，血小板297×10^9/升，未见幼淋细胞。目前患儿仍间断用药，以巩固疗效。

秦伯未：白血病发热辨治

急性白血病突出症状是发热、感染和出血。慢性白血病以贫血和肝脾或淋巴结肿大为主症。贫血，一般症状有面色苍白、心跳、气短、头晕、耳鸣以及体力、脑力疲劳等现象。脉多细弱或浮大，舌质淡红或淡白。

中医治疗，处方有轻重、浅深不同。偏于肝血虚，则见头晕、目眩、面白不华、疲劳、脉细等症，用当归、芍药、阿胶、何首乌、菟丝子、沙苑子之类；偏于心气不足，则见心悸、健忘、失眠等症，用人参、当归、枣仁、柏子仁、生地黄之类；更严重些的，兼见浑身倦息、懒言少气、行动喘促、多汗、脉象虚弱濡缓等，可加用党参、黄芪、白术、山药、甘草。如见形寒肢冷、性欲减退、夜尿频数等症，可用熟地黄、山茱萸、肉桂、鹿角胶、补骨脂、紫河车粉。出血，病因病机方面，有虚火、实热和气不摄血，除一般止血外，还应结合出血部分，分别内脏，根据原因治疗。有清肺、补肺、清肝、平肝、清胃、清肠、滋肾等，药如麦冬、生地黄、石膏、牡丹皮、阿胶、连翘、银花、黄柏、知母之类，均在选用之列。但须注意，血液妄行，多由火动，故一般止血药偏于寒凉，但由于血液病的本身往往存在严重的血虚阳亏现象，苦寒药应当慎用，防止正气败坏。

有不少证候还用了益气固摄和引血归元之药，如黄芪、党参、肉桂、龙骨、牡蛎、五味子、升麻、炮姜炭等。不规则发热或长期低热，一般有三种性质：一种是较单纯的内伤发热，由本身引起的虚热；一种是一时性的外感发热，由外邪引起；另一种是内伤虚热的基础上兼有外感，属于本虚标实。使用退热方法时，应根据不同证候分别用养阴清热、滋阴退蒸、扶正祛邪及甘温除热等，常用药物有生地黄、鳖甲、白芍、黄芪、地骨皮、白薇、银柴胡、青蒿、升麻、薄荷等。

病例1　女性病人，急性淋巴细胞白血病，高热达40℃以上，据述3个月来常有不规则发热，疲劳即发，伴有形寒、咳嗽、头晕、心悸、欲吐、唇燥，脉象细数，汗出甚多。诊断为阴虚内热，夹有新感。处方：生地黄、鳖甲、黄芪、升麻、青蒿、桑叶、牡丹皮、前胡等，3剂后热渐退清。

病例2　男性病人，慢性粒细胞白血病。每天傍晚开始发热达40℃，下半夜自汗身凉，大起大落，已有半年。平时手心微热，两足不温，腰以下特别酸痛，大便数天一次。舌苔厚腻，脉沉细无力。诊断为下焦阴阳并虚，中气不振，用黄芪、生熟地黄、当归身、肉苁蓉、升麻、白术、泽泻等甘温除热，次日晚上热即平静。

病例3　男性病人，慢性粒细胞白血病急性发作。1个月来时有咳嗽，1周来每夜发热；近3天来又一夜连续发作。发热前先有目赤、胸闷、寒战、身热高达41℃，自汗而解。伴有口干，小便短小，舌苔黄厚黏腻，脉象细滑有力。诊断为体虚受邪，痰湿交阻，不能透泄，即用柴胡、黄芩、半夏、黄连、厚朴、贝母、橘红等和解清化法。下午服药，晚间寒热即定，次日上午继发1次，热势亦仅达38.5℃。

病例4　男性病人，急性淋巴细胞白血病，身热不退，咳嗽痰黏，右胁掣痛，喉痛白腐，舌苔糙腻，脉细滑数。诊断为肺有伏热，气阴两伤。处方：玄参、麦冬、石膏、知母、贝母、桑皮、葶苈子、芦根、白茅根等。逐渐热退咳宁。

病例5　男性病人，急性粒细胞白血病。身热，手心热，两太阳穴及前额胀痛，胸腹痞满，口糜口臭，便秘溲赤，苔腻，脉大滑数。诊断为肺肾阴虚，肠胃湿热积滞。用西洋参、沙参、知母、佩兰、山栀，另服芦荟粉清热导滞。药后大便畅行，胸腹渐舒，身热随平。

从这些病例中，可以看到白血病的发热相当复杂，中医的处理就是随证治疗，尽管这些病的预后多不良，但在这一时期解决了问题。又如白血病外感常合并肺炎，亦用麻黄、杏仁、石膏、桑皮、知母、贝母、芦根；肺炎也能转变为肺脓疡，可用赤芍、败酱草、牡丹皮、桃仁、薏苡仁、冬瓜子、芦根。白血病中还经常出现口腔、咽喉或两侧上腭部分有溃疡病变，这可能与使用西药有关，产生所谓二重感染，从中医角度看，系属口疳、口糜，主要是胃阴受伤，虚火上炎，或因肾阴虚而虚火上浮，初起可用石斛、生地黄、玄参、麦冬，进一步酌加肉桂引火归元，并配合青黛散外搽，清热解毒。

宗维新：治再障，脾肾阳虚为本

再障病人都有不同程度脾肾阳虚的证候，治疗中必须随时注意脾肾二经先天、后天的依赖关系。用药过程中发现在使用助阳药后，血红蛋白上升较为明显，阴血亏虚证候也逐渐减轻，看来温补脾肾之阳，是本病生血的基本原则，但在使用助阳药时，又要根据病人阴阳盛衰的具体情况加以化裁，如果出血现象较明显时，急宜填阴潜阳，凉血止血；此时绝不可见其气血俱衰，即率投以大剂补气助阳药物，需从阴引阳，逐渐转入培补脾肾之阳的治疗法则上去，尤其是证属卫虚阳亢的病人，经过填阴潜阳的治疗后出现大便溏泻等脾肾阳虚现象时，更证明了肝阳上亢是标，脾肾阳虚是本。治标不治本则出现阴盛阳虚的证候；治本不治标又能导致助阳动火，阳盛阴衰，也就是见证不求其本。

使用苦寒泻火或益气摄血都会引起变证丛生，正如《血证论》所说："当补脾者十之三四，当补肾者十之五六，补阳者十之二三，补阴者十之八九。"这个比例虽不是一成不变的，但补益脾肾，补阳与补阴的大法在临床上确有一定的参考价值。

所以在上述情况下，还可以用汤剂滋阴潜阳，凉血止血，再用人参鹿茸丸培补肾阳，一面重用滋阴，一面鼓舞肾阳，因丸药力缓量少，不致补阳而伤阴，这样就达到阴阳相对平衡，阴生阳长的目的。

通过治疗还可以看到证偏脾阳虚者，治疗较易；如表现为肾阴亏虚、肝阳上亢者，如脉证相符，病情较为稳定；若脉证不符，脉见弦数躁动或大者，病情危重，如果经治疗后脉数大转小，由躁转静，都属好转现象。

陈苏生："土忍翘薇"拮抗激素副作用

某些病人因大量使用激素，以致痤疮遍体，毳毛增长，或见毛发脱落，燥热不安，每每发生向心性肥胖，凡此种种毒副作用，陈氏在对症处方中多加用搜风通络、解毒利湿之法以缓解之，有继发感染时亦用此法提高机体抗感染能力，临床疗效颇为满意。

病例　蒋某，女，47岁。患全身性红斑狼疮2年，心、肝、脾、肾均有不同程度损害，长期应用大剂量地塞米松治疗，激素撤减困难。面如满月，颅颐痤疮累累，毛皮稀疏，身热颧红，肝区胀痛，四肢关节红肿痛楚。舌质红、苔薄白，脉弦。证属肝郁瘀凝成毒，阴虚火旺营热。给予疏肝活络、清化解毒之剂，重用土茯苓、忍冬藤各30克，连翘、白薇各9克，连服两月后，诸恙渐平，追踪1年症情稳定。

路志正：调治中下二焦，治疗直立性蛋白尿

直立性蛋白尿，在中医学书籍中并无此病名。现代医学认为直立性蛋白尿的发生，可能是由于直立时肾移位使肾静脉扭曲或受前凸脊柱的压迫，以致肾循环暂时性障碍所致，平卧休息1小时后尿蛋白含量会减少或消失，一般无任何肾疾病，肝功能也正常，但在某些病人却往往是早期肾炎或隐匿性肾炎的征象。病者可无症状，或有疲乏、头晕、心悸等现象。在中医学看来，只要有征可查，有证可辨，就有相应的治疗方法。

病例　薛某，14岁，就诊前月余发现蛋白尿，在北京儿童医院、友谊医院诊治多次，儿童医院诊断为直立性蛋白尿。其主要症状为头晕、目眩、腰酸、腿软、小腹坠胀、日渐消瘦、咽部常充血微痛，胃中有停水，叩之空空然，二便尚调，舌质红，苔薄腻，脉沉滑。脉证合参，初步考虑为水饮停聚于中，清阳不升，故头晕目眩；湿热阻滞于下，气机不利，故小腹坠胀；素盛今瘦，亦为水饮内停之证，腰酸腿软则为下元不足之候。祛邪为当务之急，扶正应从缓议。

治宜温中化饮以靖中州，渗湿浊而廓下元，用苓桂术甘汤调其中，猪苓、六一散治其下，佐以佛手、乌药疏利中下二焦气机。原以为立法处方考虑尚周，进药之后当有良验，未料复诊时，病人胃中停水，而脘腹胀痛又增，且手足发热（过去亦常有之），舌红苔少，脉转弦滑，晨起及中午尿蛋白（－），当日尿化验蛋白（＋）。《金匮要略》谓："病痰饮者，当以温药和之。"初诊处方，并无不当，何故至此？思之再三，恍然而悟，病人原有咽红一症，此为独处藏奸，早有郁热内伏，故投以温药，水饮得消，而余邪却旋即化热，酿成湿热搏结之候。四肢为诸阳之本，湿热蕴蒸则手足发热，阻滞于中则气机痞塞，故胃脘胀

痛。法当辛开苦降，清热化湿，遂予半夏泻心汤，减去人参、大枣、干姜等温补辛热之品，药用竹茹、半夏、黄芩、黄连、芦根、甘草开痞启塞、清化湿热，佐以败酱草、甘松行气活血、消胀止痛。药进3剂，脘腹痞满胀痛及手足发热均减，但胃脘仍感不适，口渴喜饮，咽红微痛，当日尿化验蛋白已转（－）。因上焦余热未清，故于黄芩、黄连、半夏、败酱草、甘草基本方中加入青果、牛蒡子以清肃上焦、利咽止痛，佐以佛手理气和胃。药后咽痛即瘥，口渴亦减，惟饭后胃脘仍感痞满胀痛，眠差梦多，脉沉弦小滑，胃宜降则和，乃于上方中减去青果、牛蒡子、黄连，加入杏仁、枇杷叶、谷麦芽以降气和胃，加沙参、麦冬养阴益胃，兼以清心。

鉴于患者在奔波劳累之后，尿蛋白又增至（＋＋），尿少色黄，腰酸不适，小腹微胀，晨起眼泡微肿，下唇殷红，舌质红，苔中、根部薄腻，脉沉细数，下元虚愈之象渐露，湿热尚待清利，因用沙参、麦冬、旱莲、女贞、干地黄、芡实养阴益肾以固下元，并佐土茯苓、败酱草、白茅根以清利。其后，以上方为基础，脘闷不适则加辛开苦降之品，疲乏倦怠则增健脾益气之味，最后以养阴益肾，理气和胃之剂而收功，历时3个月，诸羔悉平。病人即使打球运动，参加劳动，尿蛋白也始终保持在极微量。

本病的治疗，若仅从西医病名而论，似应从下焦入手，但病人中焦病证很突出，倘若胃中停饮不蠲，头晕目眩之疾难瘥，故先予温中化饮之剂，从中焦调治，并佐以渗湿清热之品，兼顾下焦。否则，专事滋肾养阴之药，恐腻膈而恋邪，痰饮难消。当胃脘满痞胀痛，湿邪化热，阻滞气机之际，治宜泻痞消胀，清化中焦湿热，效果显著。三诊时即转入清肃上焦余热。在上、中二焦渐得廓清后，则专顾下焦，攻补兼施。最后以平补之剂，养胃益肾，而告全功。

郭士魁：真性红细胞增多症，治从肝经

真性红细胞增多症是由于骨髓造血功能亢进，使红细胞、血小板、白细胞、血红蛋白均增高，血液黏度增加，血流缓慢的一种病证。病人常发生经久不愈的头痛头胀，头痛部位多固定，一般形体壮实、面赤、烦躁、大便干结、舌苔腻、舌质暗，可看到瘀点或瘀斑、脉弦。属于中医的肝热、肝火、瘀血。有的病人血热妄行时可见有齿衄。

治宜清肝泻火为主，配合活血化瘀为辅，以龙胆泻肝汤加减为主方。龙胆草15克，黄芩15克，栀子10克，泽泻12克，柴胡12克，生地黄12克，青黛（分冲）3克，川芎12克，鸡血藤12克，大黄3~10克。龙胆草泻肝胆之火，柴地滋阴凉血，川芎、鸡血藤活血化瘀，青黛凉血下火，大黄清热泻火。辨证加减：瘀血明显加桃仁10克，红花10克。重度瘀血加三棱15~18克，莪术15~18克。五心烦热乃阴虚，加玄参12克，麦冬12克。齿衄、鼻衄为血热迫血妄行，加白茅根30克，藕节15克，牡丹皮15~20克。热盛烦躁、口渴加金银花15克，紫花地丁15克，草河车15克。

郭氏治本病，青黛入汤煎时另煎后下，即先煎其他药，去渣后加青黛再煎15分钟左右，不可久煎，用量12克。如冲服时用量为3克。本病多属肝热实证，注意使腑气得通，实热外泄方可取效，龙胆泻肝汤治肝胆经实火湿热。但这种病又为慢性病，故又不可过伤大泻、久泻，一般使其大便变稀即可。并且提醒临床使用者，注意久用苦寒出现脾虚时酌加党参、黄芪，《医方集解》称之为"加人参者，扶土所以抑木"，诚如斯谓。

另，病人治疗后如果血红蛋白、红细胞下降，而白细胞仍高者则重用清热解毒药，如草河车、白花蛇舌草、连翘等。即使病情好转也不宜骤然停药，可隔日服1剂，或3日1剂，或服青麝散（青黛30克，麝香0.3克，雄黄15克，乳香15克，共研细末）每日2次，每次0.5~1克。

秦伯未：治一氧化碳中毒

一氧化碳中毒即煤气中毒。西医认为是由于一氧化碳被吸入肺泡，再进入到血液，与血中红细胞的血红蛋白结合在一起，形成碳氧血红蛋白，造成组织缺氧。

中医治疗本病的机会比较少，秦氏所遇见的都是经西医急救后，血内已无一氧化碳存在，持续昏迷的严重患者。当时的临床表现大多是昏迷不醒，身热肤燥无汗，呼吸急促，面红如妆，口唇红如朱点，牙关紧闭，肢体强直，大小便癃秘，脉象细疾有力，舌质红绛，苔黄干燥。这些症状，根据中医辨证，均为热邪充斥三焦，营血受到燔灼。再从短时间内即现神昏等来探讨，接近于叶天士"温邪上受，首先犯肺，逆传心包"的证候。

因此，秦氏对本病的治法，采取叶天士的"入血乃恐耗血动血，直须凉血散血"的温病治疗方法，再结合具体症状，以清营汤、沙参麦冬饮和玉女煎等加减，用鲜生地黄、鲜石斛、沙参、玄参、麦冬、石膏、赤芍、牡丹皮、犀角、竹叶、青黛等一类药物，取其入心，入肝、肺两经，清解血分邪热，并有滋肾作用，防止体力衰竭及病情更进一步的发展。浓煎鼻饲送下，多在2剂后逐渐清醒。醒后大多数人感觉头痛，周身疼痛，口舌干燥引饮，小便微通而短赤，乃除去犀角、赤芍、石膏、青黛，加入益元散、菊花、忍冬藤等，又仿五汁饮用橘子水或生梨、芦根煎汤频服。也有个别患者清醒后不能言语，或大汗出，或咳呛痰黏，或两眼动作不灵活，或四肢阵发样抽搐，可随症加入菖蒲、远志、枣仁、浮小麦、川贝母、钩藤、僵蚕、珍珠母等。

治疗本病最突出的一次会诊，是在北京协和医院遇到5例同时中毒的重型患者，经急救2天后持续昏迷，而且有的昏迷加深，均用人工冬眠法疗法维持。据他们的经验，过去曾用人工冬眠法救活过一例昏迷二十多天的患者，但如何进一步提高疗效，缩短疗程，减少或消除后遗症，还没有先例。当时秦氏也用了凉血清热的治法，都在2～4天清醒，大大缩短了疗程，而且避免了任何后遗症，经过2个月的随访仍然健康。此为中、西医合作取得的效果，不完全是中医中药的作用，但足以说明中医治疗可以参照西医的诊断，而不能无原则地依据西医诊断处方。如果因为本病由中毒引起而用解毒方法，显然不符合中医辨证施治，效果也是很难想象的。

喻昌辉：甘淡实脾治疑难

水肿、小儿疳积、眩晕等证，均为临床常见疑难疾病，其病情繁杂，病程冗长，治疗棘手。喻昌辉老中医治疗上述诸病，善从脾阴不足论治，以甘淡实脾法治之，每能得心应手，疗效甚佳。加减益脾汤治水肿

病例1 胡某，男，67岁。1979年7月21日就诊。1年前因肾病综合征住院1月余，病情缓解出院后，浮肿日久犹存，尿蛋白一直（+++），并见管型少许。久服真武汤、济生肾气丸之类，尿量虽增，但浮肿退而不尽。迁延日久，气血虚衰，面色不荣，脸浮睑肿，按之没指。诊见腹胀肢肿，纳差，口干不欲饮，手足烦热，足跟疼痛，舌质淡多裂纹，苔白腻，脉沉细弱。证属脾肾气阴两虚，治拟

滋脾肾、壮元阳。处方：太子参31克，茯苓24克，白术15克，山药24克，莲子15克，薏苡仁31克，芡实15克，扁豆15克，益母草15克，仙茅12克，淫羊藿12克，补骨脂31克，覆盆子12克，鹿角霜15克，泽泻24克。上药共研极细末，每服5克，每日2次。1剂服毕，浮肿始减。再服2剂，浮肿基本消失，尿蛋白（＋），管型未见。继续服1剂，以资巩固。共调治4月余，3年后随访，病未复发。

临床常见对水肿患者治予温阳利水，久利久肿，理常在此。此类患者每见虚羸少气，动则气喘，腹胀纳差，懒于言语，又口咽干燥，不欲饮水。治予甘淡实脾，滋阴利水。本法看似收效缓慢，却每以症状反复较少而取胜，似迟反快。喻老惯用加减益脾汤，太子参、薏苡仁各31克，茯苓、益母草、山药各24克，莲子、芡实、扁豆、白术各15克。水肿明显而寒热不著，加大蓟根、泽泻、石韦；面色晦滞、畏寒肢冷、腰膝酸软疼痛，选加仙茅、淫羊藿、补骨脂、覆盆子、巴戟天，甚者略加桂、附；骨骼、足跟疼痛者，重加鹿胶或鹿角霜粉；证属脾肾阳虚，用温药每致咽痛复作或加剧，伴虚热、盗汗、头部轰热、舌红苔腻脉数者，加龟甲，并酌合六味地黄汤。本例即阴阳俱虚，治予温阳利水而水退不尽，改用甘淡实脾法，佐以温肾填督之味，收效满意。

病例2　胥某，男，4岁。1979年3月1日就诊。患儿体质素差，2月前饮食过杂而致泄泻，入院输液服药，住院7天，泻止出院。其后一直食欲缺乏，大便或硬或溏，体重由病前15千克减至12.5千克。诊见面色萎黄，体形干瘦，头颈细，腹胀大，青筋暴露，体倦神萎，饮食懒进，大便黏滞，日解3～5次，舌红，苔薄，脉细弱。证属脾胃阳虚，运化失调，治予甘淡实脾，滋阴清热，方用益脾汤加味。处方：太子参、石斛各12克，茯苓、白术、山药、莲子、薏苡仁、扁豆、谷芽各9克，芡实6克，桔梗、炙甘草各3克，胡黄连6克，葛根9克，乌梅12克。3剂服毕，大便正常，精神好转，知饥欲食，仍夜间发热。又去葛根、乌梅，继服15剂之后，饮食、精神俱佳，继加强营养。又2月后，体重超过病前。

小儿疳病脾虚，从补气健脾消食论治者颇多。但小儿疳病的机制在于气液消耗过度，而脾津枯少，不能糜烂消化，又易于停食，食积化热伤阴，彼此互为因果，常使脾阴不足，在小儿疳病中占据突出的地位。脾阴不足小儿疳病的特点，在于阴气俱虚，运化力弱而致大便不调，食欲缺乏，口渴或渴不欲饮，心烦，潮热，舌淡红、苔薄白或少苔，或舌红苔微腻，指纹细而色淡红或紫滞，脉濡微数。方用益脾汤加味，甘淡实脾为主，养阴之中辅以调运，避免了参苓白术散、香砂六君子汤温燥伤阴之弊。

脾阴不足的临床表现是阴阳俱虚，偏于阴虚，故可加白术、炙甘草等甘温之品，而不同于沙参麦冬汤类之酸甘阴柔。所以，在临床不仅是脾阴虚，即使是偏于脾气虚的小儿疳病，亦可选用益脾汤。反之，若偏于脾胃阴虚，宜用益脾汤而用香砂六君子之类则为不妥，因为山药、芡实、扁豆等甘淡之品无害于阳虚，而砂仁、陈皮、半夏等温燥之属则必有害于阴虚。

病例3 李某，女，36岁。1979年8月7日就诊。眩晕、头重如蒙半月余。起于外感之后，伴腰酸腿软，失眠健忘，潮热，腹中胀气，脘痞，口干不欲饮，大便不爽，舌淡、苔薄腻，脉细缓。5年来病泄泻，久治不愈，婚后带下量多，夜间梦交，易于外感，每患外感则伴发眩晕。此次病后，经用半夏白术天麻汤加党参、胆南星，以及丹栀逍遥散之类，病情有增无减。证属脾肾精亏，痰浊中阻。处方：潞党参、明天麻、白扁豆、山茱萸各15克，山药、龟甲、熟地黄各31克，云茯苓、芡实各24克，贡白术、白蒺藜、炒枸杞子各12克。服3剂后眩晕显减，继以本方去白蒺藜，改龟甲为龟胶，服5剂以巩固疗效，嘱其节欲并加强营养。随访2年眩晕未复发。

脾阴不足兼痰湿之眩晕，痰湿重者，用甘淡实脾之六神汤加天麻、胆南星、白蒺藜；伴腰酸膝软，疼痛，耳鸣，耳聋，少寐，健忘，牙齿松动，足跟疼痛，不耐久劳等症，为脾肾阴虚，下虚上盛，用六神汤加天麻，并参填精补髓之品如熟地黄、龟甲、龟胶、山茱萸、炒枸杞子、制首乌之属。如本例久泻伤脾阴，后天化源不足，更以房事过度，脾肾阴伤。阴虚生湿，外邪存留，祛痰未触及病本，益气则偏于一端，清热疏肝，更错定病位。后予甘淡实脾为主，滋阴除湿，参与填精补肾，祛风化痰，治病求本而获效。"无阴则阳无以化，无阳则阴无以生"，喻昌辉老中医基于这一理论，创立甘淡实脾法治疗脾胃气阴两虚所致水肿、小儿疳积、眩晕等疑难病证，疗效明显。

张震夏：治杂病泛用地龙

张先生治疗久病善用虫类药。治疗哮喘病惯用地龙或与海螵蛸共研末吞服；或配以河车片研末吞服。地龙配合其他药治疗的疾病达十余种，故人称其为"张地龙"。先生运用虫类药治疗顽固性慢性疾患，以通络立法，配以养血、活血、化瘀、理气等药。

　　归纳起来，治疗疾病主要有：① 治哮喘用地龙、河车片、煅海螵蛸，均研粉，其比例是3：4：5，一日2次，一次服3克。这对缓解病情，控制发作均有一定效果。② 治痹证用全蝎、地鳖虫、露蜂房三味，俱入于益气、养血、祛风、止痛方中，每奏止痛之功。③ 治久咳用焙蜂房9~15克，加入养气阴、止咳嗽方中。④ 治面瘫用蜈蚣1条，全蝎1.5克，入祛风活血方中。⑤ 治胃痛用九香虫。⑥ 治臌胀用干大黄研粉吞服。⑦ 治久泻用五倍子固涩止泻。⑧ 治眩晕，证属痰湿中阻者，可加全蝎1~3克。⑨ 治头痛，偏风湿者加全蝎；偏瘀血者加地鳖虫、蜈蚣。⑩治胸痛用五灵脂配蒲黄、当归、川芎、郁金以活血化瘀。⑪治腰痛用全蝎、地龙入补肾活血祛风方中，以奏止痛之功。⑫治痛经偏血瘀者，用五灵脂配蒲黄、炒小茴香、乌药、当归、川芎等药。⑬治疗偏血虚经闭兼有血瘀者，用地鳖虫、地龙入益气活血方中。⑭治荨麻疹，用地鳖虫、僵蚕、晚蚕沙、蝉蜕等药。主要起到活血化瘀、祛风止痒的目的。⑮治高热，取地龙加入银翘散、白虎等方剂中。另，张先生运用虫类药还有以下几个特点：治疗久病多配以益气养血之品，意在扶正祛邪；常用粉剂，如地龙粉、全蝎粉、蜈蚣粉等；具体用法上常取炙用，意在缓其毒性。

　　病例 马某，男，33岁。一诊：肝藏血，阴血内亏，偏左头痛，左肢麻木，目昏耳鸣，历时6年，右腿及臀部红疹累累，瘙痒不堪，甚则非用热水洗烫不可，有时彻夜不寐，有时心悸不宁，舌赤边紫，脉左细涩、右细弦。当以养血祛风，搜剔络道。处方：生黄芪30克，生地黄15克，炒赤白芍、当归身各9克，全蝎3克，地龙9克，川芎3克，阿胶珠、炙地鳖虫各9克，鸡血藤30克，黑豆衣、陈皮各9克，炙甘草3克。二诊：上方服4剂后，头痛渐减，红疹已退，诸症亦减，每交阴寒之节，两膝酸痛，如虫行窜，再宗前法，冀血凝得流，瘀阻得通，原方再加丹参12克。患者曾去过许多医院皮肤科求治，内服、外用各种药物，均无显效。服上药10剂，诸症若失。

洪哲明：杂病泛用控涎丹

　　洪氏常用甘遂、大戟、白芥子三味等量研细，炼蜜为丸，每丸5克，晨起空腹服1丸。服后勿进食和饮水，一旦得泻后，略进糜粥。一泻其症不瘥，可再服，或减量连续服用。连续服药时，腹泻反不甚，但见便溏。洪氏并不主张久服控涎丹，但对于顽痰死血，胶着不解而形成的结肿积聚，非连续服药不为功也。近年来，洪氏常用少许麝香以通阳活络，疗效更佳。

关于使用控涎丹之指征，洪氏对具有以下几种情况之一者，皆用控涎丹攻逐。其一，在常因痰湿所致的水肿、臌胀、胃脘痛、胸胁痛、腹泻、眩晕、瘫痪、癫狂、惊痫、咳喘、心悸怔忡等病证中，兼见舌苔滑腻垢浊，舌体胖大而有齿痕，脉见沉、弦、滑；或形体肥胖，面色晦滞，胸脘痞塞胀满，或一向身形丰盛而今见消瘦、肠鸣辘辘者。其二，局部肿胀或疼痛，兼见舌质隐青、紫斑，且舌苔滑腻等痰瘀胶结证候者。其三，聚积痞块，或任何部位多发性的良性或恶性肿瘤。其四，久治不愈的疑难痼疾，兼见舌苔滑腻，舌体胖大或有紫斑者。其五，凡有脾肺气虚、脾肾阳虚、心肾阳衰等虚象诸证，且屡用温补之剂不效，兼见痰涎多，舌苔滑腻，而正气尚支者。

对于虚痰，洪氏亦常先以控涎丹攻逐，待病邪势头已衰，再议培补。洪氏认为控涎丹不及十枣汤峻猛，但疗效优于十枣汤。用其治疗内、妇、外科多种疾病，常收捷效，仅举数例，以示一斑。

病例1 胃脘痛。李某，女，45岁。1960年10月2日诊。胃脘疼痛十余年，每因进食生冷或恼怒抑郁而复发。吞酸嗳气，痞闷纳呆，屡治罔效。近半年疼痛发作频繁而且剧烈。饮食日减，明显消瘦，有时大便色黑如漆。某医院怀疑为"胃癌"。近一月症状又增，胃脘胀满，攻痛不止，时有呕吐，以为不治。诊见：羸弱神疲，面色晦滞，苔白滑润，六脉细涩。胃气失降，聚浊生痰，痰气交阻，胃腑血瘀，痰瘀互结。虽羸弱神疲，亦不可滥用培补，唯逐瘀涤痰，方可和降胃气，正气尚支，但用无妨，投控涎丹1丸。服药后，泻下稀水约一痰盂，且夹有红白秽滞之物。胃脘略舒，欲进糜粥，翌日又服控涎丹1丸，泻下已少，仅为秽滞之物。胃已不痛，胃纳亦增。十余日后，又觉胃脘满闷隐痛，再服控涎丹而解。侯后，又间断服控涎丹40余丸，诸症悉除，身体康健，迄今20余年，终未复发。

病例2 产后肿胀。王某，28岁，1978年5月19日诊。分娩前周身微肿，今分娩已逾旬日，身肿尤甚，下肢按之陷指。腹膨隆如鼓，喘促倚息，不能平卧，呕吐频繁。恶露量少，少腹疼痛，尿少不畅。虽迭进宣肺利水、温肾消肿、益气化瘀之剂，寸效杳然。询问病家，素不喜饮，时肠鸣辘辘，脉沉，苔白厚腻，舌质隐青。其证显系瘀血痰饮搏结于内，以致三焦气化失调，予控涎丹攻逐之。服药后一小时许，腹痛难忍，遂下大便，大泻污秽积水，恶露亦行，紫黑多块。喘促渐平，夜能安卧，两日后，肿胀十减七八，呕止继以益气化瘀剂调理数日而安。

刘志明：功能性水肿治在调补气血

功能性水肿是一种比较常见的水肿，因其发病原因不明，故亦称原因不明性水肿。本病男女均可发生，但以女性为多，水肿往往局限于两下肢，亦有扩展至全身者，呈轻度或中度。可间歇或持续数年，常伴有头晕、乏力、纳差、失眠等症。应用西药利尿药水肿可减轻或消失。但停药后又常反复，缺乏根治方法，给患者造成一定痛苦。中医对水肿的治疗，多责于肺、脾、肾三脏，在汉唐以前主要有攻逐、发汗、利小便等大法，其后乃增入健脾、补肾、温阳以及攻补兼施等法，但于此类水肿，效果多不满意。

刘氏认为功能性水肿的病因病机与一般水肿有别，故治疗不可拘于常法，根据个人的认识及临床经验认为此类水肿主要是气血失调所致，故治疗应注重调补气血。

赵锡武：加味金刚丸治疗重症肌无力

加味金刚丸是已故名医赵锡武经验方，其组成、制法如下。川草薢30克，川牛膝30克，木瓜30克，当归60克，菟丝子45克，全蝎30克，肉苁蓉30克，地龙60克，炙黄芪30克。将诸药共研细面，每420克药面中加制马钱子面30克，拌匀炼蜜为丸，每丸重2克，一般3—7岁每次服1丸，每日服2次，温开水送下。3岁内酌减，7岁以上每日加服1丸，临床效果颇佳。

贺本绪：久病用大方

"久病用大方"，是指对患病时间较长的慢性消耗性疾病，选用药味较多、药量不大的方剂进行治疗的一种方法，具有一定的道理。因为久病可使多个脏腑受累，虚损；治疗时用药单纯往往会顾此失彼。而采用大方可收到稳妥周全之效，其道理是，大方中虽药味较多，但药物的治疗作用可以协同或相加，而毒、副作用则会因用量较小而不显。昔年京都名医孔伯华、施今墨等先生所用之方，也往往药味较多，于慢性疾病治疗过程中，也可谓为"大方"。

董德懋：久病不愈，治脾以安五脏

董先生平生推崇脾胃为本，尝云"治病不愈，寻到脾胃而愈者颇多"。脾与胃，皆最贵健运和畅，须维持其升降、纳化、燥湿之平衡。治脾胃，尤重理气、燥湿、通降、升陷。久病不愈，必须从脾胃入手，治脾以安五脏。一病人患口疮十余年，反复发作，屡治不效。此次发作已一月余，纳呆食少，呃逆嗳气，大便秘结，舌苔灰黄，脉滑，董氏辨为湿浊为患，认为唇属脾，脾唇连舌本，散于舌下，脾失健运，湿浊内生，浊升下降，浸淫而溃。以七味白术散为法，不治口疮而口疮自愈。辨证治本，调理阴阳，使归于平，便为治本矣。

另，董氏治内科、妇科、外科杂病，每重调脾，如治某女13年不孕，突出健脾益气，缓图而痊；治内痔下血，以补中益气合槐花散；治习惯性流产补中益气加续断、胶艾，连连获效。

王俊民：马钱子治痿证

痿证，相当于现代医学的重症肌无力，其常见症状是肌肉无力，可在四肢及眼睑部位出现。马钱子有毒，过量或服用不当、炮制不当，都可导致中毒。但该药可以出现四肢抽搐强直，牙关紧闭，直视，与肌肉松弛相反。因此，利用马钱子的上述药性可治重症肌无力。此药有毒性，须经严格炮制，而且用量宜慎、宜少，但过少，无济于事；量过大，又易致中毒。据王氏临床体会，一般患者每天服1次，每次服0.3克，似较恰当。

祝谌予：当归六黄汤治甲亢

处方：当归、生地黄、熟地黄、黄连、黄芩、黄柏各等份，黄芪加倍，共为粗末，每服15克，水两盏煎至一盏，食前服，小儿减半。此方为祝老在临床治疗甲亢之首选方剂。口渴、自汗、肌肉痉挛时加生牡蛎、木瓜、五味子；手颤甚加用白头翁；甲状腺肿大加橘核、荔枝核、夏枯草。

病例1 李某，女，17岁，1987年7月18日初诊，西医诊为甲亢两月余，症见心悸，乏力，纳多，饮多，汗多，手颤，性急，畏热，面赤，颈下明显肿大，白带多，舌淡，脉滑数。处方：当归10克，生黄芪30克，生熟地黄、黄柏各10克，黄连5克，黄芩10克，生牡蛎30克，五味子10克，夏枯草15克，白头翁30克，牡丹皮10克。8月1日复诊，自觉各症明显减轻，便调，白带已少，心率由120/分降到80/分，月经适至，色褐，量少，舌尖红，右脉滑，左脉沉细滑。上方加益母草20克。8月19日来诊，体重增加4千克（比初诊时），舌偏红，右脉滑数，左脉浮细滑。去益母草，加乌梅10克，再服14剂，同时配丸药。处方：当归30克，生黄芪90克，生熟地黄、黄芩、黄连、黄柏各30克，白头翁60克，党参、麦冬、五味子各30克，荔枝核、橘核各50克，乌梅30克，夏枯草90克，三棱、昆布、海藻、莪术、玉竹各30克，生牡蛎50克。共研细末，蜜丸，每重10克，早、晚各服1丸。

病例2 王某，女，25岁，1987年5月23日初诊，西医诊为甲状腺瘤月余，症见颈部正中结节如鸡蛋大小，燥热，汗出，心悸，手颤，口渴思凉饮，眠多乱梦，便干，黄带量多。舌边尖红，苔白、脉弦细。处方：生黄芪20克，当归、生地黄、熟地黄、黄芩各10克，黄连3克，黄柏、橘核、荔枝核各10克，夏枯草20克，生牡蛎、白头翁各30克，14剂。6月6日复诊，心悸见轻，饮少，便调，仍时有头晕耳鸣，舌尖边红、苔黄、脉细弦，拟配丸剂缓图以消肿瘤。处方：党参、麦冬、五味子各30克，橘核、荔枝核、夏枯草各50克，丹参90克，乌梅30克，败龟甲60克，枳壳30克，海藻50克，昆布30克，白头翁60克。共研细末，蜜丸，每丸重10克，早、午、晚各1丸。8月19日来诊，颈部平软，无结节。仍循上方出入再配丸药一料以巩固疗效。

刘惠民：汤药、药酒治甲状腺功能亢进

甲亢，即甲状腺功能亢进症，是由于甲状腺分泌过多的甲状腺素所致的一种内分泌病。多数医者认为本病应包括在中医之"瘿证"范畴中，特别与其中之"气瘿""肉瘿"更为相似。

本病的发生，除肝郁、血瘀、痰结的因素外，多伴有气阴不足的见证，如乏力、多汗、畏热、急躁、舌红、脉数、善饥、腹泻等，故治疗时除常用香附、木香等药理气疏肝，当归、红花等活血行瘀，陈皮、半夏、浙贝母、海藻、昆布、牡蛎、夏枯草、黄药子、橘核等药以豁痰散结外，还强调应用人参、黄芪、山药、白术之类以益气，山茱萸、女贞子、枸杞子、玄参、知母、菟丝子、酸枣仁、玉竹之类以养阴，有时并配用少许碘化钾以软坚散结，还配饮药酒。实践证明，常可收事半功倍之效。

病例　林某，男，25岁，1963年5月3日初诊。6年前开始，发现脖子变粗，时觉心悸，气闷，疲劳，乏力，多汗，两手颤抖，易激动，常有失眠，多梦，头痛，头晕，多食善饥，体反消瘦。经医院检查，诊为甲状腺功能亢进，治疗效果不显来诊。检查：面黄体瘦，甲状腺轻度胀大，两手轻微颤抖，舌苔薄黄，脉弦细而滑。辨证：气阴不足，痰浊凝滞。治法：补肾健脾，益气养阴，化痰散结，佐以和血养心。处方：炒酸枣仁36克，玉竹9克，生菟丝子24克，女贞子12克，山药18克，陈皮9克，清半夏9克，浙贝母15克，玄参12克，夏枯草12克，海藻12克，生牡蛎30克，当归9克，红花9克，党参15克，黄药子4.5克，木香9克，生白术9克，砂仁9克，水煎两遍，分2次温服。药酒方：党参15克，人参15克，当归18克，红花15克，陈皮24克，清半夏21克，昆布24克，海藻24克，生牡蛎21克，枸杞子30克，夏枯草21克，浙贝母21克，玄参18克，黄药子24克，生白术21克，木香15克，橘核15克，上药共捣粗末，以白酒1000毫升浸泡2周，常摇动。再隔温水炖后，过滤，加碘化钾12克，冰糖60克。每次服10毫升，每日3次，饭后服，服1周，休药1天。1963年8月4日二诊：服汤药数10剂，配服药酒6料，各症均减轻，甲状腺较前明显缩小，仍感疲劳，头昏，有时四肢发麻，消化不好，常有腹泻，每天2～3次，但无腹痛、腹胀。面色较前红润，舌苔薄白，脉象沉细。原药酒方碘化钾改为5克，加闹羊花（黄花）24克，天麻21克，薏苡仁30克，补气、健脾、利湿，以求巩固。

祝谌予：辨消渴，证分四型；疗瘿疾，总宜补消

祝谌予老先生自1943年在京业医以来，在治疗糖尿病（消渴病）方面积累了丰富的经验。特别是于1976年在北京协和医院中医科创立了中医糖尿病专科门诊，对糖尿病的认识更加深入，治疗方法更趋完善，其中对血瘀型的诊治更是独树一帜，在辨证治疗方面颇多创见。

辨证分型治则及主方如下。

1.阴虚型（包括阴虚火旺）　主症：除糖尿病一般"三多一少"症状、体征外，兼有咽干口燥、五心烦热、骨蒸潮热、盗汗、心悸、失眠、健忘、遗精、耳鸣、舌红无苔或少苔、少津、脉细等。阴虚火旺则更见心烦、尿赤、口臭、目赤、口苦舌干、大便干结、脉细数等。治法：滋阴生津，兼以活血，火旺则降火。主药：北沙参、麦冬、枸杞子、当归、川楝子各10克，丹参30克，生地黄、熟地黄各15克，葛根15克。火旺则随症加清热药，如肺阴虚火旺加黄芩15克，蛤壳粉15克；胃阴虚火旺加生石膏30克，知母10克；肾阴虚火旺加知母10克，黄柏10克（以下各型兼火旺者同）。

2.气阴两虚型（包括气阴两虚火旺）　主症：除阴虚型主症外兼见气短、乏力、自汗、怔忡、面色萎黄、腹胀、便溏、语声低微、懒言、舌淡或舌胖、舌边有齿痕、脉弱或脉结代等。治法：益气养阴，兼以活血，火旺则降火。主药：生黄芪、玄参、丹参、生牡蛎各30克，山药、党参、麦冬、五味子各10克，苍术、生地黄、熟地黄、葛根、茯苓各15克。如心气虚见脉结代者可加桂枝10克；肺气虚可加大生黄芪用量；脾气虚可加白术10克，生薏苡仁30克等。

3.阴阳两虚型（包括阴阳两虚火旺）　主症：除阴虚型主症外兼见自汗、乏力、气短、畏寒肢冷、男子阳痿、女子月经不调、舌质淡胖、脉沉细弱或沉弱等。治法：温阳育阴，兼以活血，火旺则降火。主药：桂枝、山药、山萸肉、牡丹皮、泽泻各10克，生地黄、熟地黄、茯苓、葛根各15克，制附片5克。火旺则加知母、黄柏各10克。

4.瘀血型　主症：除有糖尿病一般症状外兼有上下肢痛、心前区痛、肢体麻木、面有瘀斑、半身不遂、月经血块多、舌黯、舌有瘀斑、舌下静脉青紫或怒张、脉涩等。治法：活血行气为主，兼以治本。主药：木香、当归、川芎各10克，益母草、丹参各30克，赤芍、葛根、生地黄、熟地黄各15克。

在上述分型论治的基础上，结合脏腑辨证再予以增减。肾阴虚遗精，加知母、黄柏各10克；足后跟痛加木瓜10克，青黛5克；尿淋沥不尽加生白果10克。肝阴虚，眼睛干涩，视物模糊加枸杞子、菊花、青葙子各10克，草决明12克；胁肋疼痛加茜草根、泽兰各10克，痛甚加玄胡索、郁金各10克。肺阴虚，渴饮无度加天花粉、蛤壳粉各30克。胃阴虚，口中少津加玉竹15克；不思食加乌梅、鸡内金各10克。心阴虚，失眠、健忘加女贞子10克，首乌藤20克；多梦加白薇10克；

心悸加石菖蒲、远志各10克。心火旺，加黄连6克，黄芩10克，连翘10克；若口舌生疮加生蒲黄10克，升麻5克，蒲公英30克。肝火旺，加柴胡10克，龙胆草6克。肺热盛，加桑白皮15克，蛤壳粉30克，黄芩10克。胃火旺，加生石膏30克，知母10克；若牙龈肿痛出血加大小蓟、生蒲黄各10克；消谷善饥加玉竹15克，生、熟地黄各30克。心气虚，脉结代者加桂枝10克。肺气虚，加大黄芪用量，可用至50～60克。脾气虚，便溏加白术10克，生薏苡仁30克。肾阳虚，阳痿加仙灵脾15克，阳起石30克；腰冷加肉桂3克；尿淋不尽、夜尿多加生白果、补骨脂各10克。脾阳虚，便溏，大便中有不消化的食物且次数较多加赤石脂、禹余粮各15克。心阳虚，心悸、脉结代者桂枝量可至20克。

糖尿病合并症的治疗如下。

糖尿病合并症的治疗，极其复杂，祝老的加减法为：合并肝炎，转氨酶高者加茵陈30克，土茯苓、板蓝根各15克，蒲公英25克；出现黄疸加黄芩15克，茵陈30克；肝脾大加合欢皮、白蒺藜各10克。合并脑血管意外，半身不遂，属气血失调者，予以调活血为主。血压高者，用血府逐瘀汤加减；血压不高者，用补阳还五汤加减。合并冠心病，症见胸闷刺痛者，为气血瘀阻，脉络不通，加红花、羌活、川芎各10克，赤芍、菊花各15克。合并肾病蛋白尿者，加白花蛇舌草30克，川断10克，加大黄芪量至60克；镜下血尿者加生荷叶、生艾叶、生侧柏、大小蓟各10克，旱莲草、车前草、血余炭各15克。合并尿道感染者，症见尿浊、尿热、尿频、尿急、尿痛等，为湿热下注膀胱，加石菖蒲、乌药、车前子、滑石各10克，石韦15克。合并末梢神经炎，症见四肢窜痛，皮肤灼痛者，为脉络不畅，加鸡血藤、络石藤、海风藤、钩藤各15克，威灵仙10克（四藤一仙汤）。合并脉管炎，症见患肢胀痛，指甲及肤色发暗者，加苏木、刘寄奴、地龙、红花各10克，穿心莲15克，鸡血藤30克。合并视网膜病变，加青葙子、谷精草各10克，草决明30克，枸杞子10克，菊花12克。眼底出血较重者加茺蔚子10克，大、小蓟各15克，或云南白药1瓶分8份，每日服2份。合并皮肤感染，疖肿频生，为热毒蕴血，加黄芩、黄柏各10克，黄连6克，蒲公英、马齿苋各30克。

关幼波：治疗糖尿病方一则

关老认为，消渴症大多由于过食肥甘，七情郁火，或因素体阴亏，内热由生，肾精被耗，日久气阴两伤，肾气不固，收摄无权，以致多饮而烦渴不解，多食反而消瘦，多尿而味甘，阴精外泄。因此，在治疗中，关老强调当从肾论治为本，生津撒热止烦渴为标，并在实践中自创一基本方：生黄芪30克，仙灵脾15克，杭白芍30克，生甘草10克，乌梅10克，葛根10克。

方义：方中生黄芪益气。白芍养血敛阴而益津液，关老认为，白芍能"强五脏，补肾气"（《药性论》），与甘草同用，酸甘化阴，可达到机体阴液自生的目的。乌梅生津敛阴止渴，葛根生津液除烦热而止渴，仙灵脾补命门、益精气，使生黄芪得命火之助而补气力著，协白芍强五脏补肾气作用显增，诸药合用，具有补肾益气，生津敛阴之功效。

加减：本方在使用时，应根据上消、中消、下消予以侧重，如肺胃热盛阴亏者，可选加生石膏、川黄连、石斛、花粉、玉竹、麦冬、沙参；肾虚夜尿频数者，可选加川断、补骨脂、五味子、菟丝子、芡实、鹿角霜等；气血亏虚者，可选加党参、黄精、当归、生熟地黄、白术、山药、何首乌、阿胶等。

郑侨： 自拟消渴方治消渴

组成：山药、龙骨、牡蛎、天花粉、知母、麦冬、党参、玄参。功用：生津益气，滋阴潜阳，收敛。主治：阴虚下消证。本方是从《医学心悟》二冬汤经临床反复实践化裁出来的。二冬汤功用是益气生津，清燥解渴。消渴方用甘咸酸涩，微苦寒之品组成，宜滋脾益气，生津止渴，滋阴潜阳，收敛固精，以复脾肾之职。若脉数无力，病程长，渴甚，尿量过多，可加熟地黄、山萸肉、金樱子，伴有咳嗽者加桑叶、五味子等。

病例 李某，男，33岁，农民，1960年7月14日就诊。得病2年之久，口渴甚，每昼夜能饮8暖瓶水，无论冬夏同样，小便频数，量多，如脂膏，微嗽，腰痛腿软，头晕，颜面萎黄，颧赤，口干唇舌红苔白微黄而燥，体质消瘦，精神萎靡不振，行动迟缓，语声低微，脉细数，西医诊为糖尿病。病属肾虚精耗，固摄无权，阴亏阳亢下消证。治以滋阴潜阳，补肾益精，生津止渴法。处方：消渴方加味。熟地黄15克，山萸肉12克，山药30克，桑叶12克，龙骨30克，牡蛎30克，党参15克，麦冬15克，天花粉30克，知母12克，五味子9克，玄参12克，水煎服，早、晚各服1次。

前方服10剂，诸证颇减，口渴轻，饮水量减至每昼夜2暖瓶，脉转弦数，据此肾之阴精微生，气阴初复，肝阳未平，仍用前方加金樱子24克。前方又服10剂，饮水量每昼夜减至1暖瓶，小便正常，体力已复，自觉症状消失，脉转缓滑，用前方又服6剂而愈。该病为恣情纵欲，肾虚精耗，固摄无权，气不化水之阴亏阳亢下消证。故采用滋阴潜阳，补肾益精，生津止渴法。在消渴方中加熟地黄、山萸肉补肾精敛阴；五味子敛肺滋肾，生津涩精；金樱子味酸性涩平，能涩精止尿频，故服26剂而获痊愈。

张梦侬：三甲散治流行性乙型脑炎

组成：土鳖虫3个，制鳖甲15克，土炒穿山甲、桃仁泥、银柴胡、白僵蚕、带心连翘、鲜石菖蒲根、青蒿、竹茹各10克。共研粗末，加水用急火煎三沸，代茶频频灌服。另用炼雄丹10克（分作10包）。取陈雨水10碗，只用1碗煮通草、木通各10克，再兑入9碗陈雨水中；另磨犀角10克（犀角可用升麻10克代之），取汁兑入药水中，每1碗药水加炼雄丹1克搅匀，继续服用，夜以继日，能在3天服完为好。张氏认为，本病以昏睡不醒为特征。

上方去五脏积热，咸寒纯阴之芒硝能杀恶邪百蛊毒，辛温纯阳之雄黄，更用异常灵物之鳖甲入厥阴经，引以银柴胡、土鳖虫入血分，引以桃仁、穿山甲入络脉，引以僵蚕为剂，张氏更加带心连翘、鲜石菖蒲、青蒿、竹茹等，使深入厥阴之邪，由里达表而散，方意寓深。

病例 1951年，张氏之第三女曾患此病，历时8天，用针灸刺激则立发抽搐，用白虎汤、紫雪丹、至宝丹、牛黄丸等均不效，后改用加味三甲散（即上方）并炼雄丹轮流灌服，经3日而愈。张氏指出，本病临床表现，变化多端，本条所述，仅管见所及，不过一斑，仅供参考。

赵锡武：阴寒内结，治用大黄附子

病例 患者刘某，男，41岁，职员。因患慢性肾炎、尿毒症而入院治疗。患者住院期间伴发肾性高血压脑病，血压高达220/130毫米汞柱。虽多种降压西药并用，仍未能控制。按其脉弦紧有力，又伴有感染而身热不解，视其舌苔垢腻，且闻及异味扑鼻，遂追问其大便情况，已3日未通。近来3月余，胃纳颇差，每遇饮食则致恶心、呕吐，竟有厌食之苦，头痛难忍。观其神志，淡漠无应，又厌烦问诊之繁。查腹所见，隆隆然。赵氏反复考虑过这些议论后，联想到《金匮要略》有"胁下偏痛，发热，其脉紧弦，此寒也，以温药下之，宜大黄附子汤"一条。考虑病家"腹胀隆隆"，与"胁下偏痛"有何不同？其身热，倘若表证，为何脉不数，反见弦紧？难道不可以"温药下之，宜大黄附子汤"？虽也有散寒止呕、温经定痛之附子粳米汤，但恐力不专，弃而不用。乃拟大黄（后下）15克，附子（先煎）30克，细辛6克，煎服。不料药后3天，在撤掉西药降压药情况下，血压稍见下降（200～190/120～110毫米汞柱），大便亦通下一次，浊垢腻苔，亦见减轻，诊其脉，也略有柔和之象。随后变化方药，进行调整，稳定3周。但终因关格之病，滴尿不见，抢救无效而亡。

张阶平：珠母补益方治心、肝、肾三经虚损证

珠母补益方是张氏临床常用的方剂，用珍珠母60克，龙骨30克，酸枣仁9克，五味子6克，女贞子15克，熟地黄15克，白芍12克等药组合成方。功能：育阴潜阳，养血宁神，益肾固精。用以治疗临床常见心、肝、肾虚损诸证，如失眠证、阴虚阳亢的高血压、水少火旺头痛证、癫痫、诸痛证、瘿瘤病、瘰疬病、肝虚血少的肝炎病、盗汗证、肾虚证等，随证加味而取效。

病例　叶某，男，23岁，工人。于1969年秋患精神分裂症，经常烦躁狂妄，或奔入河中，或捣毁家具，曾站两昼夜不动不寐，辗转治疗三载，每晚仍需服安眠药始能小睡。来诊时神志呆滞，每自言自语，答话不清，自觉有头晕头痛，眼热，口渴，胃纳不振。自1972年5月9日至同年6月1日服用珠母补益方加桑寄生、夏枯草、牛膝、玉竹、沙参共21剂，服后精神胃纳日佳，已不需安眠药就能熟睡了。此案病人为青年，失眠可谓严重，且狂躁、头晕、眼热、口渴，是肾阴不足、肝火炽旺所致，故选用珠母补益方加夏枯草、桑寄生、牛膝、玉竹、沙参等平肝养阴之品而奏效。张氏治精神分裂的失眠者，每以珠母补益方随证加味而取效。

岳美中：大灸疗法治疗虚弱证

"大灸疗法"于一般针灸书中未见述及，是高怀医师的家传秘法，介绍如下：

1. 操作人员　医师1人，助手1～2人。

2. 操作用具　床1张，三棱针1支，毫针2支（2寸），大方盘2～3个，大镊子2～3个，小刀1～2把，捣药缸1个，草板纸1条（长20.5寸，宽1寸），蜡扦子2～3个（插蜡用）。

3. 操作用品　艾绒250克，咸萝卜（即腌好的大红萝卜，如无，绿萝卜亦可）2000～2500克，紫皮大蒜500～750克，蜡烛1克，酒精少许，脱脂棉少许，火柴1盒。

4. 操作前准备　将咸萝卜切成2分厚，1寸见方之块（患者中指同身寸），将紫皮大蒜捣烂如泥，平摊萝卜片上，中间用手指按一凹（深度使萝卜片显露），蒜泥形成一圆圈中间放置艾绒如示指。

5. 临床操作　先灸患者背部。① 让患者伏卧好，将草板纸长条由大椎穴起往下至长强穴上，顺脊椎铺好，因脊柱骨这条线不灸。② 将做好之咸萝卜蒜片先放在两边大杼穴处各1个，以后则沿着草板纸条由大杼穴往下顺着排列到秩边穴。其间所排之片多少无定数，以排满为止。③ 在第1排的外侧，沿着排第2排，起点在大杼、风门两穴之间（即在第1排第1、2块咸萝卜蒜片之间的外侧）往下排，排列到秩边穴外上部（比第1排少1块）。④ 将蜡烛用火柴点着，插在烛扦上（粘在他处亦可）可开始灸。

灸时要注意以下几点：① 用镊子夹做好艾球，在烛火上点着，放在咸萝卜蒜片凹中逐个放好、放齐。② 注意不要使灸火熄灭，要随时接上艾球，防止火力中断。③ 若患者感觉灼痛，则可将萝卜片抬起一点，或将艾火减弱一些。注意防止烧伤及灸疮的发生。④ 在灸部皮肤稍现深红色时即停止灸治。壮数多少要看患者皮肤忍受度来决定。一般每个灸点灸3～5壮。

以上做完后，休息片刻，再灸腹部。① 先在膻中穴部位稍下放一片咸萝卜蒜片，以此为中心点，在这点的上下左右周围放上8块，即形成一个9片的大方形。② 在鸠尾穴、神阙穴各放上一块咸萝卜片，该片的大小宽度仍如前，上下长度则要短3分（即宽3.3厘米，长2.1厘米），此点不灸，两穴之间放咸萝卜蒜片6片。③ 在神阙穴以下至曲骨穴这一段放5片，若是妇女，则石门穴不灸，放一块不着蒜的咸萝卜片（宽3.3厘米，长3.3厘米）。④ 腹部沿正中线的（即正中线巨阙穴与下脘穴之间为起点）两侧，向下一行，每行放7片。⑤ 沿第2行两侧（低半片与下脘穴平），各排1行放6片。以上步骤做好后，便可开始灸。操作注意同上。灸完后，必须用三棱针于十宣穴放血，并针三阴交（双），深3.3厘米，泻法，不留针，借以泻大热之气（按此灸法，只要手续完备，并无副作用）。本法之适应证：久病体弱，虚寒痼疾，慢性肠胃衰弱，中阳不振，肾元不充及一切虚寒衰弱，久病不能起床者。禁忌证：急症、新症、热证、实证及神经过度敏感者。

杨树千：理气除湿治单纯性肥胖病

本病之成因，中医常责之于脾胃之气虚弱，复加饮食不节，或饥饱失时，损伤脾胃，脾伤则运化功能失常，以致水谷不得化为精微，输布周身，故津液停积，变生痰湿。临床证治，还当辨虚实缓急。关键在舌苔，舌苔白厚而腻，用一陈、二术；苔黄厚而腻，用橘红、竹茹。此外，祛湿和磨谷消食之品，亦在必用。

病例 赵某，女，27岁，1963年9月26日初诊。诉其近一年来，身体肥胖日益明显，尤为腹部脂肪肥厚为著，体重增加18千克（原体重40千克，来诊时体重58.5千克，身高133厘米，体重已超过原来正常体重46.3%），自觉头晕，记忆力减退，喉间多痰，全身无力，脚下如踩棉花，行路困难，有时周身发木，食、眠、二便均正常。曾在石家庄某医院检查：血钾、血钙略偏低，血糖略高。最近又到北京协和医院检查诊断为"单纯性肥胖""隐性糖尿病"。肥人多湿多痰，脾为生痰之源，痰乃湿气而生，湿由脾弱而起，治以健脾化痰湿，兼以理气。处方：陈皮6克，制半夏6克，云苓12克，炒薏苡仁30克，制苍术6克，大腹皮10克，冬瓜皮10克，制香附10克，泽泻10克，车前草10克。

本方加减服至23剂，肥胖显著减轻，体重下降8.5千克，自觉腹胀减轻，全身无力亦较前改善，头晕好转，四肢略感轻松。治疗原则未变，用药略有出入，曾用过土炒白术、淮山药、炒谷麦芽、藿苏梗等。第8次来诊时曾患感冒，以清咽利膈汤化裁，兼顾脾土。后又现肝肾症状，曾用调理肝脾、益肾柔肝等法则，最后收功。治疗期间，曾议其做气功配合治疗，患者做气功后，食欲大增，腹胀消除更快，而且效果巩固。1964年1月8日称体重为49.5千克，至3月12日结束治疗时，体重降至47.5千克，历经五个半月治疗，基本恢复正常，外观不显肥胖。善后调理建议常服逍遥丸、藿香正气丸，仍从肝脾着眼。1964年7月中旬，该患者又介绍一肥胖者前来治疗，探知其病未复发，并已恢复正常工作。

李寿山：自拟通络活血汤治疗头痛顽症

李氏在长期临证中，发现顽固性头痛属瘀滞者多见。李老认为风、寒、湿、痰、火、虚等病因皆易转瘀。凡寒凝、湿滞、火郁、痰阻、虚而不运等莫不如此，且久病入络，瘀而不通，痛如锥刺，固定不移，更为致瘀常见之因果。因此，李老主张顽固性头痛从瘀论治，应为治本之法，并自拟通络活血汤治疗头痛顽症，收效颇佳。方药组成：川芎、当归、细辛、蜈蚣。

陆藏青：自创偏头痛方治疗血管神经性头痛

浙江名医陆藏青创制的治偏头痛方疗效显著，适用于治疗因肝火亢盛，上扰清窍所致的偏头痛。治偏头痛方由珍珠母（先煎）30克，龙胆草2～3克，滁菊花9～12克，防风3～5克，当归6～9克，白芍9克，生地黄12～18克，川芎5克，全蝎2～4克，蔍虫5～9克，地龙9克，牛膝9克组成。制作方法为：将上药（除珍珠母外）用水浸泡30分钟，先将珍珠母放火上煎20分钟，再与余药同煎30分钟，每剂煎2次，将所得药液混合。此方用法为每日1剂，分2次温服。服用本方时忌食辛辣之品。

应用本方的辨证要点是：偏头痛，痛有定处，其痛暴作，痛势剧烈，或呈胀痛，跳痛，或呈刺痛，多由情感过激而诱发，可伴有面红目赤，口苦口干，烦躁易怒等症状。

本方随症加减的规律为：如苔腻口甜者，加佩兰5～9克；食欲缺乏者，加焦六曲或谷、麦芽各12克；舌胖嫩、神疲乏力，加太子参18克；两目干涩者，加枸杞子12克；恶心者加法半夏9克，陈皮5克，胆南星9克；舌边有瘀斑、瘀点者，易白芍为赤芍。

病例 杨某，女，28岁。1974年8月10日初诊。患者病起于产后，左侧头痛，不欲饮食。诊时见苔白腻，脉细。拟上方加减。服药7剂，头痛已止。后复因吹风致头痛再发，苔白舌胖，脉涩。原方再事加减，服药7剂后，头痛明显减轻，再进服7剂，头痛消失，随访半年未见复发。

刘渡舟：我治偏头痛

偏头痛，如果偏头痛而口苦，心烦，脉来弦数，舌质偏红，苔见薄黄的，这是火邪侵犯了少阳胆经，可用柴胡12克，黄芩、连翘、牡丹皮、胆草各10克，夏枯草12克，进行治疗；如果偏头痛兼见胸满心烦，不欲饮食，失眠而掌心灼热，脉来沉弦而舌苔白滑的，这是气郁血虚的证候，可用柴胡12克，当归10克，白芍15克，牡丹皮、栀子各10克，薄荷（后下）3克，煨姜2克，夏枯草12克进行治疗；如果偏头痛而波及目眶、眉心，脉来弦细，而夜间为痛为甚的，这是血虚不濡、阳气上逆所致，可用柴胡6克，当归12克，白芍20克，何首乌12克，熟地黄、川芎各10克，蜈蚣1条进行治疗。

如果是妇女每届经期而偏头疼痛，不能忍耐，甚至发生手足抽搐，或晕厥不省人事，脉来弦细，按之无力，舌质淡嫩的，可用白薇12克，当归30克，人参、炙甘草各10克进行治疗；如果偏头痛，兼见面麻或眼皮跳动，眩晕时时发作，脉弦而舌红的，这是肝胆血虚，风木之邪上扰之故，可用柴胡6克，白芍30克，当归15克，羚羊角粉（冲服）1克，钩藤15克，牡丹皮、菊花、桑枝、甘草、栀子各10克，玉竹15克，全蝎、僵蚕各5克进行治疗。以上六种偏头痛为临床常见之证，按方治疗效果较佳。偏头痛往往涉及血虚阳亢，相火妄动，风邪入络等因素，所以，在治疗时，适当用一点血分药，如当归、白芍等药，其效可增。

蜈蚣这味药，直入肝经，其性走窜，善解血脉痉挛而止痛如神，加于大队补血药中发挥它的解痛作用，也可以说是最为理想的药品了。

赵金铎：解郁化痰治血管神经性头痛

金铎先生，医名远播，善治内伤。其设解郁化痰法，为肝气郁结、痰湿阻滞者而设。

患者多显面色晦暗，眼圈发黑，舌体微肿而有齿痕，舌苔白腻，脉见弦滑。临证运用本法，多从以下三个方面着手：

1. 痰湿化热，上扰清阳之道者用加味温胆汤（云苓、陈皮、半夏、竹茹、枳实、厚朴花、石菖蒲、地龙、菊花、怀牛膝）。

2. 风痰阻络，清阳不升者，用半夏天麻白术汤加减（半夏、天麻、白术、陈皮、茯苓、桑寄生、钩藤、当归、白芍、甘草）。

3. 肝郁不舒，痰血瘀滞者，用变通逍遥散（当归尾、赤白芍、柴胡、茯苓、白术、薄荷、牡丹皮、夏枯草、决明子、制香附、白芥子、甘草）。

病例　徐某，女，35岁，教员。据云：7岁患麻疹，疹后即出现右侧头痛，至今已28年之久。长期病痛，心情难舒。屡经医院诊治，曾做过颅骨平片诊为脑脊动脉硬化。曾先后使用安乃近、维生素B$_{12}$、胎盘组织液等药物，未得治愈。后经北京某医院神经内科诊断为"血管神经性头痛"，并建议中医治疗。

来诊时右偏头痛时作时止，痛轻则局部发凉，热敷、挤压可得缓解，痛重则呕恶不止，数日不得进食。情绪焦躁，不任烦劳，心悸短气，胸胁胀闷，寐不安，食无味。经行先期，色紫且夹瘀块，大便干燥不爽。诊其脉，弦细而涩；望其舌，质暗而边有齿痕，苔薄黄稍干。证系久病入络，复加肝气郁滞，气机失畅，而致痰血瘀阻脑络，故采用解郁化痰、活血通络之法，予以变通逍遥散。处方：柴胡6克，牡丹皮9克，当归9克，赤、白芍各9克，茯苓12克，白术9克，薄荷（后下）3克，山栀5克，川芎5克，桃仁9克，橘络9克，红花16克，桔梗6克，甘草6克。服药10剂，头痛著减，夜寐得安，食纳转佳，精神渐振，二便通畅，嘱其继服前方以巩固疗效。

王乃英：牙痛、偏头痛奇效良方二首

王乃英主任医师从医60余年，经验丰富，效方颇多。其自拟解毒散火汤、愈偏镇痛汤治疗牙痛、偏头痛疗效颇佳。

解毒散火汤：生石膏15克，防风10克，荆芥穗10克，细辛3克，生地黄10克，生甘草6克，蜂房9克。适应证：风火牙痛及胃火牙痛。煎服法：用适量清水浸泡半小时，煎煮30分钟，将2次煎出药液300毫升混合均匀，每日1剂，早、晚各服1

次，每次150毫升。加减法：左上牙痛加龙胆草、羌活；左下牙痛加柴胡、栀子；右上牙痛加大黄、枳壳；右下牙痛加黄芩、桔梗；上门牙痛加黄连；下门牙痛加黄柏。

病例1 吴某，女，45岁，于1985年2月15日初诊。患者牙痛月余，疼痛难忍，昼夜不停，曾用抗生素及镇痛药疗效不显，遂请中医会诊，查其牙龈肿痛，口气秽臭，并以左上牙痛为甚，痛无休止，舌苔薄黄，脉弦滑。证属胃火炽盛之牙痛，以解毒散火汤原方加龙胆草15克，羌活10克，服药3剂，肿消痛除。

愈偏镇痛汤：天麻10克，钩藤12克，石决明15克，牡丹皮10克，赤芍10克，丹参10克，木瓜10克，金银花15克，胆南星6克，炙甘草6克。适应证：偏头痛。煎服法：用适量清水泡半小时，再煎煮30分钟，将2次煎出药液300毫升混合均匀，每日1剂，早、晚各服1剂，每次150毫升。加减法：血虚肝热者加当归、白芍、牡蛎；肝胆火郁者加龙胆草、桑叶、薄荷；疼痛剧烈者加地龙、全蝎。

病例2 王某，男，47岁，于1986年7月11日初诊。患者偏头痛半年余，反复发作，发作时痛甚剧烈，兼有热胀感，血压正常，曾在唐山各大综合医院多次诊治（脑部检查未发现异常）罔效，来请王氏治疗。诊见：左偏头痛，每日情绪波动或劳累后症状加重，伴心烦急躁，口苦耳鸣，夜不安寐，舌质红，苔薄黄，脉弦。证属肝胆火郁之偏头痛，以自拟愈偏镇痛汤原方加龙胆草15克，薄荷7克，桑叶7克。服药5剂后，偏头痛大减，口苦耳鸣、心烦急躁消失，上方加夜交藤15克，再进3剂，告愈。

张子琳：平肝清晕汤治眩晕

张先生平生用药，稳妥之至，为晚近三晋名医。其治眩晕，别有心得。

据临床所见，一般地把眩晕分为肝阳上亢、痰浊中阻、气血亏虚、肾精不足四个不同类型，其中以肝阳上亢引起的眩晕最为常见。就肝阳上亢而论，究其发生的原因也有多端，如素体阳盛，耗伤阴液；或肝气郁结，化火伤阴；或肾阴素亏，水不涵木，皆可导致肝阳上扰而引发眩晕，先生经过多年临床实践，自拟平肝清晕汤，即是专为该证而设。本方对现代医学中的高血压、脑动脉硬化以及一些神经衰弱和脑部病患等所引的眩晕确有显效，很有临床价值。至于其他原因引起的眩晕则不在本方的适应证范围之内。如属痰浊中阻者，应以二陈汤为主；属气血两虚者，应以归脾汤为主；属肾精不足者，应以左归饮或右归饮为主；治疗时应该辨清。平肝清晕汤：生白芍12克，生地黄、生石决明、生龙骨、生牡蛎各15克，菊花9克，白蒺藜12克。

秦伯未：治头痛，注意胃滞

　　头痛虽有属气血虚者，然痛少补法。因虚而无邪，必不作痛。即气虚头痛，必是虚而冒寒，然后作痛；血虚头痛，必是血虚有火，然后攻冲而痛。凡治病必先治其痛。如气虚感冒风寒，用荆防芎苏饮内服外熏，痛愈，以四君子汤补气。血虚有火，用知柏四物汤，痛止，服当归补血汤。然头痛必须详审胃家无滞者，方可用上二法，若胸闷欠适，即为痰饮凝滞，须平胃化滞。因胸前凝滞，显示胃阳不能上布，易于感邪而头痛。无论是内伤头痛或外感头痛，均可用平胃、保和散治疗。有表邪需发汗散邪，人人皆知；然而欲散外邪，先散胃滞，使胃阳敷布，方能作汗外解，此人所不知也。

蒲辅周：两和散治冠心病

　　蒲老生前，治疗过难以计数的冠心病患者，从大量的临床观察中，得出一些结论。他认为，冠心病是虚证，不是实证，虚多实少。病因是"心气不足，营气不周"，病位在心。根据"损其心者调其营卫"的原则，以补为主，以通为用，"通心气，调营卫"，主张"活血顺气"，不主张"破血攻气"。曾制"两和散"一方，组成共10味，功用为两和气血，调心理气。药用：人参、丹参、鸡血藤、血竭（或藏红花）、琥珀、石菖蒲、炒没药、香附、远志肉、茯神。

　　蒲老指出：本方是以人参为主药（也可以党参代替），目的是"助心气"。丹参性偏凉，必要时可改用当归。鸡血藤是很好的养血活血药，胜过桃仁。血竭活血而不伤正气，如缺药，可用性柔和而有效的藏红花，草红花最好不用，因只能行气，且多用耗血。没药因气味不好，可改用不伤正气的郁金。石菖蒲具有"止痛、运中、强心"作用，茎细，味香；蒲老云其家乡四川梓潼产之气味浓烈的石菖蒲，称他自己因肺心病咳喘用此药，可使痰量锐减，自汗减少。

此药在《本草纲目》中论述颇详，此药不能用水菖蒲代替。此方治疗本病安全、有效、没有副作用，对于需要较长期服用者，也可耐受，是通补兼施的良方。

赵锡武：宣痹通阳治冠心病

赵先生治冠心病、心绞痛以"宣痹通阳"法则为主进行治疗，用瓜蒌薤白半夏汤为主方随证加减。他认为本病本虚标实，因虚致实，所以应以补为通，以通为补，通补兼施，适当用扶阳抑阴和补气养血药。但要注意补而不助其阻塞，通而不损其正气。一般都不用活血药，只有在病情发展至合并心功能不全时，才适当选加当归芍药散、参苏饮（人参、苏木）及桃仁、红花等药。应用瓜蒌薤白半夏汤时，若伴有胃气胀满、噫气干呕者，选加橘枳姜汤；动则气短、心悸胸闷者，选加茯苓杏仁甘草汤，伴心悸脉数者，选加橘皮生脉散及炒枣仁、生龙牡、当归等；伴胁下逆满、肢凉者，选加枳实薤白桂枝汤；伴体弱便溏者，选加人参汤；伴头昏、脉弦、阴虚阳浮者，选加天麻钩藤饮、杞菊地黄丸。

两院院士陈可冀教授，是赵锡武先生的弟子，他在临床上应用赵氏上述经验治疗31例患者，有效率为83.8%，并体会到瓜蒌和薤白用量分别在一两以上者，效果更好。

赵锡武：治疗心肌炎经验

赵氏治疗心肌炎，认为初期法当宣散解毒，养阴清热。前者以竹叶石膏汤加味，粉葛根18克，连翘15克，生地黄30克，紫花地丁12克，蒲公英30克，银花15克。养阴清热用生脉散合一贯煎加栀子、牡丹皮、川黄连、蒲公英等。初期治疗就要治其血分，中期或后期出现衰象则须采用扶正祛邪法，用四君子汤加生地黄、紫花地丁、紫草、板蓝根。

病例　姜某，女，15岁。1975年10月患风湿性心肌炎住某医院，5周后出院。以后低热、心悸、气短、神疲、脉细数。法当补心养阴，清热解毒。处方：生地黄9克，麦冬18克，沙参30克，甘草9克，茯苓12克，杏仁9克，蒲公英30克，银花9克，紫花地丁12克，远志9克，枣仁9克。水煎。间断服药30剂，历时3月治愈。

曹永康：建中行健汤治疗冠心病

仲景所说"阳微阴弦，胸痹心痛，责其极虚"，恰中冠心病病机；但"极虚"言其本，气滞血凝为其标，标本虚实不容倒置，治疗当以补为主，补中寓通，补不壅滞，通不损正。部分冠心病患者，每兼有脘腹痞胀，饮食后易猝然心痛，其人多形体肥胖，舌苔黏腻，此乃心阳内衰，火不生土，痰浊内盛之证。当心胃同治，益气健中，理气疏滞，法取温疏。

曹氏自拟建中行健汤：清炙黄芪12克，桂枝9克，炒白芍10克，制川厚朴12克，制苍术15克，川芎6克，制香附10克，片姜黄6克，鸡内金10克，砂仁9克，陈皮7克，山楂10克，投之往往有效。

刘绍武：调心汤治疗冠心病

刘绍武先生，山西太原中医研究所主任医师，笔者之恩师也。刘先生用调心汤治各种心脏病，尤对冠心病更宜。调心汤：柴胡15克，川椒10克，紫苏子、党参各30克，大枣10枚，甘草10克，黄芩15克，百合30克，乌药10克，瓜蒌、丹参各30克，郁金15克，牡蛎30克。

方系刘氏从医60余年，悟出的以小柴胡汤作为协其之总方，宣其表里，疏调三焦，充其津液使五脏润泽，调其阴阳而使气血衡常，该方坚持久服，其效颇彰。

邓铁涛：疗冠心，重补虚，兼顾夹杂

邓氏认为冠心病的病位在"心"，病性有虚实之分。冠心病发病率以老年人为最高，而老年之病多虚。冠心病之虚虽可泛指全身之虚，但以心虚为其主要矛盾，而心虚又必累及阴阳气血，因而轻则为气虚血虚，重则属阳虚阴虚。属实者，又有痰阻与血瘀之辨。虚与痰、瘀三者又常相互关联，互相影响。根据上述认识，邓老把冠心病分为下三型进行辨证论治。

1. 心阳虚型　症见胸闷，心痛，心悸，气短，畏寒，肢冷，自汗，面色苍白，小便清长，大便稀薄，舌质胖嫩，舌苔白润，脉虚无力，甚则四肢厥冷，脉微而细，或脉微欲绝。兼有痰阻者，则见舌苔厚浊或腻，脉弦滑或结代；兼有瘀阻者，其人舌有瘀斑成全舌紫红而润，脉涩，或促，或结代。对于心阳虚兼夹痰阻者，一般选用温胆汤加党参治疗。处方：枳壳5克，竹茹10克，橘红5克，法半夏10克，茯苓15克，党参15克，甘草5克。本方对苔白厚、脉结代者有较好疗效。兼瘀者，则用四君子汤加失笑散2~5克冲服。若阳气虚衰，四肢厥冷，脉微欲绝者，可选用独参汤、参附汤或四逆加人参汤进行治疗。

2. 心阴虚型　常见心悸，心痛，憋闷，尤以夜间为甚，此外尚有口干，耳鸣，眩晕，盗汗，夜寝不宁，夜尿频数，腰酸腿软，舌质嫩红，脉细数而促等症。此型患者可用生脉散为主方进行治疗。处方：孩儿参19克，麦冬9克，五味子9克。若心动过速者，酌加玉竹、柏子仁、丹参；期前收缩，脉促者，加珍珠粉2克冲服。若兼痰者，加瓜蒌、薤白；夹瘀者，可加桃仁、红花或三七末2克冲服。

3. 阴阳两虚型　症见心痛，胸闷，心悸，气短，畏寒，肢冷，耳鸣，眩晕，自汗盗汗，腰膝酸软，脉虚而细。治疗宜用四君子汤合生脉散，或用炙甘草汤（炙甘草10克，党参15克，生地黄15克，阿胶6克，桂枝10克，麦冬10克，火麻仁10克，大枣10枚，生姜3片）加减。阴阳两虚而兼有痰阻者，宜加用温胆汤，尚可酌加远志、胆南星或瓜蒌、薤白等药；兼有瘀血者，增用失笑散、川芎、丹参、三七之属。兼症治疗：冠心病而兼血压高者，可于方中选加草决明、代赭石、钩藤、牛膝之属；若气虚较甚，兼有高血压患者宜重用黄芪至30克；若血脂高者，于方中选加草决明、山楂肉、何首乌、布渣叶等；若舌苔厚浊兼夹痰浊者，宜加除痰祛湿之品。此外，对于急性心肌梗死的救治，邓老亦有独到之处。若急性心肌梗死心绞痛剧烈而属痰浊闭阻者，可用冠心苏合香丸1~2丸嚼服；若属阴虚或有内热者，可以人工牛黄0.4克，冰片0.4克，麝香0.2克，同研细末含服；或以参芎汤（党参24克，麦冬15克，五味子10克，川芎18克，丹参19克，红花10克，陈皮2克）水煎服，亦有止痛良效。

病例　陈某，男，58岁，工程师，1975年10月19日入院。18年前发现高血压。4年前开始，每于饱餐、劳累、情绪激动时，突然出现心前区压榨样疼痛，舌下含服硝酸甘油片能迅速缓解。自发现高血压后，胆固醇持续增高。心律规则，舌淡嫩稍黯，苔薄白，脉弦细。西医诊断为冠心病、心绞痛伴高脂血症；中医诊断为胸痹阳虚兼痰浊闭阻型。治疗方法：益气健脾除痰，兼予养肝，以四君子汤合温胆汤加减。处方：党参15克，白术9克，茯苓12克，甘草4.5克，法半夏9克，竹茹9克，枳实4.5克，草决明30克，桑寄生30克，何首乌30克。患者住院共80天，仅发作1次，心前区压榨样疼痛，经服失笑散后缓解。病者自觉症状明显改善，于1976年1月16日出院，坚持门诊治疗，服温胆汤制成的丸剂，7个月后痊愈。

冉雪峰：小陷胸汤治心绞痛

20世纪50年代，冉氏闻名遐迩。其诊治心绞痛及急性心肌梗死，主张先通后补，先治标定痛，后治本固虚。冠心病患者多兼高血压，中老年人居多，常兼口干、口苦及便干，辨证多属"痰热内阻，夹有瘀血"，故常用小陷胸汤合活血通脉剂先治其标，常用瓜蒌、半夏、黄连、枳实、制没药、当归须、川郁金、石菖蒲、琥珀末等。待症状好转后，再加用当归、丹参以养血活血，并加重药量，分阶段论治。小陷胸汤由瓜蒌、半夏、黄连组成，具有"清热化痰、宽胸散结"的功用。

岳美中：治心绞痛宜通心阳

岳氏临证治本病十分强调"胸为清阳之府""心体阴而用阳"之说，认为治疗"胸痹心痛"，应以阳药及通药以廓清"阴邪"，不可掺杂"阴柔滋敛"之品。"通心阳"常用枳实薤白桂枝汤，"行血滞"常用变通血府逐瘀汤（当归尾、川芎、桂心、桃仁、红花、怀牛膝、枳壳、柴胡、桔梗、薤白），"开寒闭"常用苏合香丸。岳先生治本病，极其强调辨证施治，曾用清暑益气汤控制一例逢夏即重的心绞痛患者，经年未再发作。此外他还喜用人参、三七、琥珀末，认为此方具有"益心气、通脉络"之功效，久服多效。其药量配伍比例为2：2：1，每次服2份，每日服3次。如要偏重化瘀时，三七宜生用；如要偏重补虚时，三七宜炒黄如虎皮色入药为好。气阴不足者用西洋参。经临床应用于冠心病心绞痛患者，对康复体力，增加劳动耐量，缓解心绞痛，改善心电图确有作用，这可能与人参具有调节心脏功能，三七具有改善冠状动脉循环和抗血小板聚集力，以及琥珀的"镇心安神"作用有关。

吴圣农：辨胸痹，病责心肾亏虚；疗心痛，法重温阳益气

胸痹，即冠心病、冠状动脉粥样硬化性心脏病，为我国位居前列的三大疾病之一。吴圣农教授治疗冠心病以温肾阳、补心气为指导思想，分6型辨证施治，确有一定疗效。其6型分治经验如下：

1. 心阳不振，痰瘀痹阻　这类患者一般都形体肥胖，过食厚味，嗜好烟酒，以致痰瘀聚积，脉络痹阻。临床可见心悸气短，脉沉细或滞迟，舌胖苔厚腻而灰白，表示寒湿痰瘀交结互阻，以致心阳不振，脉络瘀痹而不通则痛。吴老常用桂枝、黑附块、瓜蒌、红花、枳壳、广郁金、降香、姜半夏、赤芍、当归、丹参、生山楂、广木香等温阳宣痹，化瘀散结，即使高血压者，亦不避忌。

2. 心脾阳虚，气血不足　常见心中空虚，心前区痛，时或心悸，胸闷太息，倦怠乏力，纳胀畏食，面色萎黄不华，苔薄白，舌淡而胖等。病由思虑过度，荣伤心脾，或久病中气受戕，影响生化之源，而致气血两亏，心失所养则怔忡不宁，怵惕不安。常用党参、黄芪、白术、炙甘草、茯苓、山药、当归、白芍、远志、枣仁、蔻仁、仙鹤草等益气健脾，补血养心。

3. 心肾阴衰，气逆血郁　症见胸闷心痛，气息喘促，动则尤甚，怔忡不宁，形寒肢冷，面色苍灰，面足虚浮，小便频数，脉沉细结代，舌淡，苔薄白。常用党参（红参）、炙黄芪、黑附块、葶苈子、五味子、煅龙牡、桂枝、炮姜、炙甘草、附桂八味丸等助阳纳气，敛阴养心。

4. 年高正虚，气弱血涩　年高体衰以致气失鼓动之力，血失流行之常，形成气滞血瘀，症见神疲体倦，心悸失眠，闷痛短气，自汗盗汗，面色苍白，稍事活动则悸喘不支，脉细数而结代，舌胖尖红。常用炙黄芪、孩儿参（白参）、麦冬、当归、制黄精、生地黄、何首乌、白芍、丹参、红花、炙甘草益气养阴，活血化瘀，推动气血，濡养心脉。

5. 心气不足，心脉不利　心气不足，血运不畅，或痰湿内盛，心阳被遏，形成血瘀气滞而发生心悸闷痛。症见心前闷塞，短气心痛，乍缓乍甚，舌瘀甲紫，脉结代或细弱不匀。系本虚标实之证。常用桂枝、黄芪、附子、广木香、甘草、桃仁、赤芍、红花、丹参、郁金、降香等温阳补气，活血通络。

6. 心阴不足，肝阳上亢　情志内伤，气郁化火，而致心肝阴虚，虚火内扰，阴不制阳，头晕目眩，急躁易怒，心悸烦闷，心前区阵发刺痛，夜寝轰热盗汗，口干咽燥，颧红目胀涩，便坚溲赤，舌红少津，苔薄黄，脉弦细数。常用生地黄、赤白芍、枸杞子、黄精、远志、怀牛膝、黄柏、生石决明、生何首乌、青黛拌黑栀、益元散等，以滋阴潜阳，清肝泻火。

邢子亨：茯神散治心脏病

邢氏乃三晋名医，终生研究《内经》《金匮》，用药力求平稳。笔者早年与先生相交，彼此知之甚深。茯神散：茯神、煅龙齿、人参、远志、麦冬、赤芍、防风、羌活、麻黄、蔓荆子、生薏苡仁、炙甘草、犀角。方中茯神、龙齿、人参、麦冬、远志有补心肺、安神志之作用；合羌活、麻黄、防风可去心脏之风湿；加生薏苡仁、蔓荆子利湿散风热，兼除心脏之风热。配赤芍、犀角清血热而行瘀；炙甘草和中健脾以助强心之力，对风湿性心脏病兼有邪热，以致心悸气短，烦乱不安，肢体沉重，脉搏弦大不整者服之有显效，可称古人治风湿性心脏病之良方。

此方精义是把握了治心脏病的机制。在临床运用时常与养心汤配合，以补心气之不足。养心汤重在补气血以养心神，茯神散在补心神的基础上加驱邪之药，取两方之义而化裁，既补心脏生理功能之不足，又除侵犯心脏之病邪，使邪气清除，正气恢复，则心脏之病自愈。化裁之方不可枚举，但大法不外扶正以祛邪。

焦树德：心痹辨治

著名中医学家、学贯中西的北京中日友好医院中医科主任焦树德教授对中医"心痹"的研究颇深，辨治颇详。他认为"心痹"之"心"，包括两种含义：一是血肉之心，它如"未开之莲花"；一是神明之心，"为君主之官，神明出焉"。痹，是因风寒湿痰、忧思烦恼等邪气侵袭，致使经络气血闭阻，流行失畅而产生的疾病。"心痹"即心受邪侵，致血脉、经络、脏腑、气血闭阻，不得宣行而发生的以心胸闷痛为主要症状的疾病。

《内经》"心痹"与仲景"胸痹"二病，焦老认为二者均为经络、血脉闭而不通所产生的疾病，并且都可发生心痛的症状。所以心痹与胸痹在病因、病机、症状上均有相同之处，但胸痹主指胸中气血闭阻，经络、血脉不畅通而致的疾病，故胸痹轻者，仅有胸部气塞之证，重者才发生疼痛。

胸痹比心痹所涉及的范围更广泛、更复杂，胸痹可以包括心痹，但在临床证候表现上，二者又密切相关，不好截然分开，实属同中有异，异中有同。临床上进行辨证论治，焦老强调注意抓住主症和舌、脉的变化。

1. 主症　胸闷，心跳，气短，咽干，嗳气，心胸疼痛，膺背肩胛间痛，甚则左臂内侧沿心经路线窜痛。见此证候，即可诊为心痹。再结合舌诊、脉象和后面所谈的寒、热、虚、实、痰、血、食积等证，四诊合参，进行辨治。

2. 舌诊　心痹者，由于血脉不通畅，故可见舌质较暗。一般患者舌质无明显变化。有热象或阴虚者，可见舌质发红；瘀血所致者，可见舌有瘀斑。舌苔一般多为薄白。湿滞可见白厚苔；痰浊盛者，可见白厚腻滑难退之苔（兼热者黄腻）；饮食积滞者可见白厚垢积难化之苔；寒甚者，有的可见灰黑。

3. 虚证

(1) 气虚证：除一般虚证的表现外，还有明显的气短，乏力，倦怠嗜卧，说话先重后轻，渐渐少气无力，食少纳呆，舌质淡浮胖，脉虚。治法应加强补气，可在上方中改白术为10克，改党参为白人参6～9克，去丹参、麦冬，加炙黄芪10～12克，另加木香、檀香各6克，以防气药之壅滞。

(2) 阳虚证：在气虚证严重时，则可出现阳虚。阳虚证的特点是在气虚证的基础上，兼见喜暖畏冷，胸背部发凉，喜着厚衣，心胸痛处经热敷，痛可减轻，手足不温，饮食亦喜热，舌苔薄白或白，脉虚而带迟缓。治法应加重补阳之品。可在虚证方中改干姜为9～10克，桂枝改为12克，或另加桂心3～5克，可去掉麦冬、丹参。如手足兼现厥冷，精神不振，心中冷痛，脉沉细，出冷汗者，可在虚证原方中去瓜蒌、麦冬、丹参，加制附子6～9克，白芥子3～6克，人参9～12克，改干姜为9克，去掉党参。

(3) 血虚证：在虚证中兼见面色苍白，唇舌色淡，心悸动，月经量少，皮肤干燥，大便少，头昏目花，脉细。治法中应加重补血，可在虚证方中加白芍10～15克，阿胶珠9克，熟地黄10～18克，砂仁6克。

(4) 阴虚证：血虚进一步加重时，有的则出现阴虚证。如下午病情加重，手、足心发热，心烦躁，夜间口渴，重者下午甚，夜间盗汗，舌质红，苔薄白或无苔，脉象细数。治法中应加重益阴。可在虚证方中去干姜、桂枝，加生地黄15克，玄参15克，沙参9克，白芍12克，改麦冬为9克。正虚之时，邪易乘袭，故在治疗虚证时，应注意辨认有无虚中夹实之证。如夹痰、夹寒、夹食、夹血等，与实证互相参看。

4. 实证　辨出此病后，还要分辨虚实。虚证已如上述，实证者则兼见形体壮实，心胸急剧绞痛，胸中窒塞，喜捶拍，疼痛难解，言语声音洪亮，舌苔略见发白，脉象弦滑或沉紧。此多为邪气乘心，心脉痹阻之证。治法：宽胸开痹，活血通脉。方药：《金匮》枳实薤白桂枝汤加减。枳实12克，厚朴12克，瓜蒌30克，薤白15克，桂枝5克，红花10克，檀香（后下）9克，蒲黄10克，炒五灵脂12克，茯苓15克，丹参18克，焦山楂12克，延胡索9克，莪术6～9克。水煎服，每日1剂，分2次温服。心痛甚者加服苏合香丸。临床上实证比较多见，实邪又多种多样，故辨证要非常细致。其常见者，焦老总结有如下6种。

(1) 寒盛证：除实证主症的证候外，还兼见喜暖畏寒，胸中冷，痛处喜热熨，喜热饮食，遇寒病情加重，甚则手足发凉，舌苔白，脉紧或迟或弦紧。治法宜加重散寒温阳，可加干姜6克，细辛3克，白芥子5～6克，紫肉桂3～5克，减去枳实、丹参，加重桂枝改为12克。

(2) 痰盛证：实证同时兼见痰涎壅盛，胸闷呕恶，或有头部昏晕，不喜饮水，体胖形实，舌苔厚腻，脉滑或兼弦。治法要加强化痰祛湿。可在实证方中加半夏12克，化橘红12克，茯苓改为18克。痛重者还可加莪术6克，米醋30～50毫升。

(3) 气滞证：兼见面青善怒，嗳气太息，长吁后较舒适，胸胁痛，胁下气逆抢心而痛，怒则加重。舌苔白，脉象弦。治法要加重疏肝理气。可在实证方中加青皮6～9克，香附10克，炒川楝子12克，广郁金10克。可去红花、丹参。

(4) 血瘀证：痛处固定，痛如锥刺，大便发黑，夜间加重，舌质紫黯，或有瘀斑，脉涩。治法要活血化瘀。可在上方中去厚朴，加桃仁10克，苏木15克，西藏红花0.3～0.6克，用黄酒炖化，分2次兑入汤药中服。

(5) 食滞证：兼见脘腹胀满，恶心欲吐，恶闻食臭，胃部痞满，嗳腐吞酸，舌苔垢厚，脉象右手弦滑，左手沉滑。治法也要加重消食导滞。可在实证方中去红花，加焦神曲、焦麦芽、焦槟榔、炒莱菔子各10克，广木香6～9克。

(6) 热盛证：同时兼见烦渴，目赤面红，大便干结，数日不下，或有体温升高，舌苔黄厚，脉象滑数有力。治法应着重清热。可在实证方中去桂枝、蒲黄，加炒山栀6克，炒黄芩、连翘各12克，郁金10克，川黄连6～9克。若急性心梗，遇有心痛数日不得缓解，大便干秘，数日不行，面红气盛，痛连胸脘，舌苔黄厚少津，属于实热证者，焦老常用小陷胸汤合小承气汤加减，每获良效。处方：全瓜蒌30～40克，川黄连6～9克，半夏10克，厚朴12克，枳实10克，生大黄10～15克，红花10克，檀香（后下）6～9克，薤白10克，丹参15克，槟榔12克。水煎服。服药大便畅通后，则疼痛减轻，病情很快好转。大便畅通后，生大黄可减为3克左右，但不宜立即去掉，以保持处方中化瘀、导滞、和降、清热之作用。

在辨证论治时，焦氏指出各种证候并不是孤立存在的，往往两三证同时兼见。例如痰盛证与热盛证兼见而成为痰热证；阳虚证与寒盛证兼见等。有的还可转化，例如食滞证发于阳性体质的人就可以从阳化热而渐渐转化为热盛食滞之证。反之，也可转化为食滞寒湿之证。还有的会影响到肾、肝、脾、胃等。另外，病程的初、中、末三期之变化，也要随时注意。例如急性心痹在初起时，多见实证；过1～2周后，有的可化热而出现热证；有的可不化热而或渐现虚象。过5～6周后，有的则出现虚证，有的则虚实证并见。疾病的恢复期，往往邪退正虚而出现虚象。因此，治疗上要有所区别，随时变化治法，或随证加减药物。

章次公：六神丸可以强心

六神丸习惯用来治疗咽喉病，可章氏认为还可以"兴奋心肌与脑神经"。章氏曾说："热病心力衰竭用附桂则人畏惧，用六神丸既能强心，又不遭谤。"章氏生平治热病心衰和中毒性休克往往用之，屡屡获效。朱良春也曾谈到过六神丸在内科急症范围内的运用，朱氏是章先生的门徒，兹引章先生一验案如下，以作说明。

病例 孔某，男，病湿温匝月，苔灰腻，脉濡数，扪其肌肤，不甚润泽而热。与人问答，有意识者半，不知所云者半，合目则谵语频作，不更衣十日许。邪气尚未肃清而正气已虚，已是吃紧之极。六神丸30粒（分3次吞），软柴胡4.5克，制川朴4.5克，生苍术4.5克，黄芩9克，全瓜蒌12克，杭白芍9克，生枳实9克，连皮槟榔

9克，山楂肉12克，莱菔缨9克。另外，参须15克，浓煎代茶。此人午后服药，至翌晨3时许，得垢腻之大便甚畅，热减神清。以此方加减，凡十日许而病瘥。邪盛正虚，用参以固正气；身热，大便旬日未解，用柴、芩、枳、朴、瓜蒌、槟榔清热导滞通腑；莱菔缨既可清肠，又可行滞，斯案可验六神丸强心之效。

傅宗翰：诊治心动过缓三要

心动过缓是指每分钟心率低于60次而言，引发心动过缓的原因很多，如颅内压增高、黏液性水肿、梗阻性黄疸、流行性感冒等均可引发本病。江苏名医傅宗翰先生以中医理论为指导，紧扣以下三个要点诊治本病，经验独特。

1. 辨平脉病脉　傅老认为对心动过缓患者首先应辨识其是病脉或系平脉，从中医而论，即缓脉与迟脉之区分。迟脉一般一息三至或三至以下，缓脉则是"去不示迟，小快于迟"。因此不能单凭脉率来区别，而应重视其脉形。《诊家枢要》曰："缓，不紧也，往来舒缓。"傅老认为心动过缓之"缓"与缓脉之"缓"含义不同，前者是指缓慢之速率言，后者系缓和之脉性论，故临床若脉率低于60次，但按脉依依，往来舒坦，和缓均匀，本人也无任何自觉症状，则一般均属平脉。至于迟脉仅言其至数，其脉形或大或小，或滑或涩，必有所兼，故《素问·三部九候论》曰："其脉迟者病"，是为定论。

2. 辨痰浊瘀血　心动过缓所见之迟脉，是为病脉，大多主寒主虚，但傅老提出，迟脉中系邪实壅遏之病机者并非原有，故不能一见心动过缓，动辄温补，将犯实实之戒。若其脉虽迟，但实而有力，此乃邪壅之病脉，究其病因，不外痰浊、瘀血两类。痰浊扰心而见脉迟者，乃心阳被痰浊所蒙，未能振奋显露于脉，患者常有心悸之感，其心动悸而有沉重艰涩之感，胸中窒闷，精神不振，外可见痰湿之象，舌苔厚腻。治当涤痰通阳，傅老常以二陈汤合菖蒲郁金汤，药用陈皮、半夏、远志、菖蒲、郁金等，一般少用振奋心阳之剂，盖痰浊一化，心阳则达，心动过缓自除。

傅老指出，痰浊扰心，在一定的条件下，可有两方面的转化：一是化热而形成痰火扰心之悸，此时虽暂消心动过缓，但非佳象，其心悸之自觉症状，心动不安，甚则脉见结代，乍作乍止，常揭示有心衰发生之趋势，化火之前可伴见胸部闷痛、寝艰梦多、口中干苦等化火之兆，或见大便秘结、小溲黄浑，此多见于高血压心脏病、高脂血症的患者，治当清痰火、安心神，以温胆汤化裁，药用胆南星、竹沥、川贝母、瓜蒌、天竺黄、远志、海蛤壳、灯心草、茯神、枣仁等；二是痰浊蒙遏，旷久不解，心阳无力以抗争，则向正虚之病证转化，此时脉力由有力向无力转变，艰涩向沉弱转化，当从虚论治。

瘀血所致之心动过缓，乃系冠状动脉粥样硬化，心脉痹阻，心体失荣而致心气失展。脉迟之际，常伴心胸阵痛、气窒闷阻、呻吟或喜叹息、舌色紫黯，其迟脉常兼涩脉，似刀刮竹，脉不流利，或有结代。治当活血化瘀通络，方选失笑散、桃红四物加味，药用蒲黄、五灵脂、桃仁、红花、川芎、茜草、丹参、当归等。傅老指出瘀血之证虽为实证，但有先因心虚而至血瘀者，故化瘀之品宜适当配佐补心通阳之剂，以标本兼顾。

病例1　吴某，男，51岁。年过半百，形体渐丰，常感胸闷，血压偏高，已有六载。近年劳神失眠，自觉心悸、胸闷，伴头昏眩晕，脉沉迟微弦，心率56/分，心电图示冠状动脉供血不足。舌色紫、苔薄黄腻。治拟化痰湿，安心神，通心气。取温胆汤化裁。药用：胆南星10克，竹茹5克，全瓜蒌10克，炙远志5克，朱茯神8克，枳壳5克，陈皮5克，法半夏5克，丹参10克，石菖蒲3克，枣仁5克。服药5剂，头昏胸闷有减，心悸转轻，然腻苔未化，迟脉未缓，续服原方10剂，心神渐安，睡眠较佳。原方去远志，加川芎6克，以茯苓10克易茯神，调治1个月，复做心电图，示冠状动脉供血不足已有改善，心率64/分。

3. 辨血亏阳虚　邪壅固为心动过缓病因之一，然临床上心动过缓者，正虚常是其后续之主因，此以脉迟无力为主要征象。张景岳曰："凡虚细微迟之属，皆其类也，如血气俱虚之候。"大体上，脉迟而细小者是为血亏；脉迟而微弱者是为气虚阳衰。如心血亏虚，容量不敷，则心体失养，心气失用，脉迟无力，其心悸之感犹如空跳，随之头晕目眩、面萎不泽，甚至昏蒙欲仆。治疗当以补养心血为先，方拟归脾汤，药用当归、熟地黄、阿胶、龙眼肉等。

傅老指出，养血之剂须防其滞涩之弊，可佐以悦脾和胃之品，以助生化，如归脾汤之用木香，即寓有补而不守、通阳导滞之意。心阳衰微是心动过缓进一步演变转剧之病理反应，此时脉沉迟无力，自觉心脱如坠，气短喘息，形寒肢冷，面黄自汗，结合现代医学检查，常见有心力衰竭之征兆，此时治疗需温阳益气，以真武、生脉两方合参，用药如红参、附子、黄芪之类，阳衰欲脱之际，须大剂参附或独参汤、参附龙牡汤等以回阳救逆，并应及时采用中西医结合抢救扶危之措施。

傅老指出，在阳虚之心动过缓中，有一种心率特别缓慢，患者时时欲仆，甚至一时昏厥，伴有面色晦暗，气短不续，其病机为阴盛阳微，君火不明，但根源在肾，系命门不能蒸运，心阳鼓动无能，临床常伴有腰酸膝软、阳痿尿频诸症，故独温心阳，则鞭长莫及，当以温养肾阳为主，兼护其阴，药用菟丝子、巴戟天、肉苁蓉、鹿茸之类，酌配熟地黄、何首乌、当归、红花以调阴血，有"益火之源"之功。

病例2 陈某，女，35岁。罹患"风湿性心脏病"已有七载，时有忪忡。动甚气短喘息，劳则下肢浮肿，夜卧常喜高枕。1周前过度劳累，2日来心悸不宁，时有停搏之象，心电图检查，有心房纤颤、室性早搏。已注射毛花苷C（西地兰），今心跳转慢，心悬似脱，伴头昏面色乏华，唇紫肢软，延请中医，诊脉沉微而迟，三五不调，此乃心阳衰微，急当回阳。药用：人参（另炖）9克，附子10克，黄芪15克，当归10克，桃仁5克，红花5克，川芎8克，麦冬15克，五味子、煅龙牡各15克。急煎即服。药后心搏稍强，次日面色、唇紫诸象有减，3天后心率64/分左右，心电图示仍见房颤。以红参15克易人参，原方继服，1周后诸症均缓，但仍脉见结代，尚须缓缓图治。

心动过缓一症，体征虽一，病机多端，既有阻滞之痰浊，又有内蕴之瘀血，既有气虚阳衰，又有阴亏血少。傅老认为临床辨证应从三方面综合考虑：一是心悸之感，患者的自觉症状，尤其是对心跳的形容描述，诸如有力无力、上悬下脱、空乏沉涩，均有助于对辨证的启示；二是脉象之形常是心悸辨证之主要线索，若能结合心脏之听诊及心电图检查，更能明确诊断，了解其病理特征；三是心动过缓常有其他见症，痰浊、瘀血、阳衰、血亏等相应症状可见，有助于临床证候之识别。至于治疗，当在整体观念的指导下，结合心动过缓之证型予以辨证治疗。有些医者以图提高心率为快，投以麻黄、细辛之类，傅老认为，此虽能增加心率，取效于一时，实寓有"揠苗助长"之弊，尤其是正虚之心动过缓者，更为慎用。

赵锡武：真武汤配"治水三法"治疗充血性心力衰竭

充血性心力衰竭为各种心脏病所引起的严重心功能代偿不全的共同表现。

该证临床上所表现的脉和证，多见心肾两虚，宜选用强心扶阳，宣痹利水的真武汤为主方，主要取其壮火制水之意，若配用治水三法，更为有效。治水三法，乃"开鬼门""洁净府""去苑陈莝"。开鬼门法，是宣肺、透表，使肺气得宣，营卫调和，以求上焦得通，溃溃汗出，作用在肺、皮毛。洁净府法，是行水利尿，使水去肿消，作用在肾。去苑陈莝，是散瘀通络，活血化瘀，作用在脉。

康良石：治老慢支、肺心病

二十余年前，业师关幼波先生介绍康良石先生与我相识，彼此鸿雁，颇有往来。康先生临证多年，习用下方治慢性支气管炎、初期肺心病：鱼腥草30克，北沙参、蒲公英各15克，银花、连翘、赤芍、竹茹、麦冬各10克，桃仁、陈皮各9克，胆南星3克。水煎两遍，温服，每日1剂，10天为1个疗程。加减法：喘息型者，上方去桃仁，加麻黄5克，杏仁10克，石膏15克，甘草3克。痰白清稀透明者，上方去胆南星、银花、连翘，加制胆南星、姜半夏、前胡各5克，细辛3克。慢性支气管炎、早期肺心病标证，主要表现在咳嗽、咳痰及气喘急性发作。临床所见，本病标证，虽有偏热、偏寒之分，但偏热标证，占本病标证的90%以上，而且在一定条件下，往往寒痰化热。通过多年的系统观察，采用本方治疗慢性支气管炎、早期肺心病的咳嗽、咳痰、气喘标证，按全国统一的疗效标准判定，临床控制率70%，有效率达95%以上。

病例　叶某，男，51岁。主诉咳嗽、咳痰反复发作11年，经临床、功能及生化各项检查，诊断为单纯型、重度慢性支气管炎急性发作期，合并肺气肿、肺纤维化、肺动脉高压。患者阵咳，咳则气喘，痰黏色黄，24小时咳痰80毫升，怕冷，易汗出，口渴喜热饮，胸脘痞闷，脘胀多嗳气，便溏，腰酸，夜尿频多，余沥不尽，咳则遗尿，观其神志清晰，动则气促，舌胖淡红，苔白腻根厚，脉滑，两尺无力。辨证施治：标证热痰，本证肺脾肾虚。治则清化热痰，养阴解毒，通窍活血。采用上方每日1剂，疗效：3天见效，7天症状明显好转，咳嗽25天，咳痰34天，达到临床控制。

郭士魁：病态窦房结综合证治疗经验

病态窦房结综合征，以心率减慢者为多见，中医认为"迟寒数热"，也有快慢兼有者，此数而无力也是虚象，其本均为虚寒。临床表现多属心肾阳虚或心脾肾阳虚。其共同证候常有全身乏力，畏寒肢冷，头晕为血虚头晕，甚则发生昏厥。郭先生治疗本病常用益气温阳，养血复脉之剂。常用方有补中益气汤，益气升阳，其中升麻、柴胡有提升清阳，鼓动血脉，提高心率的作用。合并四逆汤或通脉四逆汤以养血温阳通脉。也常加用少阴病之麻黄附子细辛汤温阳通脉提高心率，也可加用仙茅、仙灵脾、补骨脂等加强温肾阳之作用。另外在阳燥药中加一些阴药反佐之，如枸杞子、女贞子、菟丝子等甘寒药，巴戟天等补肾之阴药。

阴阳两虚者加养阴药如麦冬，重者加玄参，一般不用生地黄（可减慢心率）。如快速心律失常发作频繁，也可用炙甘草汤合百合、生地黄适量。在养血活血药中，当归与丹参也常使心率减慢，应少用或不用。常用活血药如川芎、红花、桃仁、鸡血藤等。临床发现清热解毒药可使心率下降，如曾有一例患者，服牛黄解毒丸后心率有明显下降。心率过慢时也可临时用肉桂粉、丁桂香丸（丁香、桂心、檀香），一般10分钟后心率可上升。麻黄尽量少用或不用，以细辛、桂枝、干姜温暖肾阳类提高心率效果更易巩固。

郭士魁：治肺心病急性发作感染期

肺心病急性发作并发感染是较难控制的，使用清热解毒中药，一是要量足；二是选择较有效的药物分成几组，一组药用一段时间，效果不理想即应更换另一组，这样可提高疗效。如蒲公英和紫花地丁，往往比金银花、连翘效果好。白花蛇舌草、半枝莲、半边莲等也常用于肺心病感染，有时取得较好的效果。若同时并用活血化瘀药能增强清热解毒药物的功效，而当归、川芎、丹参等药本身也有抗感染作用。在服药方法上也不能按常规方法，每日1剂分2次服，重症感染应1日2剂中药，分4～6次服，效果较好。对气虚明显者加用扶正之品，增强机体抵抗力，有助祛邪，促进恢复。

李聪甫：治胸痹尤重脾胃

其病证表现主要在心肺二脏，然深究病机，无不与脾胃之病理有关。心肺同主血气之运行，二脏阳气虚弱，则气血运行不畅而发胸痹。心肺之阳虚，乃由于脾胃之气先衰，此类胸痹，治当补脾胃，健中气，清升则浊降，胸痹遂可愈矣。

病例 文某，女，71岁。常发心痛，气候转寒或遇阴雨时发则尤甚。自觉有冷气从胁下上冲心胸，痛在胸部膺乳间。平时常感胸满、心悸、头昏、颈胀、短气无力、形神困倦、食纳差、不得卧。脉象虚弦，略显涩代，舌质黯红。诊断为胸痹病。心主身之血脉，心血虚少，营卫不周，因此出现代脉。虚弦乃老年常见之脉，为经络失荣，脉体不柔的表现。其主要原因是脾胃虚衰，水谷之精气不足以滋养心肺，心肺乏其资生之源而气机不利，血难周济，气滞血凝而升降受阻，病发胸痹。法当益中气以和营，养血脉以通痹。

方取黄芪建中汤加减。处方北黄芪（酒炒）10克，云茯苓9克，当归身10克，川桂枝3克，杭白芍（酒炒）5克，紫丹参（酒炒）、酸枣仁各9克，广郁金、广陈皮、炙甘草各5克，淡生姜3克，大红枣3枚。5剂后脉舌如前，胸满心痛减轻，精神略振，口味见佳，仍以健中为主，使清升浊降，脾阳健复，肺气得养，心血得滋。前方去生姜、大枣，加西党参（米炒）10克，炙远志3克。10剂后脉缓舌淡，形气转佳，胸满心痛均除，夜能安寐，食纳渐增，心脾肺之阳气渐复，予上方去桂、芍，10剂后恢复健康。

顾兆农：双解泻心治胸痹

顾老是江苏明末清初名士顾炎武之后，生前任职为山西医学院第二附属医院主任医师，乃博学之雅士，生性开朗，恬淡虚无，百岁而终。顾老说，胸痹者，胸中痹着不通也。"痹着"之因，乃由胸中阳气不布，阴寒内盛；"不通"之果，必致胸中闷塞疼痛，经时不愈，此正如《金匮要略》所谓"阳微阴弦，即胸痹而痛"是也。

据其临床体会，当胸痹经时不愈，并见内外阴阳失调，脏腑气血不和者，其一般通用之方，则多不应病，甚难奏效。顾氏曾长期着意研究，长年累月，反复探讨实践，终于得到治疗斯证的有效方剂。

清朝中后期，江苏武进费伯雄之《医醇賸义》，有一个双解泻心汤，顾老经过反复实践，用其增损方，附子、黄连、生姜、灯心草，寒热并投，平其阴阳；丹参、沉香、郁金、陈皮，气血双调，和其脏腑；茯神、远志、合欢花、甘草，补心安神，强其心君。全方施治重点轻于病邪而重正气，轻于攻补而重于调理，轻于局部而重整体，故凡胸痹顽疾，或证见错杂，其情难辨，或他药罔效，众医束手，或病期拖延时作不已，均可择投本方应治。顾老说："是方药力，贵在积累，一俟阴阳得以调理，气血得以顺畅，脏腑得以和调，心神得以安养，则正复邪自退，胸痹斯证，当愈无疑。"

另，据顾老临床经验，上方对胸痹顽证，往往在进药5～10剂，方显卓效，故宜坚持服药，万勿因初剂效微而更换治疗方案，这往往是取效的关键。

曹畅寅：治高血压唯求一通

曹氏乃沪上近代名医，治疗高血压病，不仅留意气火，还顾及痰浊。认为肥人痰多在于湿，瘦人痰多在于火。偏于痰湿，治宜燥湿助运以化痰；偏于痰火，治宜清火理气以化痰。痰浊一少，则升腾之气火易于平降矣。对高血压病的治疗，在辨证论治时，务在求通。通，指通调气机。曹氏认为治疗高血压的诸多方法，都要达到通调气机的目的，都要顾及气机的通调。

1. 平衡汤　肥玉竹、制首乌各15克，牡丹皮6克，杭菊花12克，连翘心、竹叶卷心各10克，煅石决明15克，黑山栀、竹沥半夏各10克，抱木茯神、黑玄参、生白芍各12克。本方功能益阴平肝敛阳，清心化痰宁神。适用于头晕脑热，烦躁火升，神倦气乏，血压增高诸症。

2. 涤痰汤　代赭石12克，沉香屑（后下）1.5克，橘红4.5克，竹沥2支（分2次冲服），生紫菀6克，杏仁12克，枳壳4.5克，郁金、陈胆南星各6克，竹沥、半夏各10克，煅石决明13克，杭菊花12克，秦艽6克，桑枝30克。功能宣散中宫，降涤痰气。适用于头晕，胸闷，痰多肢麻等血压高诸症。外治法：用阳和膏贴两足心，每两日一换，连贴6日；或每晚用大盆较热水泡脚40～60分钟，以引火下行，导气下降。

屠揆先：六味地黄汤治高血压

揆先先生，为江苏常州名医，远近遐迩，先生根据中医"滋水涵木"的理论，采用六味地黄汤为主剂以治斯病，虽不如"平肝""息风"药物之力峻，亦能改善症状，降低血压。六味地黄汤即以成方六味地黄丸（生地黄、牡丹皮、茯苓、泽泻、山药、山茱萸肉）改作汤剂。方中的生地黄、牡丹皮、泽泻用量要大，生地黄20～30克，牡丹皮、泽泻各15～20克，其余药物按一般用量。此方每日服3剂，水煎3次，上午、下午、夜间睡前各服1次。1个疗程1～3个月。在服药期间，必须注意下列调养方法，方能收到较满意的效果：① 减少用脑，夜间早睡；② 戒除烟、酒；③ 进低盐饮食；④ 少吃脂肪，不吃含碱食物；⑤ 每日吃新鲜绿叶蔬菜不少于250克。如高血压病伴有严重失眠，可于方中加酸枣仁15克，川芎、知母各10克；咳嗽痰多，加桑白皮、地骨皮各30克。如高血压日久，体质衰弱，已出现"阳虚"症者，须酌加补阳药物，可用金匮肾气丸加减。本方所治高血压病，即原发性高血压，至于症状性高血压、继发性高血压，可见于多种疾病，病因、病机各异，六味地黄汤不一定完全适用。

矢数道明：防风通圣散治高血压

日本汉方医学家矢数道明，用防风通圣散治血压高，处方：当归、芍药、川芎、山栀、连翘、薄荷叶、生姜、荆芥、防风、麻黄各1.2克，大黄、芒硝各1.5克，白术、桔梗、黄芩、甘草各2克，石膏3克，滑石5克。此方用于高血压症之肥胖体质或体格壮实者。对邪结腹中而腹部膨满，呈现俗称之"大鼓腹""重役腹"之腹征，兼便秘者有效。

病例 王某，女性，76岁，高血压症与顽固之头痛2个月内平复。患者患有长达50年之久的顽固性头痛，甚为苦恼，长期服用头痛药。疼痛的部位为前头部之右侧处以及左侧的颞部。从8年前开始又发生血压增高，收缩压为200毫米汞柱，1个月前开始出现右面部麻痹及语言障碍，患者十分忧虑。诊之，营养状态一般，面部无明显变化，稍带褐色，微干燥，脉弦劲有力，无舌苔，腹部稍膨满，心下部有较硬之抵抗感，血压170/90毫米汞柱，食欲一般，大便每7天1次。

投予防风通圣散，服2日后头痛大减，语言障碍及面神经麻痹也见好转，已不需服用头痛药。服药2个月后血压降至140/70毫米汞柱。此后以10日量，服1个月左右，约服1年，其病痊愈。

郑侨：降压汤治肝阳偏亢型高血压

组方：菊花、白芍、炒黄芩、玄参、怀牛膝、石决明、甘草。功用：平肝镇静，滋阴潜阳。主治：肝阳上扰，眩晕头痛。本方来源于《医学衷中参西录》中的镇肝熄风汤。降压汤运用时，必须具有下述主症：眩晕头痛，面赤，苔厚微黄或中黄，脉弦滑有力等。方中石决明、炒黄芩为必用之药。石决明平肝潜阳颇佳，据报道，经动物实验，黄芩有降低血压、扩张血管作用。若血压过高，眩晕甚者，可加代赭石、怀生地以助镇逆平肝，增加滋阴潜阳的能力。若伴有动脉硬化者，加苏木行血去瘀通经脉，若头痛甚者加葛根，胃脘烦闷者加竹茹，目赤痛者加龙胆草、草决明，鼻衄者加藕节。

病例　马某，男，57岁，工人，于1963年5月26日就诊。主诉：患眩晕症3年多，自觉眩晕耳鸣，心悸气短，四肢倦怠，胃胀食少，膝盖痛，体质肥胖，行动迟缓，语声烦躁不安，面赤口唇紫，舌质紫红，苔白厚中黄，脉弦滑有力，血压高。眼底检查显示脑动脉硬化，造影发现主动脉硬化，西医诊为高血压、动脉硬化、心脏病，此为肝肾阴亏，肝阳偏亢眩晕证。治以滋阴潜阳、平肝通络法。处方：加味降压汤。菊花12克，白芍15克，炒黄芩9克，玄参15克，怀牛膝15克，石决明30克，代赭石15克，生地黄15克，苏木6克，甘草6克，水煎服，早晚各服1次。忌辛辣物。复诊：前方服5剂，诸证颇减，血压150/100毫米汞柱，脉仍弦滑有力，仍用前方加知母12克，蝉蜕6克治之。三诊：又服10剂，血压140/90毫米汞柱，心悸得安，眩晕耳鸣有所减轻，脉转缓滑，此系阴充阳平，络脉微通，但胃胀食少，改服消食汤2剂而愈，不久恢复工作。

李仲守：高血压证治三法、养护三法

高血压病有多种类型，以阴虚阳亢型最为多见。李先生本人即患阴虚阳亢型高血压近20年，在漫长岁月里，李先生坚持按照证治三法、养护三法治疗和调理，从未服过西药降压药，即使中药也不经常吃。平素则重于饮食调理，注意保持良好睡眠和大便通畅，直至现在（1995年）身体还好，血压仍保持稳定。几十年来，李先生临证运用这些方法治疗同类型病例，也收到良好效果。

证治三法用药如下。

育阴法：旱莲草、女贞子、干地黄、何首乌、玄参、沙参、玉竹、桑椹子、天冬、麦冬。

潜阳法：龟甲、石决明、珍珠母、生牡蛎、生龙骨、海蛤壳、代赭石、磁石。

平肝法：夏枯草、草决明、桑白皮、钩藤、白芍、栀子、菊花、桑寄生、龙胆草、黄芩。

此外，紫背天葵、山楂肉、山楂子之酸收，地龙、牛膝之咸降，葛根、槐花之解肌凉血，都有助于血压下降，均可以酌情选用。

养护三法如下。

一法：对待慢性疾病不要过分强调药物治疗，采用饮食调理，效果更为理想。高血压病也是这样，辛辣烤炸之品不宜多吃，蔬菜豆类中以花生米较好（民间有用酸醋煮花生作膳辅助治疗高血压病的经验），肉类可吃些猪瘦肉、兔肉、鱼肉、鸭肉。经常多吃水果，大有好处，因水果有养阴、清热、助消化、通大便功用，其中以橘子（橙）为首选，梨、苹果次之，西瓜虽有降血压作用，但体质虚弱的人不适宜。杭州黄菊花（白菊花入气分，黄菊花入血分，如无杭黄菊，可用野菊花）和绿茶（龙井茶或沱茶，沱茶除清热利尿作用外，还有较强的消导作用）泡服，有平肝息风、利尿降压作用。

当血压升高，头痛项强时，饮泡浓浓的黄菊花绿茶，可以缓解。鲜葛根或生晒葛煎汤（或加蜜枣）对本类型高血压病伴有颈项转动不适的，效果很好。有些高血压病人胆固醇偏高，可用山楂肉或紫背天葵煎汤加糖调服，或用桑寄生（或用桑白皮）、山楂子二味煎服，连续服食多天，自有效果。在血压升高、头痛、头胀时，用冬青油或清凉油涂搽太阳、听宫、翳风、风池、风府等穴，可以缓解。

二法：保持足够的睡眠对高血压病患者来说，很为重要，睡觉不好的人应设法予以改善。《内经》指出："胃不和则卧不安"，大部分失眠患者，都与胃肠消化不好有关。针对这种情况，除了注意食物的质和量外，可用些镇静安眠药如生龙骨、生牡蛎、柏子仁、酸枣仁、浮小麦、夜交藤、合欢花等，有时需用除痰浊助消化药，如温胆汤加谷芽、山楂肉、鸡内金之类，才能解决。

三法：有些患者常觉大便干结，这是肠中阴液不足所致，治宜增液润肠，可选用玄参、生地黄、肉苁蓉、黄精、火麻仁、南杏仁、瓜蒌仁之类，不宜随便用大小承气汤等泻下剂，以免使阴液亏损更甚。另外，有些患者经常胃呆、腹胀、便溏，这是肝旺脾虚所致，润肠通便药概不能用，宜选用平肝理脾药如夏枯草、草决明、石决明、旱莲草、野菊花、枳壳、青皮、茯苓、淮山药之类。

夏度衡：四味芍药汤治三叉神经痛

三叉神经痛是神经系统较为常见的疾病之一，其痛如刀割、电击。

夏氏认为治疗此病以生牡蛎、石决明为上品，唯此二药平肝潜阳之力专。选用白芍、甘草，取其酸甘化阴之用，缓急止痛之功。不可不辨轻重而一概施以熟地黄、麦冬之类养阴，否则阴未骤生，反使胃脘壅滞。久病入络，当择味苦性微寒的丹参以佐之。夏氏通过多年临床实践，总结出治疗三叉神经痛的经验之方——四味芍药汤（白芍、生牡蛎各30克，丹参、甘草各15克）。

在通常的情况下，夏氏治疗三叉神经痛均首选此方，其疗效远在一般方药之上。

路志正：百麦安神饮治神经官能症

方药组成：百合30克，淮小麦39克，莲肉15克，夜交藤15克，大枣10克，甘草6克。煎服法：上药以冷水浸泡半小时，加水至500毫升，煮沸15分钟，滤汁，存入暖瓶内，不分次数，欲饮水时即取此药液饮之。适应证：神经官能症，神经衰弱，神志不宁，心烦急躁，悲伤欲哭，失眠多梦，善惊易恐，心悸气短，舌淡红或嫩红，脉细弱或细数无力。中医辨证属心阴不足，虚热内扰，或气阴两虚，心神失养者。加减法：兼气郁者，加合欢花30克；兼痰浊者，加竹茹9克，生姜6克；兼湿阻者，加藿香、荷梗各10克。

本方以甘麦大枣汤合百合汤，再加莲肉、夜交藤，以淮小麦、大枣、甘草益心脾之气；以莲肉、百合、大枣养血和营；以百合微寒之性，清内蕴之虚热；且淮小麦、百合、莲肉、夜交藤、大枣诸药，均有安神定志的作用。诸药合用，共奏养心阴、益心气、清虚热、安神定志之功。

孙匡时：竹皮大丸治癔症

方组药成：生竹茹2份，石膏2份，桂枝1份，甘草1份，白薇1份，枣肉和丸。《金匮要略·妇人产后病脉证治第二十一》："妇人乳中虚，烦乱呕逆，安中益气，竹皮大丸主之。"孙氏运用本方时常以竹茹、白薇各20克，生石膏50克，桂枝10克，甘草5克，大枣2枚，水煎服。原方中甘草用量独重，又用枣肉和丸，旨在益气以安中；竹茹、石膏、白薇意在清热降逆，桂枝辛温，用量又少，一则反佐寒凉之品从阴引阳，二则桂枝配甘草，取桂枝甘草汤之意以振奋心阳。本方清热中寓于通阳，祛邪兼顾扶正，既能疏肝又能和胃健脾，调理气机。孙氏运用本方时重用石膏、白薇、竹茹，意在加强清热之功；若素体虚弱者，可酌情加大甘草、大枣用量。

病例　孙某，女，40岁，1972年2月23日诊。患者于前年因惊恐、受气，出现精神恍惚，时悲时喜，悲时哭泣不止，喜时大笑不已。同时伴有默默不欲饮食，心烦喜呕，喜居暗处，夜里失眠、多梦。症见面色青，舌质略红，苔薄白，脉弦数。此属肝火灼阴，神明被扰。治予清热疏肝、调和胃气，用竹皮大丸5剂则病愈。至1976年随访，未见复发。孙氏亦认为本方治疗脏躁有显效。

张仲元：调肝和胃治癫狂

癫狂病因，一为意伤，二为风淫。意伤者，思虑伤脾也；风淫者，暴怒伤肝也。《难经》云："重阳则狂，重阴则癫。"意伤是重阴之证属癫，风淫是重阳之证属狂。两者临床表现不同。如张景岳所说："癫狂之病，病本不同狂，病之本，狂证以渐而经久难已；癫病之至，然后僵扑，而时作时止。狂病常醒，多怒而暴；癫病常昏，多倦而静。由此观之，则其阴阳寒热，自有冰炭之异。"就癫狂而论，虽则癫为重阴，但阴中有阳，思虑伤脾，脾虚不运，水湿停滞而生痰，痰郁可以化火，出现狂证表现，治疗以归脾汤为主，出入化裁。有狂证者，加入治狂之品，狂证仍宗治脾为本。

张氏早年治一东北籍汤姓女患者，以每天必洗50斤煤为快，不让洗则大发雷霆，此强迫行为不能自控。按治癫之法遣方用药，一剂知，二剂已愈。另治谷姓患者，怪癖之至，也是从调理肝胃入手取效的。根据张氏多年经验，摸索出一治狂证验方，用之辄效。方药为：钩藤10克，竹茹10克，牛膝12克，通草6克，琥珀（研末）3克，辰砂（研末）3克，竹沥水30～90克。若证情较重，还可随证加入重镇之品，如生龙牡、珍珠母、石决明之类。

笔者回忆早年治一缠足妇女，发病时逾墙上房，登高而歌，骂詈不避亲疏。投以上方，2剂而安，病愈。该妇人又介绍一天津近亲来诊，一氧化碳中毒后，第7天出现狂躁表现，整天打闹不宁，仍按狂证诊治，投以前方，又加入熊胆0.9克冲服，2剂而愈。本方治狂证相当有效。另外，张氏应用《医学心悟》中生铁落饮加入三石（即寒水石、生石膏、赤石脂），临证屡试也颇有效。但无论用何方何药，待病情安定后，要用开郁之法善其后，方用六郁汤（栀子、川芎、木香、郁金、白蔻、生薏苡仁）。张氏嘱云："善后至要，医者不可不知。"

林夏泉：除痫散治癫痫

除痫散一方，祛风、化痰、养血，临床颇有效验。组成：天麻72克，淡全虫60克，当归150克，炙甘草60克，胆南星21克，共为细末，重者日服3次，轻者服2次。每次3克，开水送服。

林氏在治疗癫痫时，常以汤剂与除痫散配合应用，以散剂长期服用，汤剂则间断服用。在发作较频时，配合使用汤剂以加强药效。汤剂也以除痫散为基础，分量加以调整，如天麻6克，淡全虫4.5克，当归15克，炙甘草4.5克。如痰多，舌苔白腻，脉滑者加法半夏9克；顽痰不化者加礞石4.5克；脾虚气弱，舌淡苔白，脉细弱者加党参15克，云苓15克，乌豆衣9克；肝火旺而心烦善怒，舌质红，脉弦者加生地黄5克，白芍12克，石决明15克或珍珠母30克；肾虚耳鸣，腰酸者加女贞子9克，菟丝子9克，川续断15克；血虚面苍，舌淡，脉细者加何首乌15克，桑寄生15克，鸡血藤15克；心悸惊恐，睡眠不宁者加麦冬6克，五味子4.5克，生龙齿15克；大便稀薄者加云茯苓15克，蚕沙15克；大便秘结者加肉苁蓉15克，秦艽12克。

病例　某男孩，10岁，于1973年5月发热后十余天出现全身阵发性不自主地抽动，日十余次不等，在某医院曾做脑电图等检查诊断为癫痫。1973年8月上旬来诊时亦曾发作1次。病孩面色萎黄，喉间痰多，舌淡，脉细滑。治以补虚、祛风、化痰、镇痉。处方：天麻6克，胆南星6克，法半夏6克，党参12克，菟丝子6克。进服2剂后，随症加减礞石、云茯苓、乌豆衣等味，共进20剂，抽搐完全消失，遂以除痫散每日1次，巩固疗效，至当年9月25日复诊，症状一直未发作。

林森荣：人参与五灵脂同用治胃溃疡

中医认为，肝气犯胃，饮食不节，脾胃虚弱，是胃溃疡的主要病因。胃主受纳，为腐熟水谷之腑，所以胃溃疡病多缠绵日久，难求速愈。久病伤气，久痛伤络，故正气虚损，胃络瘀阻型患者极为常见。人参与五灵脂同用，气血两治，只要辨证得当，用之往往效如桴鼓。

病例　杨某，男，34岁，汽车司机。1979年7月8日初诊：胃痛反复发作已8年。1977年经做钡检诊为"胃小弯溃疡"。曾用西药治疗，今年5月又经钡检见溃疡面如一豌豆大。现胃脘疼痛，痛如针刺，轻按则舒，重按痛剧，神倦纳差，短气少言。其面色不华，舌胖大，有瘀点，脉缓而涩。证属久病气虚，胃络瘀滞，治拟补气活血，攻补并施。人参（生晒参，另煎汁兑服）、甘草、青木香、蒲黄（布包煎）各10克，丹参、五灵脂、延胡索、川楝子各12克，白首乌（隔山消）15克，三七粉（兑服）6克。7月11日复诊：上方服2剂后，疼痛明显减轻，精神好转。谨守原意，改为丸剂，缓以图效。人参30克，甘草、五灵脂、羌活、蒲黄、三七粉各15克，甘松、青木香各10克，共研细末，炼蜜为丸，每服2克，每日3次。7月30日，胃痛已瘥，饮食增加。经询问及追访，谓服药期间无任何不适。十八反之不反，十九畏之不畏，盖在乎配伍之妙也。

祝谌予：钟乳石方治胃溃疡

祝先生在临床上经过反复的摸索，得出钟乳石方的适应证，对寒热错综，虚实夹杂，脾胃不和的溃疡病，确有良效。钟乳石方：钟乳石30克，黄柏10克，肉桂5克，蒲公英30克，甘草6克。方中钟乳石甘温入肾，温阳以暖脾，安五脏，补虚损。肉桂辛甘大热，入脾、肾两经，温肾阳，暖脾土，除冷积，通血脉。现代药理研究，肉桂皮油可刺激胃液的分泌，促进消化功能，并可缓解胃肠痉挛，起到止痛的作用。黄柏苦寒，入肾、膀胱、大肠经，清热燥湿，滋肾降火。蒲公英苦甘寒，入肝、胃二经，清热解毒且有健胃作用，临床报道有用单味蒲公英治疗溃疡病，有促进溃疡面愈合的效用。甘草味甘平，补中健脾，缓急止痛，调和诸病。五药合用，苦寒泻热，辛甘散寒，寒热并调，补虚扶正，可以达到阴阳调和的目的。

临床曾遇到一位干部患胃溃疡十余年，胃脘痛反复发作，喜冷饮但饮冷即痛，请祝先生诊治，祝先生给予钟乳石方治疗，1个月后欣然告云："您老为我治疗溃疡病，何以连同我阳痿之疾一并治愈了呢？"可见其方之效，其机制有待进一步研究。

章次公：凤凰衣、木蝴蝶相伍治胃溃疡

凤凰衣30克，木蝴蝶30克，马勃20克，象贝母20克，血余炭15克，琥珀粉15克。共研细末，每服2克，每日3次，食前服。这是一张治疗溃疡病很别致的经验方，效果好，价格廉，值得进一步研究和推广。凤凰衣有养阴清肺之功，除善治久咳、咽痛失音外，还可用于颈淋巴结核，溃疡不敛。它是章氏治疗溃疡病的常用之药。木蝴蝶功能擅润肺、疏肝、和胃、生肌，除治咳嗽、音哑外，又善治肝胃气痛，疮口不敛，还有补虚、宽中、促进食欲之功。其与凤凰衣同用，能起协同作用。马勃长于清肺利咽、解毒止血，既能止血，又可疗疮。象贝母具有清热泄降、医疮散结之功，对于溃疡病之胃痛吞酸，尤为适宜。琥珀不仅为镇惊安神药，而且有化瘀止血、疗疮散痈作用。血余炭主要有消瘀止血作用，与琥珀同用，治溃疡病出血极佳。本方药仅六味，但从辨证与辨病相结合的角度出发，可谓老药新用，而且丝丝入扣，颇能启发后人。

章次公：治胃溃疡用建中汤

胃溃疡病属虚者，章氏常用建中汤，其应用指征是：便难而痛较剧者，用当归建中汤；气虚者，用黄芪建中汤；较轻者，用小建中汤。一般以十二指肠球部溃疡属虚寒型者，用建中汤最为适宜。若建中汤加蒲公英30克，其效更佳。所谓

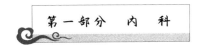

溃疡病虚寒型者，其特征有三：① 饥饿疼痛，得食则减；② 得温则缓；③ 得按则舒，凡泛酸而嘈杂者忌用。

章次公：象牙屑、柿饼霜治胃溃疡出血

象牙屑6克，柿饼霜12克，血余炭9克，杏仁霜12克，煅瓦楞子24克，琥珀屑6克，伏龙肝24克。上药共研细末，每饭后服2克，每日3次。胃溃疡最忌滥用苦寒，中气受戕，则不能统血，致血不能归经而血不止。有的患者呕血虽止，而饮食入口则吐，疑有溃疡病合并幽门痉挛。章氏用灶心黄土降逆止呕，杏仁降气滋润，二物一涩一滑，可免便秘之患。用瓦楞子制酸缓痛，且协同血余炭、琥珀、象牙屑消瘀止血，缓解痉挛，保护溃疡面。柿饼霜一味，意在甘润和中。此方配伍，颇具巧思，章氏临床应用于溃疡病，屡获佳效。

章次公：治胃治肠，独创一格

章氏善用杏仁。杏仁一物，历代医家都用作祛痰止咳，利胸膈，宣肺定喘，而用其专治胃病者则绝无仅有。经粗略统计，章氏《医案》胃病80案中，用杏仁者达40次之多，其用治胃病的适应证主要为：① 胃痛、胃脘痛（或胀），食后定时作痛。② 胃痛而心痛彻背，背痛彻心。③ 上膈隐痛、两胁痛、少腹痛而口唾涎。④ 吞酸嘈杂（且脐上板硬而痛）。胃酸过多，胃中灼热。⑤ 消化不良，腹胀大便不利。⑥ 木克土，食入则吐。⑦ 心下痞。

根据归纳，在配伍方面，最多与当归、桃仁、五灵脂、延胡索、川楝子等同用。如痰瘀郁结而胃酸过多者，加煅瓦楞、贝母；胃阴受灼者，加杭白芍、麦冬或沙参、玉竹；胃有郁热者，加连翘、黄芩（或黄连）；呕吐者，加旋覆花、伏龙肝；气滞者，加乌药、佛手或枳壳、沉香曲；便秘者，加全瓜蒌、玄明粉或大黄、枳实；脾失健运者，加党参、淮山药、云茯苓；因胸襟怫逆而胸闷者，合越鞠丸加减；痰湿蕴中者，合二陈汤进退；寒凝中焦者，加吴茱萸、姜、桂，甚或附子等，均为章氏配合杏仁治胃病的随症变通之法。关于杏仁的用量，最大达45克，一般多在15～24克。章氏认为："杏仁中之氢氰酸可以镇痛，杏仁之油可以弛缓痉挛。氢氰酸本有剧毒。可在胃肠道吸收而引起吐泻、腹痛等中毒反应。"

但这里杏仁用量如此之大，未见中毒记述。足见章氏是经验积累，已深得其中之味。

薤白辛温，能温中通阳，散阴寒之结，习惯多用于胸阳不振之胸痹；而章氏则用其治疗胃病，如胃脘痛、上膈隐痛、上腹闷痛、心下痞、泛酸嗳腐等症。有时还与滑利下气的皂角子及泻肺利水的葶苈子同用。其治胃选用皂角子、葶苈子、薤白子等，则超乎常规用药之惯例，而为章氏独特之经验。

张羹梅：健脾汤治虚寒性胃肠溃疡

健脾汤是张氏多年的经验方。由党参、白术、半夏、陈皮、茯苓、川黄连、吴茱萸、白芍、木香、甘草、瓦楞子等组成。

病例　徐某，男，27岁。1952年起反复出现上腹部疼痛，泛酸水，进食后缓解。长期服用制酸药。至1958年9月，右上腹部疼痛剧烈，嗳气泛酸，腹部胀闷，多次出现柏油样大便，胃肠钡剂检查，示胃和十二指肠各发现一个壁龛，胃小弯在髂嵴线下12厘米。诊断为胃和十二指肠复合溃疡、胃下垂（重度）。证乃脘胁疼痛，腹部作胀，食后更甚，嗳气频作，大便色黑。脉沉细，苔白腻。肝气横逆，损伤脾胃，以致脾不统血。

调理之法，应疏肝以理气，培脾以统血。潞党参12克，炙黄芪12克，焦白术9克，云茯苓12克，炙甘草3克，炒白芍18克，姜半夏9克，广陈皮4.5克，广木香4.5克，西砂仁（后下）3克，瓦楞子30克，姜川连1.2克，吴茱萸3克。以上方加减，共服109剂。大便隐血由强阳性转为阴性。体重由96斤增加至108斤。在住院期间共做3次胃肠钡剂复查，1个月后复查，胃及十二指肠壁龛已愈合，胃小弯在髂嵴线下12厘米。2个月后复查，胃小弯在髂嵴线下8厘米，上消化道未见器质性病变。3个月后复查，胃小弯在髂嵴线下4厘米，好转后出院。

张羹梅：养胃汤治偏于阴虚性胃溃疡、胃炎

养胃汤是张氏自拟方，由石斛、太子参（或党参）、白芍、甘草、川楝子、延胡索、川黄连、吴茱萸、瓦楞子、佛手片、谷麦芽等组成。本方系在左金丸、芍甘汤、金铃子散三方基础上加滋阴的石斛，补气的太子参等而成。根据临床资

料，本方适用于胃小弯穿透性溃疡，十二指肠出血及急性、慢性胃炎等病属于阴分不足者，颇效。

张羹梅：论治胃气病

胃气病，在中医学中称"胃脘痛""胃病""胃胀"等。从症状论，相当于现代医学之溃疡病、慢性胃炎等病。临床上有虚实寒热之分，但由于本病多为慢性疾患，久病必虚。虚则补之，是治疗本病的原则之一。如阳虚者，多见脉象软弱无力，舌苔白滑，应以四君子汤补气为主。阳虚严重时，亦可见到脉微细和四肢厥冷等，应酌加附子、肉桂、干姜等温阳药物。阴虚者，多见脉象弦或细，舌质红、应以四物汤补血为主，如兼有血热妄行等象者，可酌加白茅根、牡丹皮、石斛等凉血止血一类药物。如见脉象无力或滑，舌苔厚腻而白或黄时，则为湿滞中阻，宜平胃散等芳香化浊之类为主。如因阳虚有湿滞中阻者，可加用附子、肉桂等温化其湿浊。如因阴虚而湿滞中阻者，可加用黄连、黄柏等苦泄之味。

张羹梅：嗳气、呃逆治疗三部曲

嗳气、呃逆是脾胃疾患常见症状之一。凡胃炎、溃疡病、胃神经官能症、消化不良等病均可出现。因脾胃居于中焦，脏腑互为表里，脾升胃降，相辅相成，脾胃失和，胃气不降，气机上逆则嗳气、呃逆发生。《景岳全书·呃逆篇》云："致呃之由，总由气逆"当"察其因而治其气，治无不愈"。虽然呃逆有虚实寒热之分，牵涉的病变脏腑有脾、胃、肺、肝、肾。但重点仍在中焦脾胃失和，以实证居多，发病因素则多与饮食、情志关系密切。

治疗重点在"治其气"，和胃降逆为大法。一般临床所遇轻者只需二陈汤和胃理气即可收效；较重者，肝胃失和，气郁化火，则加用左金丸清肝泄热和胃。左金丸不必煎服，可令患者舌下含化慢慢咽之，效果比煎服要好。若再重者，用前法治之无效则属气逆较甚，脾胃均虚，宜用旋覆代赭汤顺气、镇逆、益胃，此即治呃之三部曲也。

张羹梅：大半夏汤治不完全性幽门梗阻

《丹溪心法》说："如朝食暮吐，或食下须臾即吐者，此胃可容受，而脾不能传送也；或大小肠秘结不通，食反而上奔也。"本病常见症状就是呕吐、反胃。乃脾气不足，不能腐熟水谷，散布津液。故补脾气，生津液为治本之法，张氏用大半夏汤加味，临床多验。

病例　沈某，男，57岁。1959年8月29日初诊。主诉呕吐1个月，伴消瘦。1953年因"胃穿孔"，做胃修补术后，情况尚好。近1个月，食后腹部作胀，呕吐胃内容物为食物。赴某医院做胃肠钡剂造影摄片检查，诊断为"不完全性幽门梗阻"。证乃食饮停留胃脘，终至尽吐而出，纳呆便秘，脉沉细，苔白滑。久病纳呆，其虚也必；大便秘结，其燥也明。治宜补中润燥。中气足，则胃气宣畅，燥得润，则重浊消也。潞党参30克，姜半夏12克，白蜜（冲服）60毫升，广陈皮6克，生甘草3克，瓜蒌仁（打）18克。服4剂后，进食时，已无不舒感。上方服至9月3日已无自觉症状，呕吐既无，饮食如常，体重亦有增加。

焦树德：三合汤治胃

焦树德先生有"三合汤"，其治胃脘疼痛，甚效。三合汤：百合30克，乌药9克，丹参30克，檀香（后下）6克，砂仁3克，高良姜、制香附各9克。主治长期难愈的胃脘痛，舌苔白，脉象弦（或只右脉弦），胃脘喜按喜暖，但又不能重按，虚实寒热症状夹杂并见者。

本方以百合汤、丹参饮、良附丸三方组合而成，故名"三合汤"。百合汤由百合、乌药组成。主治诸气所致的胃脘痛。百合性味甘平，主入肺胃，降泄肺胃郁气，肺气降，胃气和则诸气俱调；配以乌药快气宣通，疏散滞气，温顺胃经逆气。二药相合，既能清泄肺胃郁气，温顺中焦滞气，又能防止百合平凉之性，有碍中运。再参《本经》说百合能"补中益气"，王好古说乌药能"理元气"，故本方更适用于日久不愈、正气渐衰之证。丹参饮为丹参、檀香、砂仁组成，为治疗心胸疼痛的验方。良附丸由高良姜、香附等份组成。高良姜辛热，温胃散寒。三方合用，主气主血，主寒主滞，比较全面。

病例1（胃脘痛） 范某，女，35岁，农民。1982年2月20日初诊。中脘疼痛不已10余天，进食后尤感不适，二便尚调，但感口渴引饮，胸胁胀滞不舒，脉沉带数，舌质红，舌中苔脱，薄白，脉证互候，乃属胃阴不足，郁火内伏，气机失达，拟用三合汤加减。处方：丹参15克，檀香（后入）3克，砂仁（后入）20克，百合20克，香附、石斛、太子参各10克，蒲公英12克，黄芩6克，生谷、麦芽各12克，无花果、木莲果各10克。上方服3剂，疼痛大减，胸宇觉舒，口渴亦轻，但舌中仍红欠润，予以原方去木莲果、太子参，加芦根30克，乌梅3枚，酸甘化阴之品，继服4剂愈。

病例2（胁痛） 师某，男，39岁。1984年3月10日初诊。患者右胁腹反复疼痛，痛引肩胛4年，进食脂肪及鸡蛋后加重。上年2月曾做"B超"诊为"胆总管结石"，但屡服疏肝利胆排石之剂，疼痛未能缓解。近半年病势增剧，右胁痛及胃脘胀痛难忍，且夜间子时尤甚，得热痛减泛恶清水，肠鸣矢气，大便时溏。舌质淡苔薄白，脉沉弦。证属肝郁脾虚，胃寒气滞。取法三合汤意，以温运中阳，舒木扶土。百合30克，乌药10克，丹参30克，檀香、砂仁各6克，香附10克，柴胡15克，白芍20克，高良姜1克，茯苓15克，白术、鸡内金各10克，延胡索12克，九香虫10克。服上方3剂，胁腹疼痛缓解大半，无肠鸣矢气及泛恶清水，大便亦复正常。效不更方，将上方白术易为郁金，续服12剂，胁腹胀痛消失。患者又做胆囊造影示"胆囊功能良好，未见结石阴影。"本例为胆石症，前医过用苦寒疏利，伤及中阳，肝失疏泄，故胁痛不解。后改用三合汤佐柴、芍、苓、术之属，调气温中，通络行滞而获显效。

病例3（心痛） 苏某，男，55岁。1984年3月12日初诊。心痛有年，屡次复发。近年心前区刺痛频作，痛彻胸背，胸闷憋气，动则气急，心悸乏力，眠食尚可，大便干燥，口干不饮。曾在某医院西医确诊断为"冠心病、心绞痛"。舌质红少苔。脉沉细略数。以三合汤加减为百合30克，乌药10克，丹参30克，檀香、砂仁各6克，瓜蒌30克，薤白10克，三七粉（冲服）6克，太子参30克，麦冬15克，五味子10克。4剂后见效，心痛未作，胸闷憋气好转，二便和调，但活动后仍感心悸气短。续进原方加琥珀6克，20剂后病安。

步玉如：百合汤治胃脘痛

此方载于陈修园《时方妙用》《时方歌括》二书，是陈氏采录的验方。他在《时方歌括》中说："此方余从海坛得来，用之多验。"本方的组成和服法：百合30克，乌药9克，水2杯，煎7分服。并谓："治心口痛，服诸热药不效者。亦属气痛。"《时方妙用》中则载："气痛，脉沉而涩，乃七情之气郁滞所致，宜百合汤（微凉）。""火痛，脉数而实，口渴面赤，身热便秘，其痛或作或止，宜百合汤"。可见本方原为治疗胃脘痛属气郁化火，或热积中脘，服热药无效或增剧者而设。早在20世纪40年代，步氏应用本方，并将气郁气滞之胃脘痛分为偏寒、偏热两种。偏寒者，选用辛温行气之方；偏热者，即用本方，每收佳效。

病例 陈姓患者，男，44岁。脘痛而胀，按之痛减，嘈杂，嗳气，泛酸，知饥纳呆，舌苔微黄，质淡红，脉弦细。曾服理气止痛诸方，初尚有效，继则复痛如故。因思此证痛而兼胀，必属气痛；嘈杂泛酸，知饥纳少，服辛温行气之药不效，其病偏热无疑。故用百合汤。服3剂之后，痛胀减轻大半，继服数剂而愈。此外，某些胃脘热痛者，初用清热之药能使症减，但终不彻底，反复发作，经改用百合汤治疗，效果亦十分突出。

董建华：系列方药疗胃疾

董建华教授系当代著名中医，其对胃痛的治疗颇具心得，所研制的"胃苏饮"等董氏系列方药，临床运用疗效显著。其门人杨晋翔认为董老胃痛辨治规律可以概括为"三期十候七兼证"，即在气、在血、虚证三期；胃气壅滞等十候；寒凝、气滞、痰湿、瘀血等七兼证。董氏胃痛系列方药是按证候属性及其演变规律设计的治疗方案。

1. **胃气壅滞证** 主症：胃脘胀痛，以胀为主，得嗳气或矢气则舒，或餐后加重。次症：嗳气间作，腹胀纳呆，或胃脘痞满，排便不畅。舌脉特点：舌红苔薄白或薄黄，脉弦。方用董氏胃苏饮：苏梗、香附、陈皮、香橼皮、佛手、枳壳、大腹皮等。

2. 肝胃不和证　主症：胃脘胀痛，攻窜两胁，遇恼怒则发作或加重。次症：嗳气频作，胸闷善叹息，时有胁肋胀痛，偶作泛酸嘈杂。舌脉特点：苔薄黄、脉弦。方用董氏疏肝和胃汤：柴胡、白芍、香附、枳壳、金铃子、延胡索等。

3. 胃热内蕴证　主症：胃脘灼痛，痛势急迫，脘部灼热拒按，得凉则舒，遇热加重。次症：烦渴多饮，口干口苦，便秘溲黄。舌脉特点：舌红苔黄或黄厚，脉弦数有力。方用董氏清胃散：黄连、黄芩、山栀、枳壳、槟榔等。

4. 湿热中阻证　主症：胃脘痞闷而痛，泛恶呕吐，嘈杂吞酸、心烦口苦。次症：胸闷纳呆，口黏而腻，身重肢倦，尿黄，大便黏滞。舌脉特点：舌苔黄腻，脉濡数或滑数。方用董氏连朴苓草汤：黄连、厚朴、茯苓、通草、藿香、佩兰、陈皮等。

5. 胆胃不和证　主症：胃脘堵闷疼痛，口苦或呕苦，胸胁苦满，泛酸嘈杂。次症：胸脘烧灼感或偶感胁胀，口干便结。舌脉特点：舌红苔薄黄，脉弦滑。方用董氏清胆和胃汤：柴胡、黄芩、清半夏、竹茹、陈皮、枳壳等。

6. 寒热错杂证　主症：胃痛暴作，喜温喜按，但伴有烧心口苦或胸脘灼热，泛恶呕吐，痞满嘈杂。次症：不思饮食，渴不思饮，肠鸣便溏。舌脉特点：舌质淡红，苔薄黄或黄白相间，脉弦细。方用董氏温清饮：荜澄茄、香附、黄连、清半夏、山栀、吴茱萸等。

秦厚生：渗湿逐饮汤治胃脘跃动（痰悸心动）

胃脘跃动，即胃脘停饮而引发的心悸，一般伴有失眠、头晕等症。其病机是心下停水，水气凌心则引发心悸。这种心悸，发作在心窝下，不是心脏病的心悸。秦氏常用渗湿逐饮汤治疗，疗效颇佳。半夏10克，风化硝（分冲）10克，茯苓31克，花槟榔10克，猪苓31克，郁李仁16克。方中郁李仁、花槟榔、风化硝用于泻水逐饮，茯苓、猪苓渗湿利水，茯苓兼以健脾安神，半夏降逆止呕，以助饮走下焦。这个方剂是在小半夏加茯苓汤、指迷茯苓丸、小陷胸汤等方剂的基础上，取其方义，精简提炼而成的蠲饮温阳之经验方。

病例　唐某，男，30岁。1970年10月6日就诊。心悸已有7年，自诉胃脘处尤甚。曾服西药"洋地黄"及中药"安神补心汤"若干剂，毫无效果。心电图检查：窦性心律不齐。心脏跳动间歇，因迁延日久，患者对治疗信心不足。舌苔稍白腻，但不垢不厚，舌中无苔，脉右关弦滑有力，二三至即有一停，食睡尚佳，二便正常。辨证属胃脘跃动，嘱服"渗湿逐饮汤"7剂，方中特将风化硝加至16克，郁李仁加至31克，忌食生冷。二诊在10月13日。患者自诉，服药后，日泻10余次，最多一天达17次，注下如水，心悸有缓，足见停水为患。泻后不觉乏力，反感轻松，食睡更好，均为水邪既去，脾阳振奋的现象。又嘱服前方7剂而愈。后患者诉：数年前，喜好足球、篮球，每至全身大汗，运动后常以冷饮为快，久则觉心悸、心跳。嘱自此以后，永远忌饮凉冷，加强锻炼，注意出汗排泄，追访至今，病未再犯。

谢海洲：木香槟榔丸治多种胃肠病

临床上谢先生治急慢性胃肠炎症，擅用木香槟榔丸，多在木香槟榔丸的药味分量上调整。木香槟榔丸消食化滞，三棱、莪术活血化瘀缓痛，青、陈皮行气消导，大黄、黑丑消食杀虫，知母、黄柏滋阴坚肾，吴茱萸、黄连行气制酸，调和寒热，香附、芒硝行气消胀，本方可以应用于很多方面的肠胃病。腹泻久痢，以黄连、木香、白芍为主，遇到顽固的加灶心土（取自灶囱），每用一大块（约四两至半斤重）先煎去滓，以其汁代水煎药，还可用于呕哕恶呃、吐逆等症。休息痢加鸦胆子仁用红枣肉包裹（将大枣压扁去核，将鲜鸦胆子去壳），每枣装5枚，若为结肠炎另加锡类散内服。

谢海洲：锡类散内服治溃疡性结肠炎

溃疡性结肠炎为内科常见之慢性疾患，以腹痛、便溏兼大便脓血为主症，常反复发作，缠绵难愈，甚觉棘手。口咽、大肠均为水谷之通路，锡类散为解毒消炎，止痛散肿之良药，对促进口咽部溃疡卓有功效，谢氏常想，能不能用于胃溃疡？遂考诸经典，研究诸文献。口、咽喉、大肠既俱为水谷之通路，又同为肺、胃脏腑所主，通过经脉相连，其生理功能密切相关，其病理变化互相影响，思之再三，于是使用于临床。初曾灌肠试用，喜获良效，但门诊使用，多所不便，乃改口服。初时用半瓶（0.24克），后改服1瓶（0.48克），每每收功。

病例　欧阳氏，男，39岁，某工厂技术员。因久罹慢性溃疡性结肠炎，虽屡经治疗未见显效，深以久泻及不能进食为苦。1978年7月来诊，观其面色萎黄憔悴，症见腹痛、便溏夹有脓血，日七八行，食纳不香。察其舌质淡胖，苔白带腻，脉象细弱。证为脾虚不运，湿浊内停之证。乃处以健脾渗湿之参苓白术散加减，并辅以锡类散内服。经治2个月，腹痛除而泻止，大便已成形，只日行一二。沉疴之疾，基本向愈，嘱其服饮食调理。半年后来告，已进一般饮食而无所苦，仍劝其注意饮食调理，并加强体质锻炼，以善其后。

蒲辅周：治外感内伤，尤重胃气

蒲氏认为，凡病之发生、转归莫不与脾胃有关，胃为卫之本，卫气来源于中焦，胃气强者卫气始固。《金匮要略》曰："四季脾旺不受邪。"玉屏风散用白术，即本于此。若惑于炎症之说，滥用苦寒解毒之品，则有伤脾胃之弊。因此蒲氏谆谆告诫说："凡用苦寒攻下之法，必须谨慎。要辨证准确，中病即止。"他认为调理脾胃为外感病恢复期的治疗关键。伤寒后期脾虚气滞，法宜甘温调脾，可选用厚朴生姜半夏甘草人参汤、异功散之类；补脾当先醒胃，可加砂仁、藿香、木香。温病后期胃津耗伤，法宜甘寒养胃，可选麦门冬汤、益胃汤之类，益胃当先柔肝，可加白芍、石斛、甘草。

蒲氏进一步认为，脾胃虚弱之病，药量宜轻，宁可再剂，不可重剂。重则欲速而不达，反致虚弱更甚。曾治一久治不愈中阳虚弱之低热患者，投升阳益胃汤，每日煮取15克，而获效甚速。蒲氏常云："东垣创补中益气汤，黄芪一味，劳役热甚者方用一钱，余药量皆为数分，即因中虚不任重剂之故，医者不可不察。"

蒲氏调补脾胃，融合二家之长，取法于东垣而不失于保胃阴，效法于天士而不过于补滞。蒲氏又指出"六腑以通为补"，通则健运，化生气血；壅滞则害，疏通之法则本仲景。如蒲氏治胃痛偏实者，喜用四逆散合左金丸；治内伤郁结，善用四逆散合越鞠丸；治小儿食积发热，喜用四逆散合调胃承气汤；治小儿疳积，喜用四逆散合消疳理脾汤，随症加减；胃虚有滞，善用四逆散合半夏厚朴生姜甘草人参汤，认为四逆散是疏肝和胃，升清降浊，宣通郁滞，以通为补的效方，足资参考。

刘惠民：马钱子粉治胃下垂

马钱子过量或中毒可使肌肉紧张，刘氏利用这个特性，用马钱子粉入复方治疗胃下垂。

病例 黄某，男，28岁。1955年9月21日初诊。7年来经常上腹疼痛、闷胀、嗳气、饭后尤甚，食欲缺乏，消化不良，消瘦无力。经做钡剂透视检查，诊断为胃下垂。体瘦，面色黄，舌质淡红，苔薄白、脉沉细，属脾胃虚弱，中气不足。治以补中益气，健脾和胃。处方：人参51克，生白术90克，鸡胚粉150克，鸡内金120克，红豆蔻45克。共研细末，每30克药粉加精制马钱子粉1.5克，研匀。每次4.5克，1日2次，饭后服。1个半月后来函称：服上药一料后，腹痛、腹胀、嗳气等症大减，食欲好转，体重增加3千克，做钡剂透视复查，胃体较前明显上升。嘱其原方继服，以求彻底治愈。然马钱子一药，确有其毒副作用，不仅用时应当谨慎，而且如果有代用方剂，还是不用为妥矣。

刘绍勋：牵牛子治诸实滞

刘氏认为，无论是中焦湿热积滞或水液潴留，皆可用牵牛子攻之、逐之、消之。治肾炎、尿毒症水肿、肝硬化腹水等危笃病人，牵牛子往往大显身手。牵牛子宜用熟牵牛子，此药经过炮制，一可减其毒性，二可缓其燥烈，三可去其辛辣刺激之味。基本剂量15克（每剂），体壮者可用至30克。刘先生以这种剂量治所有实滞之象者，从未发生过意外。

病例 1972年曾治八十高龄老母，因恣食肥甘，胃脘剧痛，嗳腐胀满，考虑再三，遂以消食和胃剂中加熟牵牛子20克，仅一服，症即见轻。继进1剂，米粥调理而愈。另治一尿毒症水肿，气虽已衰，然肿势益甚，以益气扶正，清热利湿之中加入熟牵牛30克，2小时后，排尿一小桶，约近1000毫升，诸证豁然而轻，后继调治，竟告痊愈。辨证准确，药证相符，胆大心细，药达病所，熟牵牛子之用，确见殊功。

矢数道明：五积散治顽固性呕吐

处方：茯苓、白术、陈皮、半夏、苍术各2克，当归、芍药、川芎、厚朴、白芷、枳壳、桔梗、干姜、香附、桂枝、麻黄、大枣、甘草各9克。此方用于治疗气、血、痰、食、寒郁积所致的病证。多用于急、慢性胃肠炎，对胃痛、腹痛、呕吐、腹泻等，并用治下身冷以及腰腿神经痛等。气、血、痰、食、寒，可以理解为气即情绪、神经功能以及体内之气体；血为血液循环；痰为水分与淋巴液；食为食物之消化；寒为寒冷之温度。五积散即治疗此等新陈代谢失调而产生的多种病证。此方有温煦胃阳，增进消化，祛除胃内停水，温散寒湿，改善血行之功效。

张学能：顽固呃逆从肝论治

呃逆，为胃气上逆所致，有虚、实、寒、热之别，或为单发，或继发于他病之后，但治疗多以降气和胃为主，配合辨证施治。上海名老中医张学能，业医多年，经验丰富，在治疗顽固性呃逆时从肝论治，取得良好效果。张老认为，素体阴亏，虚阳易亢，肝气横逆，引动胃气上逆，而使呃逆频频不愈，此病标在胃，而本于阴亏阳亢，其症见呃声急促，但不连续，常伴口干咽燥、舌红而干、便秘、头痛等，治疗时当育阴潜阳，和胃降逆，方用益胃汤合丁香柿蒂汤加生石决明等治之。方中生地黄、麦冬、石斛、玄参养胃生津，太子参益气补中，石决明、代赭石平肝降逆，柿蒂、竹茹降气止呃，赤白芍、牛膝活血通络兼治肝阳上亢、肢体失用，取效甚捷。

陆石如：茵陈白芷汤治慢性结肠炎

陆氏行医几十年，经治慢性肠炎病例很多，曾重点总结过25例病人，病程短者1个多月，长者达6年之久，经用茵陈白芷汤加减治疗，收效均甚满意。方中以白芷、秦皮为主。慢性结肠炎是肠内广泛糜烂，水肿经久不愈，故用白芷以排脓生肌、燥湿止泻；秦皮性味苦寒，能泻热、涩肠、止痢；茵陈苦寒，清热渗湿；茯苓健脾利湿；黄柏苦寒燥湿，藿香芳香化湿。此以祛邪为主，禁忌一切收涩药。在临证时，对偏寒者以温药佐之，如当归、干姜等；偏热者以苦寒佐之，如黄柏；虚甚者以补药佐之，如茯苓、白术、党参。总之，以补正祛邪或祛邪不伤正为原则，变化应用之。有的病人在开始服药时，大便次数反增，这是因为病人病久期间，曾服收涩药以求速效，致胃肠积滞未除。此时，虽病人有溏泻，仍须加用当归，既能补血又能通利，此为补正祛邪，以通求止，而非以涩求止。有的病人在服用茵陈白芷汤后，大便很快即正常，但每易发生"口腔炎"或"口唇疱疹"。此因白芷辛温所致，应将白芷分量减少或暂时去掉，同时增加川黄柏的用量，以黄柏的苦寒来反佐白芷的辛温，如此调整，可望治愈。

此外，服药期间禁忌也应重视，如生冷饮食、辛辣厚味等不宜服食。

柏连松：益气清解治急慢性溃疡性肠炎

柏连松教授认为六淫之气伤人，肠胃失调皆能致泻，湿邪为发病的主要因素，且常兼夹寒、热、暑等病邪，湿邪影响脾胃运化，脾恶湿喜燥，湿盛则脾不能正常运化而成泄矣。由于慢性溃疡性结、直肠炎病程较长，久病体虚，脾胃虚弱，运化失健，水湿不化，湿浊内生，湿热内蕴，下注大肠所致，故治则以益气健脾清解为主，常用经验方为：炙黄芪、党参、炒白术、淮山药、扁豆衣、白茯苓、川黄柏、马齿苋等加减。经此药治疗颇能得到满意的疗效。除用中药内服治疗慢性溃疡性结、直肠炎，还研制了用中药灌肠配合治疗，并做了剂型改革。药用川黄柏、五倍子、生大黄、白及四味，制成开塞露样灌肠液（即炎宁灌肠液），具有清热解毒、燥湿止血的功效，达到使用方便、操作简便、疗效佳的目的。

林夏泉：理泻汤治过敏性慢性结肠炎

林氏临床多年，制有理泻汤一方，使用多验。方剂组成：党参15克，茯苓15克，乌豆衣9克，蚕沙15克，砂仁（后下）4.5克，白芍12克，台乌药9克。林氏认为，腹泻有寒热虚实之分，一般急病多实，久病多虚，但临床实践还是以虚实夹杂为多，常常腹泻实中有虚象，虚中又有实象，只是偏轻偏重而已。

腹泻的证治，必须抓住脾胃受损与湿邪为患这两个环节，但须知只有在脾胃受损的情况下湿邪才能为患。脾胃功能不足是因，湿邪为患是果，故应以健脾为主。腹泻之健脾有其特点，因为湿邪的存在，故健脾必须注意滞邪之弊。健脾通常选用党参、黄芪、白术之类，此类药物性味甘温，属滋腻之品，除脾阳虚甚，中气下陷，久泻不止，用之可以耐受之外，其他腹泻用后每每引起胀满，反而滞邪，因此，应在补脾药中加入砂仁、蚕沙等以行气化浊之品；同时脾胃之虚常因肝木相克太过所致，辛燥之品易动肝火，劫伤肝阴，更使肝相乘于脾，故脾健时又须注意平肝养肝，而采用白芍、乌豆衣等濡养之。

病例　男性，50余岁，腹泻持续10年多，且有剧烈之胸腹阵发性疼痛，需送医院急救始可缓解，有时突然晕倒，不能坚持上班。曾在各地医院诊治，做心电图20余次，均示心肌正常，多数医院认为慢性结肠炎、回肠炎，进而引起自主性神经功能紊乱，胃肠痉挛。属湿热郁积引起脏腑功能失调，血虚风重，肝风横逆。以理泻汤加何首乌、桑寄生、女贞子、钩藤健脾益气，渗湿化浊，养血祛风。服药未及1个月，病情大有好转，泄泻止，胸腹痛亦无发作。

冉先德：桃花汤治溃疡性结肠炎

加减桃花汤方，出自冉雪峰先生《八法效方举隅》，原为经验效方中疗痢疾之方，主治重证痢疾，便脓血不止者。慢性非特异性溃疡性结肠炎，亦以脓血便为主症，因试以此方治疗本病，每获良效。方剂组成：赤石脂60克，干姜（炮半黑）3克，薏苡仁3克，瓜瓣12克。上四味，赤石脂2/3锉、1/3筛末，以水5杯，煮整块赤石脂、干姜、瓜瓣、薏苡仁至熟，取一杯半，去滓。纳石脂末，日2服，夜1服。

病例　张某，女，27岁，患慢性非特异性溃疡性结肠炎3年，大便脓血，日7～10次；便时里急后重，腹痛不爽，曾在北京第六医院做乙状结肠镜检，结肠部充血水肿，有出血和溃疡灶，选用多种抗生素及磺胺类药物无效。患者虽年轻，但面色苍白，形体消瘦，四肢不温，舌质淡、苔薄腻，脉沉滑。拟方：赤石脂30克（锉：2/3入煎，1/3分二次冲服），干姜6克，生薏苡仁30克，冬瓜子9

克，水煎服，日2次。服本方5剂，脓血便锐减，大便次数也减少，日2～3次，腹痛、里急后重也随之减轻，原方再进5剂，脓血尽失，调理而愈，随访1年，未见复发。

何任：脘腹蠲痛汤治多种腹痛

何先生所制"脘腹蠲痛汤"，对各种腹痛有效。方由延胡索、白芍、川楝子、生甘草、海螵蛸、制香附各9克，蒲公英15克，沉香曲12克，乌药6克组成。水煎服或研末为散、吞服。凡属肝脾（胃）气血不调者，均可服用。

病例 某男，成人。胃病多年，脘痛常在中饭前及午夜出现，夜间常因胃痛而醒，食欲缺乏，时泛酸水，近日胃痛又作，医院钡剂检查谓有十二指肠球部溃疡。舌苔薄腻，脉弦。以脘腹蠲痛汤加减：丹参、沉香曲、川楝子、制香附、延胡索、炙甘草各9克，蒲公英、煅瓦楞子各12克，乌药6克，玫瑰花4.5克，越鞠丸（包）15克。数剂后胃痛缓解，上方去煅瓦楞子、越鞠丸，加海螵蛸、炒白芍、九香虫、炙刺猬皮以善后。

魏长春：乌梅安胃丸和白蜜治胸腹剧痛

处方：乌梅丸（中成药）30克，用滚水将丸泡后片刻，再将白蜜30毫升入药渣内，用滚开水泡汁饮。主治：蛔厥，心中烦，腹中雷鸣，上下窜痛，时发时止，发时口流清冷涎，或呕出蛔虫。并治脘腹痛，呕吐，下痢赤白。若舌苔黑白厚腻，胸腹剧痛，腹内兼有食积，增加木香槟榔丸15克与乌梅安胃丸及白蜜三药同泡汁饮。用以治胆病夹食滞，或残石未尽剧痛不止，亦效。若面容苍白，脉迟，舌质淡白，无苔，胸腹痛，自汗肢冷，是阳气下陷，宜理中四逆汤治疗。

病例 慈城镇永明寺前姚姓女，已结婚，月经愆期2月未行，病胸脘剧痛呕吐，汤药不纳，每天请西医注射止痛针，人极消瘦，不能起床，后用乌梅安胃丸15克和白蜜2匙，用滚开水将丸蜜汁泡，连渣饮服，不再作呕，再拟大半夏汤（姜半夏12克，吉林人参6克，白蜜30毫升），服2剂，痛止，拟当归芍药散方（当归9克，白芍药15克，川芎3克，茯苓、泽泻、白术各9克），服药后病愈，胃纳增加，病体渐恢复，足月产一子。

李克绍：胃痛辨治精要

胃脘痛的临床症状颇为复杂，常常误诊失治，使胃痛反复发作，缠绵难愈。李先生在长期临证中，独具慧眼，认证准而施方妙，尤其是对实证胃病者，更具特色。

1. 凡胃痛表现有口干、口黏，或呕出黏液等症状者，此属胃中有痰浊。其往往胶着难消，治疗时依病情可选用海蛤丸（海蛤壳、瓜蒌仁）、小胃丹（芫花、甘遂、大戟、大黄、黄柏）、瓜蒌薤白半夏汤、枳实薤白桂枝汤等。

2. 凡胃痛表现有疼痛加剧，伴有便干、嗳气、食少、腹痛或伴胃脘部怕风冷、畏冷食等，可诊为胃肠道有瘀滞，此类患者大多有十二指肠球部溃疡。对症用药后，往往有的泻下白胨状物、烂肉状物、或黑色坚硬的粒状物，坚硬的粪块等。治疗时若兼湿者用遇仙丹（黑丑、槟榔、三棱、莪术、大黄、木香、大皂荚），若兼寒用大黄附子汤（大黄、附子、细辛）。对后者的应用，尤其强调，其人不呕，细辛用量宜重，因为细辛与附子并用，使久已处于呆滞状态的肠管活动起来，大黄才能起到泻下作用，常用量为3～6克。

3. 凡胃痛时如针刺，舌上常有瘀点，脉多呈涩象者，诊为瘀血所致，常与溃疡有关，因为溃疡面不断渗出的血能留滞而形成死血，且常与渗出的津液混杂在一起。胃肠道的瘀血，不但妨碍溃疡面的愈合，而且冷热不调，或辛辣触动，就会疼痛发作，使溃疡缠绵难愈。治方以失笑散为主，即五灵脂配蒲黄，或配枯矾、桃仁均可。

凡胃中灼热，舌赤脉数，时痛时止，痛重时不敢吃冷食、喝冷水，甚则额上自汗，或全身冷汗，手足发凉等，为胃热所致。对此证的治疗，采用"治热以寒，温而行之"的方法，常在寒凉药中加入少许温热药或走窜药如栀子配生姜、香附、川芎之类，方选《统旨方》清中汤、《张氏医通》清中蠲痛汤、《沈氏尊生》清热解郁汤等，疗效可靠。而对少数痛止后不久再次发作者，这是郁热虽解，但胃中还有些秽浊郁滞未净，这时可用玄明粉3～6克，温水化服即愈。其他如脾胃虚寒之用理中、建中，肝气犯胃之用金铃子散等易于辨治，无须赘述。

病例　李某，男。胃痛多年，经检查为十二指肠球部溃疡，服中西药数年无效。据诉从前有足多汗症，自患胃痛后，足不再出汗而反发干，大便经常干涩不爽快。素有里湿，用遇仙丹方，去皂荚；加黑丑6克，槟榔、三棱、莪术、大黄各9克，水煎服。连服2剂，大便泻白脓一堆。腹中顿觉轻松。后酌加薏苡仁、苍术等祛湿热调理，饮食终于正常，症状消失。

王正公：清肝汤治慢性迁延性肝炎

王正公，善治肝胆脾胃内伤杂病。清肝汤是他多年来用以治疗慢性迁延性肝炎的有效方剂之一。清肝汤是在《千金》犀角地黄汤和清营汤基础上化裁而来，主要药物有生地黄、牡丹皮、赤白芍、金银花、连翘、滁菊、犀角、羚羊角（犀、羚两角可以水牛角、山羊角代）、白茅根等。全方具有清热解毒、凉血行血、辛凉透达、滋阴外托之功。

方中生地黄养肝血、清血热；白芍滋肝阴、敛肝阳；赤芍泄肝热、破血痹；滁菊疏风散热，伍山羊角降肝火、息肝风；水牛角性走散，入、心、肝、胃经，清热解毒、清瘀血，治发黄、疗面黑；白茅根入血分凉血利尿，引热下行，使邪热有所出路；牡丹皮属血分药，辛苦微寒，既散肝中伏火，又清肾中相火，清瘀血，无伤正败胃之弊；银、翘属气分药，辛凉轻清，宜透诸经郁火。对邪热郁伏，血热血瘀，阴液耗伤之慢性迁延性肝炎是一张有效的方剂。

临床所见急性肝炎以湿热见证为多。若迁延日久，则湿困脾土而致阳气受损；或见热郁化火灼伤阴液，导致血热而瘀阻肝络；内伏之蕴热不得外泄，必然伤及肝肾之阴。王氏的清肝汤即根据此病机拟制。其适应证是：慢性迁延性肝炎而见胁痛脘胀，面色晦涩黧黑，唇色深褐，午后低热，甚则瘀斑、瘀块等见症，而以脉象细弦、滑数或沉而有力，舌质偏红、黯紫，苔黄薄腻、津少为其必具之指征。

陈继明：慢性肝炎，疏肝不应，须调脾胃升降之机

肝炎病位在肝，以肝经气郁为主要病机。肝气不适，理应疏泄，但慢性肝炎，有疏之不应者，必须注重调理脾胃，特别要注意调整脾胃升降功能，从肝

脾、肝胃的关系来纠正升发之不及或降令之失和。

若脾升失职，肝郁不达，势必导致"肝脾郁陷"之病机，其证腹胀胁痛，食后尤甚，情怀悒郁，周身困倦，大便稀溏，小溲时黄，苔薄白根腻，边有齿痕，在妇女尚见月经不调、带下频多等症。肝功能反复异常。此证应着眼于补脾升阳，以达郁邪。陈氏在临床以四逆散合异功散为主方，气滞甚者加木香，收效甚佳。

四逆散本为疏肝理脾之要方，配合异功散，以增强运脾之力，方中之柴胡，取其升清阳、疏肝郁；枳实取其泄浊，散气滞；与参、术同用，消补兼行，以助脾运，此乃源于"肝病治脾"。张仲景早就指出"见肝之病，知肝传脾。当先实脾"。所谓"实脾"，并非补脾药物的罗列，补中要寓疏通之意，尤须时刻注意脾气之升发，方为实脾之道。再说肝病治胃，慢性肝炎缠绵不愈，邪踞中焦，降令失和，其证多见头晕且痛，胁胀脘痞，口苦泛恶，溲赤，少寐，舌苔黄腻，脉弦而滑，治当降胃气以制肝逆。选用黄连温胆汤加夏枯草、龙胆草、生赭石等，多数患者证情缓解，肝功能亦随之改善。肝体赖水谷以充养，胃阴亏虚，其证胁痛隐隐，嘈杂善饥而食入难消，口渴咽燥，大便干结，舌红少苔，脉细而弦。应着手充养阳明，兼以柔肝，临床常用北沙参、麦冬、石斛、玉竹、乌梅、木瓜、白芍、甘草、枸杞子、生大麦芽等酸甘化阴之品。如兼胃气虚者，加太子参、白术益气养胃；肝功能检查谷丙转氨酶偏高者，加北五味子、生山楂，能收佳效。

秦伯未：慢性肝炎辨治两原则

秦氏认为，西医诊断的肝炎，从中医来诊断也是以肝病为主，但在治疗上不能单治肝脏，而且也不是单用一种方法治肝，治疗任何一种疾病，必须将主症明确提出。肝炎一般有胁痛（肝区痛），从辨证来看，应该以胁痛为主症。

秦氏在临床上以胁痛为肝炎的主症，再结合经常伴见的肝、脾、肠胃症状，初步定出两个治疗原则。

1. 胁部胀痛，痛的程度较剧，兼见腹胀、食减等肠胃轻证，脉弦滑或细弦，舌苔薄腻，以疏肝为主。胁痛不甚剧烈，或痛虽重而肠胃症状特别明显，脾困湿阻，食呆恶心，食后腹胀更甚，嗳气大便不调，脉濡细，舌苔厚腻等，则以调理脾胃为主。在此治疗原则下具体使用疏肝法，采用柴胡疏肝散加减，以白芍、柴胡、丹参、郁金、枳壳、青陈皮为基本方。白芍养血护阳，兼能止痛，丹参和血而无辛温之弊，用来调养肝体为主，柴胡、郁金、青皮疏肝气，枳壳、陈皮调肠胃。

2. 如果胁痛较重或牵及少腹胀痛的加金铃子、延胡索；久痛不止，痛如针刺，或日轻夜重的加红花、制乳没；痛处有内热感的加大小蓟、大青叶；掌心热的加牡丹皮、山栀。调理脾胃法采用解肝煎加减，以白芍、柴胡、厚朴、半夏、茯苓、砂仁、枳壳、青陈皮为基本方。取白芍、柴胡、青皮疏肝止痛，针对主症，结合厚朴、半夏、陈皮、茯苓、枳壳、砂仁，侧重在和中化湿。如果腹胀甚的加木香；腹满大便不畅的加大腹皮或大腹子皮；舌苔厚腻的加苍术；肠鸣大便溏薄的加乌药；兼见黄疸的加茵陈。

张耀卿：肝炎后综合证辨治

肝炎后综合征，临床往往以胁痛为突出症状。胁痛一证，皆从肝胆论治。《内经》治肝，不越辛散、酸泻、甘缓三法。《内经》之后，代有发明，如汉代张仲景《金匮要略》之旋覆花汤，宋代《和剂局方》之逍遥散，金代刘完素之金铃子散等，皆为治内伤胁痛之要方。清代叶天士集前人之大成，更有辛苦泄降，清泄少阳，宣络散瘀，辛温通络，酸泄和肝，甘缓补虚，辛润柔肝，滋液熄风诸法，使内伤胁痛之治法更臻详备。张氏云，先人虽详如此，然临证首先详察其脉，明其所因，伏其所主，方能药证相符。

病例　赵某，女，35岁，护士。1960年8月29日因上腹部胀闷，食欲缺乏，右胁部胀痛半年余入院，9月6日出院。患者于10个月前曾患急性传染性无黄疸型肝炎，住某院治疗，1个月后回家休息，继则半天工作，工作后食欲缺乏，上腹部饱胀，右胁部胀痛不适，感觉逐渐消瘦，全身无力，入院体检：肝肋下1.5厘米，剑突下3厘米，脾可触及边缘。肝功能及血象均在正常范围。入院诊断为肝炎后综合征，入院后由中医诊治。1960年8月30日初诊。右胁作痛，时痛时止，头眩目晕，神疲乏力，肝脾两虚，肝虚则眩，肝气入络则痛；脾虚则饮食不归正化，郁而成湿，湿阻经络则神疲乏力，舌苔薄白，边有锯齿之状，脉濡软无力，治以逍遥散出入：当归身9克，炒白芍9克，潞党参9克，炒黑薄荷2克，炒黑干姜

2克，云茯苓9克，清炙草3克，黑豆衣12克，枸杞子9克，3剂。9月2日二诊，前投调协肝脾之剂，诸证均见轻减，惟纳谷欠香，大便3日未行，再以原法乘胜前进。原方，4剂。9月6日三诊，诸证均见好转，出院。本案曾得白疸（传染性无黄疸型肝炎），劳累之后，辄发面浮足肿，神疲乏力，右胁作痛，头晕目眩，参合舌苔脉象，显系肝脾两虚，故以逍遥散加减为治。所以去柴胡者，因其升发疏散之性，非肝脾两虚者所宜，薄荷、干姜炒黑用者，去其辛散之味而存其疏肝解郁之性。又以其久病体虚，酌加潞党参、黑豆衣、枸杞子等益气健脾、养血柔肝，补而不滞，疏而不伐，使处方更切病情。

余瀛鳌：滋水清肝治肝炎胁痛

余老推崇清朝陆定圃所言"盖此证初起即宜用高鼓峰滋水清肝饮（地黄、山萸肉、山药、牡丹皮、泽泻、茯苓、当归、白芍、柴胡、栀子、炒枣仁）；魏玉璜一贯煎（北沙参、麦冬、干地黄、当归、枸杞子、川楝子）之类稍加疏肝之味，如鳖血炒柴胡，四制香附之类，俾肾水涵濡，肝木肝气得舒，肝火渐熄而痛自平，若专用疏泄则肝阴耗，病安得痊"（《冷庐医话》）。因此立法当以滋阴、疏肝相结合，不宜久用香燥理气或大剂苦寒泻肝之品，以防灼劫肝阴，而使肝阳偏亢，胁痛不愈。

病例 顾某，男，39岁。2年前患无黄疸性乙型肝炎，经某医院门诊治疗，肝大胁下2.5厘米（右叶），脾大3厘米，久治无效。近1月来，肝区经常疼痛，形体消瘦，食欲欠馨，时有嗳气上逆，大便先硬后溏，1～2日一行，视其面色黄褐，舌质紫黯，舌面不津，脉偏弦细。患者久服香燥理气之药，肝阴耗损，肝气郁结，久则瘀滞于肝脾，渐则肿大，食欲欠佳，嗳气不除，胃气上逆，大便先硬后溏，系兼有脾虚之证。治法：疏肝软坚，育阴化瘀，和中健脾。方用滋水清肝饮加减。鳖甲（先煎）20克，柴胡10克，丹参15克，干地黄30克，赤、白芍各10克，红花6克，香附10克，青、陈皮各5克，莪、白术各10克，太子参12克，云苓10克，淮山药18克，代赭石（先煎）12克。方中鳖甲、莪术软坚消肿，柴胡、香附、青陈皮、赤白芍、丹参、红花疏肝化瘀，大剂地黄滋阴养肝，太子参、山药、白术、云苓、代赭石健脾、调中、降逆。用上方加减4月余，诸症悉缓，肝功能趋于正常，肝脾大小基本恢复正常。

汪承柏：凉血活血治重型肝炎

北京名医汪承柏从事病毒性肝炎的诊疗三十余年，并认真研究中医理论，并得已故名中医岳美中先生的启迪和教诲，总结了长期诊治的临床病例，发现这类患者病程长，血瘀症状明显，证候多属里热壅盛，故认为此类病证基本病机当为血瘀血热，瘀热胶结，因此，在治疗时当以活血凉血为基本法则，自制凉血活血降黄汤治疗黄疸重证，取效显著。基本方：赤芍80～100克，葛根30克，丹参30克，茜草30克，牡丹皮15克，生地黄15克，水煎服，每日1剂。

方中赤芍凉血活血，配以葛根、丹参、茜草、牡丹皮、生地黄利胆退黄，并可改善肝脏及周身微循环障碍，具有降黄和恢复肝功之功效。急性肝炎病程超过1个月及慢性肝炎、肝硬化之重型黄疸者，均可使用；或症见口咽干燥，小便深黄，大便干，皮肤瘙痒抓后有出血点，鼻衄，齿衄，肝掌，蜘蛛痣，舌质紫黯，舌下脉络增粗延长，肝脾大等，证属血热血瘀者更为适宜。加减法：若心下停饮者，加桂枝15克，茯苓30克；中焦虚寒者加干姜15克；若阳明腑实明显者，加生大黄（后下）10～15克，玄明粉2～4克；皮肤瘙痒者选加牛蒡子、浮萍、连翘、薄荷各10～15克；汗闭者加麻黄6～9克；呕者加生姜10克，姜半夏15克；夹有湿热者加黄芩15克，白茅根15克；有出血倾向或血浆蛋白降低者加三七粉（冲）3～4克；有冷球蛋白三联征（瘀斑、关节痛、疲劳）者重用茜草，加豨莶草30～45克。

姜春华：活血补脾法治疗肝硬化

姜老用大剂益气健脾药物配合活血化瘀法治疗肝硬化，疗效尤为显著。肝硬化的病理状态是瘀血郁结，体质状态是气虚脾弱，其特点是病实体虚，虚实互见。治疗时必须病体兼顾，揆度邪正，化瘀益气，肝脾同治。诚如朱丹溪所说："制肝补脾，殊为切当。"沈金鳌亦说："故治积聚者，唯有补益攻伐相间而进，方为正治。"临证时常于大队活血破瘀之中，重用益气健脾，虚实同治。其基本方为：黄芪15～30克，白术30～60克，党参15克，生大黄6～9克，桃仁9克，炮山甲9克，丹参9克，鳖甲12～15克。

临床随证加减方法：热毒蕴结，选加山栀9克，牡丹皮9克，连翘9克，白茅根30克，川黄连1.5克；湿重，基本方去党参，加苍术15克；气滞，选加枳实12克，大腹皮、子各9克，乳香9克，藿、苏梗各9克；阴虚，选加生地黄9克、阿胶9克；腹水尿少，选加茯苓皮15克，黑大豆30克，陈葫芦15克，虫笋30克，木通9克；纳呆，选加焦楂曲各9克，炙鸡内金9克，谷麦芽各9克；砂仁3克，胃痛吞酸加瓦楞15克；肝区剧痛，基本方去党参，加九香虫6克，醋延胡索15克，炒五灵脂9克，乳香9克；阳虚寒郁，选加炮附片9克，干姜3克，桂枝6克；鼻衄、齿衄，选加白茅根30克，白茅花9克，仙鹤草15克，羊蹄根15克，蒲黄9克。

基本方中活血化瘀诸药乃取《金匮》下瘀血汤加味，益气健脾则重用黄芪、白术。益气化瘀扶正祛邪同用，能相辅相成，相得益彰，其化聚消积作用比单一组方更为稳妥。

病例　陈某，男，48岁，1981年12月22日初诊。患者于1976年发现肝大，经常右胁疼痛。1978年1月曾出现黄疸，在当地做急性黄疸性肝炎治疗，2个月后恢复正常。1981年9月初起持续高热，胁部刺痛；继而有腹水，腹围达115厘米，小便量每天200毫升。当地治疗无效，转至上海中山医院就治于姜老。症见形肉瘦削，言语轻微，面色赭黄，腹痛且胀，腹大如瓮（腹围118厘米），胸颈有几种蜘蛛痣，目赤唇干，大便不通，小便量少，苔白而干，脉弦细数。西医诊断：肝硬化腹水。中医辨证：瘀热互结，水湿壅阻，中气疲惫，不耐峻攻。治宜益气健脾，活血化瘀，清热泄水。处方：黄芪30克，白术60克，党参15克，生大黄9克，桃仁9克，山栀9克，连翘9克，炮山甲9克，鳖甲10克，大腹子、皮各9克，木通9克，茯苓皮15克，枳实12克，白茅根30克。另，皮硝60克外敷。上方服14剂后发热已退，大便稍通，小便量增至每天1200毫升左右，腹胀痛减轻，能略进食，苔薄白，脉弦细。热去湿重，气虚血瘀，前法参以燥湿之品。处方：黄芪60克，白术15克，苍术15克，黑大豆30克，桃仁9克，大腹皮、子各9克，炮山甲9克，鳖甲15克，木通6克，白茅根30克。7剂后，大便不通，上方加大黄9克。7剂后，大便已通，小便尚少（每天1200毫升左右），胃纳已正常，苔薄白，脉弦细无力。处方：黄芪30克，白术60克，黑大豆30克，生大黄9克，桃仁9克，木通9克，赤苓15克，白茅根30克，陈葫芦15克，虫笋30克。14剂后大便日行2次，小便量多（每天2500毫升左右），腹围减至95厘米，形肉渐丰，纳食颇馨，腹痛腹胀已平，尚有目赤唇干，夜眠不佳，苔白，舌略红，脉细弦，前法参以清心益阴，上方加川黄连15克，阿胶9克，夜交藤15克。7剂后，症状全部消失，蜘蛛痣亦隐而不见，腹围87厘米，精神面色明显好转，唯睡时梦多，原方加枣仁12克。14剂后，患者已康复，带药回家续服。不久停药，肝功能及蛋白电泳稳定。此证导致臌胀，瘀血热毒郁结于肝，隧道阻塞，水湿壅聚，日久戕伐元气，脾虚斡旋无力。姜老经验：肝硬化腹水严重时中气虚惫，黄芪、白术需要大剂量，取《内经》"塞因塞用"之意，且能防止肝性脑病和增加活血破瘀的功能。瘀而有热，可加入山栀、连翘、白茅根清热凉营，减少出血倾向和蜘蛛痣。穿山甲、鳖甲、黑大豆有增加白蛋白的作用，能调整白蛋白、球蛋白比例，有利于恢复肝脏代谢。陈葫芦、虫笋、茯苓皮、木通能加速利尿、消退腹水。患者恢复期出现阴虚火旺、心神不宁，故加入黄连、阿胶。有效的中医治疗，不仅能使臌胀消失，并且可使化验指标得到纠正。

颜德馨：犀角粉治长期转氨酶不降

李时珍云："犀角能解一切诸毒，能疗诸血及惊狂、斑痘之证。"犀角粉临床用于迁延性肝炎之长期转氨酶不降，颇具效果，但是否对肝炎病毒有抑制作用，可作进一步探讨。犀角适用于迁延性肝炎、慢性肝炎之活动期，能降酶降絮，除广犀角外，其他药物则降絮较胜。

病例 王某，急性无黄疸型肝炎4个月，肝功能检查慢性指标差，转氨酶持续升高，出院时仍高达200U，澳大利亚抗原（＋），转来上海治疗。初诊：肝痛烦热，经事愆期，脉弦数，舌紫，苔薄腻，肝家瘀热，胶着不化，仍防延绵。犀泽汤加味主之。川黄连3克，金银花9克，茵陈30克，夏枯草12克，泽兰15克，平地木30克，对坐草30克，田基黄30克，垂盆草30克，败酱草15克，熟大黄10克，广犀角粉（吞）3克，20剂。二诊：持续转氨酶偏高已8个月，经投化瘀泄热，已使顽石点头，翩然下降。经事来潮，脉小数，舌紫苔薄，瘀热初有化机，症虽初定，再当剿其余氛，以免复燃之患。同上方20剂。三诊：复查肝功能正常，夜寐渐安，多梦，纳便均佳，脉濡弦，舌紫，苔薄白而腻，原制方不变，加陈皮6克，再20剂。四诊：再度复查其肝功能全部正常，经事如期而至，所患症均已见退，神色已振，脉细数，舌苔薄腻，症势已定，以丸巩固，最合时机。同上方加半夏9克，陈皮6克，共研细末，水泛为丸，每服6克，1日2次，随访3年，情况良好。

关幼波：黄疸辨治五要

关老有治疸五要。

1. **正盛邪实，集中药力以祛邪为主**　黄疸初期，体质尚强，感受病邪后，正气可支，兼外邪而见表证者，重在清热解表，佐以祛湿，使之在表之邪迅速透达以免缠绵久羁，常用薄荷、藿香、佩兰、野菊花。若无表邪，则用清热除湿、活血解毒、化瘀通下退黄为法，以祛炽盛之邪。

2. **正虚邪实**　如正气尚支，仍以祛邪为主，但应辅以扶正之品；若正气不支，元气欲脱，宜急以扶其正，辅以祛邪之品。根据多年经验，补气多用生黄芪，益气而能行皮肤之湿；健脾多用党参、焦白术、茯苓；养肝多用沙参、生地黄、白芍、丹参等。

3. **治黄必治血，血行黄易消**　肝胆湿热，主要是湿热蕴于血分，治黄疸重点在活血。

4. **治黄需解毒，毒解黄易除**　湿热之羁，或兼恶气疫毒外感，热助毒势，毒助热势，每需解毒，或化湿解毒，或凉血解毒，或通下解毒，或利湿、酸敛解毒，对于现代医学的急性炎性病变和转氨酶过高者，效果很好。

5. **治黄要治痰，痰化黄易散**　痰阻血络，湿热瘀阻，则黄疸胶固难化，不易消退。所谓治痰，就是化痰散结，祛除胶结凝滞的湿热。痰滞得通则瘀热易清，黄疸必然易于消退。常用杏仁、橘红、莱菔子、瓜蒌、山楂、草决明、半夏、焦白术、海浮石、白矾。

柳学沫：茵佩郁兰汤治疗黄疸

柳氏用自拟"茵佩郁兰汤"治疗数百例黄疸病人，治愈率达90%以上，大多1个月左右即愈。组成：茵陈20克，佩兰10克，郁金10克，板蓝根30克。黄疸多由感受时邪，或饮食不节所引起。湿热或寒湿内阻中焦，迫使胆汁不循常道而发病。

《金匮要略》说："黄家所得，从湿得之。""诸病黄家，但利其小便。"《医学衷中参西录》云：茵陈"善清肝胆之热，兼理肝胆之郁，热清郁开，胆汁入小肠之路毫无阻隔也"。故方中以茵陈为清热、利湿、退黄药。其动物实验亦证明有明显的利胆作用，同时增加胆汁中固体物、胆酸和胆红素的排出量。板蓝根清热解毒为辅药，药理研究证明板蓝根有抗肝炎病毒的作用。上二药用量较大，一般20～30克，重证还可加量，小儿酌减。佩兰芳香化浊，健脾醒胃，除脘闷呕恶；郁金入肝、胆二经，行气解郁，利胆退黄，现代药理研究能促进胆汁分泌和排泄，且有轻度镇痛作用。此二药为佐使，四味共用，具有显著的清热，利湿，退黄作用。

叶橘泉：单味鲜草治黑疸

叶老生前治黑疸有一案，颇有效验。

病例1 某中年妇女，病由黄疸后变成黑疸，面目青黑色，胸满腹胀，大便顽固秘结，邻人悄悄说："黄病变成臌胀，怕是不治之症了吧！"患者呻吟病床已年余，因长期负担医药费用，家中已典卖一空，寡妇孤儿，情殊堪怜，叶老予以免费诊治，并送了几剂药，稍稍好转。乃教给他十多岁的儿子，自挖蒲公英（当地农民叫"奶汁草"），每天大量（90～120克或更多）煮汤喝，喝了一个多月，不花分文，竟把这迁延了一年零七个月的慢性肝胆病治愈了。

这对叶老触动很大。蒲公英过去也常用，而这次鲜草大量单独用，未料竟有如此的威力。可见生草药单方对症使用，其力专，其效确。这就增加了对中药的用法、剂量与疗效关系的新认识，使用单味药，剂量应增加，而复方则不然。根据经验，复方成人每日一剂药的总重量60～90克已足够了。

关于生草药，曾以一味野菊花治愈重症口唇疔。

病例2 一位30岁左右的男人，鼻旁生一小疖，一夜之间，肿胀蔓延面颧，口唇坚硬紧张，疼痛高热，神志恍惚，人都知道这是疔疮将走黄。当时，急命采取野菊花一大把（约250克）煎汤，一天连喝数大碗，当夜即安静，翌日退热，痛大减，不过一个星期而愈。还有一个20多岁的女性，患慢性肾盂肾炎、膀胱炎，带浊淋漓，痛苦不堪，半年多来，抗生素用了不少，时轻时重，已失去了治疗信心。介绍其自采新鲜车前草10～20棵煎水，多量饮服，很快见效。连服1个月，后未复发。

柴彭年：养脾护根汤治疗久泻

腹泻长期不愈，不仅脾阳受损，而且阴津被耗，若久病及肾，肾为胃之关，关门失阖，则腹泻更难控制。天津名医柴彭年师承已故名医李日伦，以张景岳"胃关煎"化裁而成的名方养脾护根汤，为治疗脾肾气阴不足之泄泻的有效方剂。本方由熟地黄30克，生白术15克，生山药15克，生扁豆15克，炙甘草15克，炮姜3克，吴茱萸3克组成。方中熟地黄、山药益肾强阴；生白术、生扁豆、炙甘草益脾安中；取小量炮姜、吴茱萸温阳，取阳生阴长之义。众药合用，对脾肾气阴不足之腹泻，深蕴育阴和阳之义，益脾又不失刚燥，颇合病机。养脾护根汤的煎服法是：先将药物用适量清水浸泡30分钟，再放火上煎煮30分钟，每剂煎2次，将2次煎出的药液混合，早晚各服1次。每日1剂。

病例 张某，女，40岁，原患慢性肾炎，经治疗病情已获控制，唯尿检仍有微量蛋白，近月余患腹泻，日四五行，曾服西药无效，自诉饥不欲食，渴不欲饮，身倦无力，无腹部胀满窘迫之感。察其舌淡红，苔薄糙，诊脉弦细。服本方1剂泻止，3剂痊愈。

陈耀堂：乳香配没药治顽固腹泻

耀堂公为沪上名医，治杂病多有奇思奇方，还具奇效。

病例 1978年8月，治一岳某，男，60岁。因患长期慢性腹泻，久治不愈，而来求治于陈氏。患者在1975年经某医院确诊为溃疡性结肠炎，并做了部分结肠切除手术，术后腹泻未减。晨起必大便数次，便前腹痛，第一次大便尚可见有粪便，且夹大量黏液，第二次大便即全为黏胨，并伴胃纳减退，食而不化，神疲少力，内热口干，形瘦骨立。1979年5月曾做乙状镜检查，诊断为慢性非特异性溃疡性结肠炎。以往也曾用过很长一段时间中药，包括清化湿热、健脾温肾、调和肝脾、固涩止泻、通因通用等法，均无明显疗效。西药曾服柳氮磺吡啶、复方樟脑酊及氢化可的松灌肠等，也未见效。陈氏诊治时，察其舌质红，舌体胖，舌前半苔少而舌根有腻苔，脉细弦数，认为系脾肾阳虚，久泻伤阴，阴阳两虚之证。治以健脾温肾，养胃扶土，佐以固涩。处方：炙乳没各4.5克，炒白术12克，炙甘草3克，补骨脂9克，五味子3克，肉豆蔻、诃子肉、地榆炭、木香各9克，石斛12克，另用灶心黄土6克先煎代水。服药14天后，病情即大有好转，腹泻减至1日2次，黏液已少，腹痛也见减轻。以此加减（乳没二药一直未减），调治2个月，多年的腹泻，完全治愈，随访至今，未见复发。

考乳香、没药二药，名海浮散，常用作调气活血、化瘀止痛。询之陈氏，谓有陈藏器《本草拾遗》有"止大肠泄游"之记载，它既能使皮肤溃疡收口，对内部胃肠道的溃疡也有效。先前曾用精制乳没研成粉末，装入胶囊，每次服5个（约1.5克），每日2～3次，对消化性溃疡引起的胃脘痛有很好效果。继而试用于溃疡性结肠炎，效果也好。

涂景藩：治久泻应重视剂型

便次增多，粪质稀薄，病程较长者，称为久泻。关于治疗久泻的剂型，当以汤散结合为好。按久泻脾必虚、脾虚湿易生的病理特点，历来不少医学家论著颇重视散剂内服。如《诸证辨疑》生动而较确切地论说散剂治久泻的优点："譬如地中一窟之水，用燥土渗之，其水自散。反用水浇，岂不助其湿乎？"临床上常用散剂以治久泻。一般脾虚患者，用山药、党参、苍白术、茯苓、甘草、煨木香等药，炒后研极细，根据病情确定剂量，加入等量或半量米粉，酌加白糖少许，用温水调匀，如以大枣（或加荷叶）煎汤代水则尤佳，边煮边搅，沸后，文水煮熟呈糊状后温服。方便而效良，又节省药材，且加米粉同服，兼有滋养脾胃的作用。

久泻而大便杂有黏胨，粪检有黏液、白细胞、红细胞的顽固病证，可采取煎剂浓缩，直肠给药。此法对下消化道病变，有利于直达病所，若配合口服药则其效尤良。关于保留灌肠之方药，各家报道不一，各具效验。保留灌肠的疗效，与药物选择、灌肠方法有关。凡肠腑尚有湿热，膜络受损，可选地榆、石菖蒲（或水菖蒲根）、黄芩、黄连、厚朴等品，若而不经口服，量稍大亦不致伤胃。同时可加用富有黏性的白及以护肠膜。药液必须浓煎，一剂不超过200毫升。趁温用细肛管深插，低压徐徐灌入或滴入。拔除肛管后臀部垫高，紧夹两腿，体位从左侧—仰卧—右侧缓缓转动，最后仰卧。如能保留10小时以上，效果一般较好。确诊为溃疡性结肠炎者，药液中可调入锡类散，须搅匀勿使浮散。5年来所诊多例，用地榆、石菖蒲、白及保留灌肠法，均颇有效。

病例 李某，男性，63岁。久泻已2年，1982年2月确诊溃疡性结肠炎。进食即易腹泻，肠鸣隐痛，以致食少形瘦，卧床不起，诊脉细弱，舌苔薄黄，粪稀、有黏液及肠细胞、红细胞。证属久泻脾虚，而肠腑尚有湿热。先服汤药一周未效，乃用口服及保留灌肠结合之法。口服汤方用炒党参10克，淮山药15克，焦冬术10克，黄连2克，煨木香6克，赤白芍、补骨脂各10克，苦参、桔梗各6克，仙鹤草24克，每日1剂。灌肠方用地榆30克，石菖蒲15克，白及10克，浓煎成150毫升，趁热调入锡类散0.9克，每晚8时便后灌肠，每日1剂。自第三次后能保留达10小时以上，便次与黏脓均减少。第七日大便转黄，一日2次（原来一日5～6次），饮食渐增。旬日后能起床活动。连续灌肠1个月，大便正常，粪检多次阴性，以后改用散剂（白术、山药、茯苓等量研细，每次共20克，加米粉10克，加水搅匀煮食）巩固调治，至4月15日痊愈出院。随访4个月，大便仍保持正常，体重增加。综上所述，说明治疗久泻的剂型与给药途径，值得重视。

任继学：久泻不止，治从肝肺

临床实践中发现慢性腹泻久治不愈，或反复发作者，从肝肺入手调治则疗效明显。久泻伤脾，脾气呆滞，升降阻滞引起肺失治节，肝失疏泄，则大肠乏其传导之力而致久泻不止。因此，选用宣肺疏肝、理脾和胃之法，方用危氏安和散治疗此证，独辟蹊径，诚宜效法。方药组成：前胡、桔梗、川芎、木香、青皮、柴胡、当归、甘草、茯苓。使用方法：上药依据病情处方，再加莲肉（即莲子）一味以助茯苓渗湿止泻。水煎服，1日2次。若服而不效者，上方再加乳汁浸3日荜茇，其效明显。

病例 李某，男性，37岁。患慢性腹泻已12年，症见胸闷，脘腹不舒，胸胁闷痛而胀，纳呆乏力，大便溏薄，每天4～5次，小便色白，颜面苍黄，毛发不荣，体瘦，舌淡红、舌体胖、两侧有齿痕、苔白腻而厚，脉沉濡有力。经用健脾利湿、和胃泻不应，任氏从症、色、舌、苔、脉象综合辨证得出本证系久泻伤脾，脾气呆滞，升降阻滞引起肺失治节，肝失疏泄，则大肠传导失职，久泻不止，故用宣肺疏肝、理脾和胃之法，方用安和散加莲肉30克，进10余剂而愈。

李寿山：治久泻贵在施运

俗云"暴泻易治，久泻难瘥"，李寿山老中医善以运法治疗久泻，其法有二：一曰健运，二曰疏运。

1. 健运法　久泻脾伤，中阳不振，湿困中州，清阳不得升发，脾之运化失常，症见大便时溏时泻，迁延反复，食少难消，或饭后即泻，完谷不化，倦怠神疲，甚则面浮足肿，面色萎黄，舌淡苔滑，脉细或濡缓，此属脾虚湿困。李氏治疗主以健运法，以温药和之。并自拟健运止泻汤，用之临床，疗效显著。其方药用党参（太子参）、白术、炮姜、酒大黄炭、乌梅、炙甘草等。如有畏寒、腹痛、腹胀，加炮附子、佛手；如食滞纳呆者，加神曲、砂仁；如久泻有后重感，或有脱肛者，去酒大黄炭，加黄连、升麻；有面浮足肿者，加生薏苡仁、茯苓；五更泻者，加吴茱萸、肉豆蔻、补骨脂等。

病例1　尚某，男，46岁，工人，1988年7月10日初诊。患腹泻病3个月，经常大便软溏，日2～3次，或饭后即泻，含不消化物，常因饮食不当，受寒加重，伴腹胀，肠鸣，腹痛绵绵，纳呆食少，消瘦倦怠。曾做纤维肠镜检查，未见明显病损。大便常规检查：含不消化物及少量黏液，粪便细菌培养阴性。西医诊断为"慢性肠炎""消化不良"，屡经中西药治疗不愈。脉沉细，舌淡苔滑，体质瘦弱，面白不华。脉证合参，证属久泻脾伤，湿邪夹滞，运化失常所致。予健运止泻汤加减。处方：党参15克，焦白术15克，乌梅7.5克，酒大黄炭1克，佛手10克，炮附子10克，砂仁6克，炒神曲15克，炙甘草6克。水煎服。进药3剂，肠鸣腹痛大减，大便日1～2行。再进6剂，大便成形，日1行。原方加减续服20余剂，诸证消失，胃纳日增。嘱注意饮食调摄，服参苓白术散和焦楂炭末（占1/4量），早晚各服5克，治1个月后，面色红润，体重增加2千克。停药观察半年，未见复发。

2. 疏运法　久泻脾伤，肝木侮木致气滞湿郁，是临床常见之证。常因情绪紧张或忧思恼怒而泄泻发作或加重，肠鸣，矢气多，腹胀攻痛，泻后痛减，反复发作，舌淡，脉弦，此当施以疏运法，疏肝理气，和脾助运，李老并自拟疏运止泻汤以治之，其方药用柴胡、炒白芍、白术、炒枳壳、酒大黄炭、广木香、甘草等。如屡发不愈者，加乌梅、木瓜；兼里急后重者，加薤白、黄连。

病例2　汪某，女，36岁，教师，1988年3月16日初诊。患者平素多愁善感，月经失调，经常乳胀伴腹泻，用疏运止泻汤治之，方有运化之功，且有祛瘀生新之效，泻中有敛，是调理脾胃治疗久泻的理想方剂。若再依据病情，以对药则相辅相成，其效益彰。如在健脾止泻汤中配以乌梅，则可祛湿助运，涩肠止泻；在疏运止泻汤中配以木香，则疏肝理气，和脾止泻；而在导运止泻汤中配用焦橘炭，又有清热祛湿之效。李老根据不同证情，以大黄炭配用不同药物，寓补于通，寓通于敛，故能收到满意疗效。

陈继明：温润升阳治久泻

久泻缠绵难愈，不仅脾阳式微，且多导致肾阳亦虚。肾为封藏之本，有赖脾气培养，而肾阳不振，命门火衰，又能使脾运失职，二者互为因果。故阳虚久泻，多从温补脾肾论治，用药偏于刚燥。但泄泻日久，不仅伤阳，并且伤阴，精血交亏，累及奇脉，以致奇阳不升，八脉失固，刚愎之剂，则非所宜。用温润升阳、通补奇经法，屡见佳效。方药：鹿角霜、菟丝子、巴戟肉、厚朴、杜仲各12克，当归（炒）10克，小茴香3克，绿升麻10克，赤石脂（包）15克，栀子12克。服法：文火煎熬，分头二煎，一日2次，温服。忌食生冷海腥及辛辣食品。适应证：脾伤及肾，累及奇脉，下焦失固，泄泻久久不愈，便稀溏或夹黏液，无脓血，伴见腰酸膝弱，形瘦乏力，脉细软，苔薄舌质嫩红者。怯冷形寒，少腹冷痛者，去栀子，加淡干姜、炙甘草、仙灵脾；口干咽燥，心烦少寐者，去杜仲，加五味子、生牡蛎、紫石英；纳少腹胀、倦乏短气者，去升麻，加太子参、白术、茯苓。

丁光迪：升阳法治晨泻

丁先生治五更泻，经过多年的摸索，体会到本病一定有肾阳虚的证候，如身寒畏冷，腰膝酸痛，脚软冷痛，阳痿不育，夜尿频多，舌质淡滑或胖，脉沉迟微弱等，虽不必悉具，但总有一些相应症状，运用温涩方法，才能见效。现在有些这类病人，阳虚的证候并不显著，而脾虚湿胜的情况却很突出，病在脾而不在肾，应用升阳法以治之。

用药方面，常以羌活胜湿汤加白芷、升麻、葛根、苍术、白术、白芍。目的是下者举之，使清阳上升，挽回中气下陷之势。风药多用，用量亦轻。本东垣之旨，使清升而微微得汗，则阳气升腾，脾气来复，泄泻亦可得愈。

顾丕荣：换肠丸治结肠炎（肝泄）

顾先生认为本病病在脾而关乎肝，肝之性体阴而用阳，厥阴为阴尽阳始，病多寒热错杂。所以论治肝泄，轻者可用痛泻要方以扶土抑木，倘阳气郁伏较深，肝木无由疏达，出现腹痛特甚，泄利不畅，脉两关沉弦，当取四逆散加薤白以透达郁阳，畅气泄浊；如用上法而不愈者，再加戊己丸寒热并用，偏寒者吴茱萸重用，偏热者黄连加重。若迁延日久，腹部冷痛而泻下黄臭，舌燥口苦，苔黄腻，脉候左右不调，温药无效，清药乏验，升阳药不知，固涩剂无制者，可用《古今图书集成·医部泄泻门》所载换肠丸（乌梅、黄连、黄柏、干姜、附子、艾叶、甘草）。此方系从仲景乌梅丸衍化而成，全方集苦酸辛甘，性味温凉升降，俾郁邪能透，伏邪可清，肝木之有余得挫，脾肾之不足见彰，则积年肝泄，可靠蠲除。

若病系肠结核者，加煅牡蛎、夏枯草，以软坚散结；溃疡性结肠炎者，加薏苡附子败酱散，以治肠内脓疡；红白胨相杂者，加入参榈根散，以燥湿涩肠；红胨为主者，加阿胶、当归，以和营止血；白胨为主者，加生薏苡仁、白花蛇舌草，以清肠排脓。顾氏使用本方，俟痛平而泻去六七，乃转手而从本图治，审证察因，或以参苓白术散甘平养脾，或以脾肾双补丸煦火崇土，或以傅青主阴虚下陷方益阴扶脾，并嘱以食养，怡情畅怀，以竟全功，而杜复发。

江心镜：治痢用肉桂

肉桂不仅用以温中止腹痛，而且有治痢作用。《药性论》《本草纲目》均载肉桂治下痢，《千金翼方》之桂心汤治下痢，但脓血赤白，日数十行，腹痛，《普济方》之桂连丸治小儿下痢赤白等。肉桂治痢并非漫无法度，使用的标准是久痢下元火衰出现面色黄白，神疲肢冷，舌质淡嫩，脉沉迟等虚寒见证，或因过服苦寒药所酿成之寒湿不化局面。使用的方法：常伍以健脾的白术、淮山药，清热调气的黄连、木香，可收温化之功，无增热之弊；以肉桂末拌饭粒吞食，既有益胃之功，又取其直达下焦病所，发挥温化作用。

病例 李某，女，5岁。痢下半年，初起红白相兼，腹痛，里急后重，日数次或十数次不等，曾服土霉素、氯霉素，中药白头翁汤、黄芩芍药汤、木香槟榔丸不效，更医用补中益气加大量止血药，3剂而脓血皆止，岂料6剂后复作，且纯下瘀血，只无腹痛，无里急后重，再以前方合白头翁之类，不见寸效，于是延请江老，江老望其面色潮红，舌质红，苔黄腻，诊后说：此例本属湿热痢疾，因服甘温之补中益气助火灼血，初伤其阴，继动其阳，阳失阴恋而上泛，故面色潮红，与伤寒所载阳证相似但不可用伤寒方，因本病属湿热，以伤阴为主，培阴即可敛阳，只须肉桂一味引火归元足矣，无须救阳的白通诸方也。痢下半年之久，苔仍黄腻，示湿热未攘，且内虚又见，可仿沈氏尊生治痈疽内溃的黄氏内托散，兼予化湿和营可矣，药取炙黄芪9克，炒防风4.5克，当归、赤小豆、炒地榆各9克，全银花15克，生甘草24.5克，蒲黄炭9克，胡连3克，肉桂末3克，以饭粒搓丸分2次服。嘱其忌食生冷苦辣油腻不化之物，3剂后血止，6剂后痊愈，迄今11年痢未再作。

严苍山：痢疾散治菌痢

古人治痢，以清化湿热、行血理气为常法。严氏认为，湿热瘀滞，胶结回肠，清泄疏理难奏速效，故主张通下，瘀结得出，热自得化。严氏平时治痢，常取芍药汤之意而必重用生大黄，疗效十分显著。

此外，严氏有张经验方，名曰"痢疾散"，积40年之经验，治急性菌痢无数，疗效肯定，有简、验、廉的特点。痢疾散：当归6.3克，净硼砂9.4克，沉香6.3克，丁香3.1克，甘草、生大黄各6.3克，巴豆霜3.1克，黄芩、木香各6.3克。上药共研极细末，瓷瓶收贮。每服0.3克，日2～3次。可单独服用。也可与汤药一起服用。本方不论偏寒、偏热的痢疾，服之皆效。

魏龙骧：白术通便秘

龙骧先生，尤擅治老年病。便秘者，非如常人之每日应时而下也。此证3～5日、6～7日难得一便，大便干结坚如羊屎者，窘困肛门，支撑不下，甚则非假手导之不能出；亦有便不干结，间有状如笔管之细者，虽有便意，然临厕便不出。便秘一证，医书所载，治方不少。然有效亦有不效者，轻则有效，重则无效；暂用有效，久则失效。孟浪者，但求一时之快，猛剂以攻之，以致洞泄不止，不但无益，反而有害。东垣所谓"治病必求其源，不可一概用牵牛巴豆之类下之"。源者何在？在脾胃。脾胃之药，首推白术，尤需重用，始克有济，然后分辨阴阳，佐之他药可也。重用白术，运化脾阳，实为治本之图。故魏氏治便秘，概以生白术为主，少则30～60克，重则120～150克，便干结者加生地黄以滋之，时或少佐升麻，乃升清降浊之意。若便难下而不干结，或稀软者，其苔多呈黑灰而质滑，脉亦多细弱，则属阴结脾约，又当加肉桂、附子、厚朴、干姜等温化之味，不必通便而便自爽。

高龄患便秘者实为不少。一老人患偏枯，步履艰难。起坐不便，更兼便秘，查其舌质偏淡，苔灰黑而腻，脉见细弦。此乃命门火衰，脾失运转，阴结之象也。处方以生白术60克为主，加肉桂3克，佐以厚朴6克，大便遂能自通，灰苔亦退，减轻不少痛苦，类似病人，亦多有效。

董建华：肉苁蓉、当归治老年性便秘

对于老年便秘，董先生常以肉苁蓉、当归为主药，酌加麻仁、蜂蜜。肉苁蓉能壮肾阳，兼有润肠通便之功，取其滋润；当归养血润燥，对阴虚血亏、肠中干燥者用之显效；麻仁滋脾生津、增液润肠；蜂蜜润肠通便。诸药为伍，滋肾养血，体内津血自生，润燥通肠，因而每得良效。

熊寥笙：单味芦荟通便秘

熊先生用单味芦荟通便秘，主治习惯性便秘，热结便秘。将芦荟6克研细末，分装在6枚空心胶囊内。成人每次用温水吞服2～3枚，日2次。小孩每服1枚，日2次。如无胶囊装药末，亦可用白糖温开水吞服。成人每次2～3克，小孩每次1克。

芦荟性味苦寒，有清热通便、凉肝、杀虫之作用，对肝经实火而兼大便秘结者，尤为适宜。《医学广笔记》之"更衣丸"，由芦荟、朱砂组成，治肠中干燥、便秘。此方即由更衣丸去朱砂而成，献方者认为："较原方更为简便，减少监制之繁"，又说："予集六十年之临证感受，尝苦泻下剂缺乏实效。大黄、芒硝。服后多感腹痛，效亦难必。自拟芦荟丸方，经治男女老少不下数十人，凡津血亏损，便如羊尿马粪者，服之无不应手而下，诚便秘良方也，故取录之以告来者。"但阳虚气弱者忌用。

王少华：便秘屡通不应，可用塞法

"通极反塞，又有道焉。盖人之元神，全赖血气营卫以供养。通以去滞涩，去积聚，衰其大半即可以止。"（《医纲提要》）如屡用通下，液涩无以润之，便秘则更不可通。

病例　吴某，女，26岁，1980年11月13日初诊。产后便秘，迭经甘寒润肠，咸寒软坚，7个月来服药则便通，停药则便秘，旬日至半月始一更衣。患者面白无华，两睑虚浮，心悸怔忡，少寐多梦，头目眩晕，视物模糊，日饮糜粥三两，渐至周身疲软，足不任身，言语无力，临厕努挣汗出，便后尤觉衰惫。脉濡细，舌淡、边有齿痕，苔薄白。证属产后气血双亏。处方：潞党参20克，生黄芪、淮山药各15克，冬白术9克，炙甘草3克，当归身9克，熟地黄12克，火麻仁10克，陈皮6克，炙升麻3克，大红枣5枚。5剂。服药后大便每隔日一次，少腹仍无所苦，渐思饮食，神精稍振。自诉反觉腰酸，前方加龟鹿二仙胶（溶化冲）12克，5剂。三诊时大便1～2日一行，且能稍涉家务劳动，仍服上方5剂。四诊时主诉：除偶见眩晕外，别无任何不适。予丸方以作善后之计：晨进补中益气丸9克，糜粥汤送服；午进十全大补丸9克，白蜜60毫升，开水调服；暮进金匮肾气丸6克，淡盐汤送服。1个月后大便1～2日一行。无自觉不适，嘱令每晚服十全大补丸9克，白蜜30克，开水调服。4周后停药，经随访半年，一切正常。临产失血，血虚肠液有亏，无以滋润大肠，肠道干涩，遂致产后大便难以畅行，多次投滋阴润肠软坚之剂，服药期间虽有效验，然每值停药则故恙依旧，可见用药尚未中的。查患者面色黄白，神情倦怠，胃呆少纳，脉象濡细，便后则四肢疲软、语言无力等一派气弱之象，方宜气血双调，尤以益气为主。本方中用升麻升中州清气，麻仁降中州浊气，清升而浊降，于是则一切清浊失常的变态自然消除。

蒲辅周：决明子治虚秘

大凡体虚或老年人患大便秘结，不可勉强通之，大便虽闭而腹无所苦，应予润剂，切勿攻也。决明子性味微苦，入肝经，功擅润肠通便清热，对于体虚或老年人的便秘，用之疗效甚佳。因此，对于这一类病人蒲老常在处方内加决明子9克，或单用决明子粉，每服3～6克，视病情每日2～3次，疗效可靠。

张泽生：治温病应以保津为主

张氏为江南名医，擅治温病及内伤杂病，认为人体五液所化本乎津，而阴液之竭惟乎火。温易化燥，热易伤津。留得一分津液，便有一分生机。故治疗温热病，当时以阴液为重。温病慎用峻烈发汗，初起如有表邪郁闭，以葱、豉、薄荷之属，微汗透表以不伤津为宜，若误汗必伤阴，化燥易逆转。温病顾阴，并非单纯滋阴增液，若邪已过卫入气，热势狂张，徒用生津，不足清热，而津液亦未必遽生，邪热反而胶固不解。助阳固能劫液，恋邪亦可伤阴，此时当以白虎之类辛寒清气，泄热存阴，否则养虎贻患矣。温病后期，邪热渐解，津液已伤，宜壮水增液。如症见身微热，面赤，手足心热甚于手足背，口干咽燥，舌绛而干，脉象虚细等，可投地黄、麦冬、芍药、阿胶、麻仁、玄参之属。若大便秘结，则多以增水行舟，此属热灼津伤，不能再行攻伐，否则更伤其阴。低热不清，亦多由阴虚所致，不能再用苦寒，当以生地黄、知母、白薇、地骨皮、鳖甲之属，养阴清热可也。

温病初期，慎用峻烈发汗；邪盛之时，泄热存阴，釜底抽薪，后期填补真阴，皆为护阴之要诀也。

章次公：甘露消毒丹治湿温

湿温一候，其热弛张无定，语言低沉。此与外感风寒有别，乃温邪也。渴喜热饮，内有伏湿，手臂红点隐入营之象，病之缠绵，如意中事。甘露消毒丹治之。甘露消毒丹（分三次吞服）9克，鸡苏散（包煎）9克，佩兰9克，连翘12

克，黄芩9克，青蒿9克，白薇12克，紫花地丁9克。

温邪夹湿，多缠绵难解。方用蒿、芩、连、鸡苏散等清热利湿，湿遇芳香则化，以其手臂红点隐约，有人营发疹之势，故再加白薇、紫花地丁凉血解毒。甘露消毒丹是叶天士用治温热夹湿，湿温、时疫在气分氤氲难解之方。据清代名医王孟英经验："但看病人舌苔淡白，或腻或干黄者，是暑湿热疫之邪，尚在气分，悉以此丹治之，效佳。"

许公岩：治湿证，恒用麻黄、苍术

湿证的治法，许氏主张应以"治病求本""审问论治"为原则。其因虽有内外之别，外因仅属变化的条件，内因则是变化之根据。内湿之成，虽与脾、肺、肾三脏有关，但多以脾为重点，然后结合脉证加以综合分析。根据理法再予立方遣药。如属湿阻中阳，气机不畅，法宜宣化湿浊，通利气机；属寒湿困脾，法宜温脾化湿；若属水湿上凌，宜肃肺强心，温化湿饮；肾寒水泛，三焦气化失常，宜温肾散寒，宣化通利。视其兼证，随证施治。在治疗过程中，体会较深的是：过去治疗湿证时虽用驱湿、化湿、散湿、燥湿、渗湿、利湿等诸法，诊法用药治之，仍有不少病例有湿邪复聚，久治不愈，疗效每不满意。后来通过临床反复实践，分析其原因所在，进一步认识到湿邪为病，脾的上归与肺的下输功能，必因湿邪久困，遏阻气机而减弱。如果处方用药着重以加强升脾宣肺的气化功能为主，就有可能达到治疗的目的。从这点认识出发，进行选药观察，取得了较好的效果。在选药过程中深切体会到苍术、麻黄效果最为理想。许氏通过临床长期观察与运用，发现两药用量配伍不同而其作用有异，如两药等量使用，临床常见能发大汗；苍术倍于麻黄则发小汗；苍术三倍于麻黄常见尿量增多，有利尿之作用；苍术四倍于麻黄，虽无明显之汗利，而湿邪则能自化，故多年来恒以两药之汗、利、化作用，广泛用于因湿邪引起的临床湿证。如湿邪偏重在表、在头部，多配以白芷；兼风则加入防风；兼寒加桂枝、干姜；兼热选加蒲公英、大黄之属；湿入筋骨多配以木瓜、通草；湿邪内蕴在肺多配以干姜、甘草；湿邪中阻多配以莱菔子、生姜；在脾多配以吴茱萸、干姜；在肾多配以附子、干姜；在膀胱则加木通；湿在周身多配以白芥子；兼里热则配以生大黄；肝热则加菊花、芦荟等，根据四诊辨证，随证运用。

时逸人：治热病发疹

急性热病合并斑疹者，辨证时要看出疹顺序、疹之颜色，并结合脉象、舌苔来辨别其顺逆。如急性热病初起恶寒后，即但热不寒，皮肤肌肉有紧迫之感，是因邪热壅滞于皮下及血络之中，必须发疹。三五日后，胸腹背部有圆形之赤色小点隐于皮下，即是出疹之据。以胸闷解、手足心见疹，为已经透达之铁证。至于疹色，古人以红为顺，紫为险，黑为逆。其红色而活，荣而润，或淡而润，皆疹色之佳象；若淡而不荣，或娇而艳，或干而滞，其血最热；若色深红，较淡红稍重；色紫艳，较深红更恶；色紫赤，较艳红者毒火更甚；色青紫如浮萍之背，多见于胸背。乃内热极重之候。在疹未出之前，脉多沉数而躁，或沉而滞涩，此气血郁遏，未能透达之象；疹即出现，脉多洪数；疹透达后，脉即和平。疹在将出之际，多有神昏、谵妄等现象；疹出透后，则神志转清；如果疹透而神志仍未清爽者，则为逆候。

发斑则属热毒入血，热迫血溢肌肤所致。凡胸腹、四肢斑疹续发于时令病诸温证之经过中，多因热毒不解之故，当汗不汗，则邪热壅滞于皮下，宜透斑解毒汤；当下不下，则里滞停积，宜加减双解散；如温疫侵袭，毒凝气滞，发为内斑，宜解毒化斑汤。

病例 杨某，男性，39岁，身热有汗不退，胸部隐隐有斑疹未透，口干不思食，舌赤苔黄厚，脉数无力。温邪内蕴有外出之机，正气无鼓动之力。拟透斑解毒汤加减：金银花、黄芩、桑叶、大青叶、牛蒡子、僵蚕、西河柳、牡丹皮、连翘、辽沙参、建曲、陈皮。二诊：仍发热口干，斑疹未透，心烦脉数，大便两日不解。原方加入神犀丹。三诊：斑疹已透，但仍身热烦躁，大便秘结。改用河间双解散加减：金银花、连翘、黄芩、竹叶、山栀、牡丹皮、花粉、酒大黄、芒硝、茅芦根，另服神犀丹。药后得大便，体温下降，斑疹已回，仍口干。改用养阴生津和胃之剂，用生地黄、辽沙参、花粉、麦冬、陈皮、建曲、茯苓等以善其后。

透斑解毒汤系《通俗伤寒论》方。原为连翘、薄荷、牛蒡子、蝉蜕、淡豆豉、葱白、大青叶、桑叶（以野菇根、鲜西河柳煎汤代水煎药），有辛凉清热、解毒透斑之效。本例身热舌赤，故加入金银花、黄芩、僵蚕、牡丹皮以凉血清解；因有汗，故减去葱白、豆豉、薄荷、蝉蜕等辛散之品，加辽沙参、建曲、陈皮以扶正和胃。仍为辛凉清热、解毒透斑之剂。药后斑疹尚未透达，可见解毒较甚，故加入神犀丹以清热解毒，则斑疹见透。三诊时斑疹虽透，但热未减，大便秘结，仍有里滞停积，故改用河间双解散加减。因斑疹已透，故原方去荆芥、蝉蜕、牛蒡、薄荷等辛散之品，因无胸闷，故去枳壳、桔梗一升一降，因仍有身热烦躁，故加黄芩、山栀、牡丹皮、茅芦根、金银花以清热凉血；因无人中黄故去之。仍为清热通里之剂，不失原来双解散方意，用后得以双解而热退。又，西河柳对于透发斑疹有良效，配入清凉药中尤有循经速达透发之功，《温病条辨》谓其性大辛大温，温热病发疹者忌用，非也。

路志正：内湿辨证治多寐

根据临床观察，多寐多数系内湿致病。究其故，与患者素有茶癖或暴饮无度致水湿停滞，脾阳受损，不无关系。因此。对脾虚湿盛，忌浓茶，俾无碍于脾胃吸收、转输之机，从生活习惯上予以配合，始能提高疗效。

病例　胡某，男，47岁，1987年7月29日初诊。患者头晕头痛已4年，经常嗜睡，少顷即醒，未予注意。1982年2月操作车床工作时，因一时入睡，致右手环指第一节被轧断，而引起重视。曾到某医院诊治，未能确诊，而来门诊。患者现胸脘憋闷，咽中有物如梗状，自觉有痰难出，纳谷呆滞，食后即沉困欲睡，两胁胀痛，性情急躁，两目干涩，视物模糊，便干溲黄，大便不爽。并夹有白色黏液，夜寐梦多，日间神倦思困，舌质红，苔厚腻微黄，脉来弦滑。素喜浓茶、烟、酒及甜食。盖茶能助湿，甘能满中，日久脾虚湿聚生痰，郁而化热，湿热蕴于肝胆，痰热阻塞气机，郁遏清阳所致。治宜疏泻肝胆，清热化湿祛痰。

处方：北柴胡6克，白芍9克，川芎6克，黄芩9克，连翘9克，炒枳壳9克，槟榔片6克，瓜蒌12克，大豆卷12克，草蔻仁（后下）10克，生薏苡仁18克，清半夏9克，水煎服，5剂。药后胃纳渐增，饮食有味，大便得畅，惟头痛时作。夜寐不安，尿少而黄，舌质红，苔仍厚腻。脾运有来复之机，而肝胆湿热有壅盛之势。治宜清泻肝胆，渗湿清热，仿龙胆泻肝汤意。处方：龙胆草9克，柴胡9克，黄芩9克，栀子6克，生地黄9克，薏苡仁18克，泽泻9克，车前子（包）12克，水煎服5剂。三诊时头痛瘥，眠酣，溲清，苔腻见退。但眩晕时作，舌质仍红，脉沉弦小数。湿热见化，宜防苦寒化燥伤阴，拟养血柔肝理脾渗湿法。方用四物汤加桑叶、钩藤（后）、蝉蜕、玄参、怀山药、生薏苡仁、炒枳壳、茵陈，并以荷叶60克，分3次以开水冲泡代茶饮，以升清降浊。四诊时。嗜睡仅发作一次，但为时甚暂，咽中仍痰黏难出，遂以肃肺化痰、清胆泄热法治之。至8月25日共八诊，嗜睡一直未作，于同年9月上班工作，经随访3年未复发。

张梦侬：先汤后膏治愈肺结核

张氏制一汤方，治肺痨病之标，养阴清热，润燥化痰，止血镇咳；又制一膏方，培元固本，补土生金，肺肾双补，使土旺金生水足，土旺脾不受制，金生肺不受刑，肺结核自然可愈。方剂组成（汤方）：冬桑叶、天冬、紫菀、款冬花、百部根、甘草、枇杷叶、甜杏仁、桔梗、前胡各10克，白茅根30克，川贝母6克。加水浓煎，分3次温服，可连服10数剂，亦可间日服。（膏剂）：太子参、北沙参、明玉竹、怀山药、白茯苓、天冬、甜杏仁、生地黄、熟地黄各120克，生甘草、紫菀、百合各60克，五味子、川贝母各30克，白茅根240克。制法：上药多加水浓煎两次，滤去渣。另用冰糖1500克，先烊化熬至滴水成珠，后加入药汁收成膏，瓷瓶贮，埋入土中7日后取出。服法：每次服一大匙，滚水化开，日服3次。

病例 曾某，男，28岁。1953年春就诊，素有劳伤。日久不愈，渐至形成上述征象，先后用上两方治疗获愈。

章次公：治大叶性肺炎，用生石膏另吞

曾治某患者，平卧则喘，痰有铁锈色，左肋痛，此三者皆肺炎之特有证候。初起曾有战栗，壮热而神昏者，属大叶性肺炎。生石膏（研末另吞）12克，生麻黄4.5克，桔梗6克，黄芩6克，葶苈子6克，杏仁泥12克，杭白芍9克，桑皮9克，紫菀9克，粉甘草4.5克。

大叶性肺炎，辨证多属痰热壅肺，方用麻杏石甘汤加味，一则用其宣肺达邪，二则以其清热化痰。方中生石膏研末吞服，清热之功效较煎服为优。近世张锡纯先生常用此法，以治温热病壮热之症，诚有其验，然药量及细碎程度，

均宜格外谨慎之。

张子琳：理中二陈汤治肺痿

组成：党参、白术、茯苓、半夏、橘红、炙甘草、干姜、细辛、五味子。

肺痿、肺痈同属肺脏疾病，多因肺中郁热所致。肺痿属虚，多继发于他病，因病久耗伤津液，肺受熏灼所致。但亦有因肺中虚冷，气不化津，肺叶枯痿而引起，其有虚热及虚寒之分。前者以寒热、自汗、口干、唇燥、咳唾浊沫或咳嗽血丝，脉虚数等为主，治宜生津养阴兼清热润燥；后者以吐白涎沫，量多清稀，不咳无渴，脉象虚弱为主，治宜温肺益气，以摄涎液。肺痿为慢性内伤，治不可急图。

言庚孚：咳血治则五要

言氏通过对前人丰富论述的总结，加上几十年的临床经验，总结出"五宜五不宜"，归纳为"治则五要"。

1. 祛邪宜肃降，不宜宣散　咳血常由外邪引动宿疾，风寒化热或燥热伤络，此为肺失肃降，邪不去则血不宁，切不可见六淫犯肺，便主宣散，宣散者为动，肃降者为静。

2. 止血宜清凉，不宜温燥　咳而出血，总不离热，阳络伤则血外溢，实证多而气虚者少。清凉即指清热、凉血，使热去而血宁，但大苦大寒之品，只可酌选，如胃火重者用石膏，肝火重者用龙胆草，肺火重者用黄芩炭，心火重者用黄连，肾火重者用知柏，切莫堆砌，以防寒甚则凝。经曰：血者，喜润而恶寒，寒则涩而不流。瘀血内阻，病不易彻，如水遇寒则为冰。甘温药（指补气，温阳药）助气火，有火上添油之虑。咯血咳血用独参汤何以解？此为气脱之治，当见头面大汗，气息微弱，脉沉，或微细欲脱，不可混淆。

3. 治痰宜化痰，不宜敛痰　咳血、嗽血、咯血，难免随痰而出。痰与热交互，病势鸱张，除痰止咳，即治血之法，化痰者以贝母、竹沥、浮海石、天竺黄、枇杷叶等，使稠痰变稀而易于咳出，化痰者顺病势而为，切忌以罂粟壳、冬花、百部、马兜铃等镇咳敛肺，敛痰则湿痰胶固不去，痰热更不易去，敛痰成逆，反易成拙。

4. 消瘀宜和营，不宜攻伐　血刚止后，其经脉中已动之血，有所复还，此时则应消瘀。旧血不去，新血不生，凡有所瘀，必壅塞气道，阻滞生机，久则变为骨蒸干血。血瘀何以引发出血？经隧之中既有瘀血居住，新血不能安行无恙，终必妄走而再出，消瘀之药宜选和营止血，养血止血。正如唐容川所述："不补血而去瘀，瘀又安能尽去哉。"和营止血，养血止血，可使瘀既去而正不伤。赤芍、牡丹皮、当归、乳香、没药、三七之类均可选用，三棱、莪术、水蛭、虻虫等攻伐太过，耗气动血太甚，切切慎之。若问《金匮要略》虚劳立大黄䗪虫丸何解？此瘀留日久，肌肤甲错，已成干血劳瘵，大剂祛瘀反有养血补阴之功，与咳血者和营不可混淆。

5. 固本宜兼顾，不宜独取　固本即补虚，病邪去，出血止。瘀血消，血已宁，当补虚。若见阴血已去，气郁血去，补虚便投补气养血，或谓阴血同源，补虚便投养阴，独取一点，总嫌不全，补虚之法，当宗《理虚元鉴》之训，应重肺、脾、肾三脏，补肝肾，填肾精，补脾胃，健中州，补肺气，润肺金，辨证立法，不可偏废。唐容川说："补脾者十之三四，补肾者十之五六，补阳者十之二三，补阴者十之八九"确属经验之谈。咳血、咯血本为肺络所伤，补肺之法，也应强调，不可忽视。

"五宜五不宜"为咳血治疗之常法，临床辨证，变化无穷，不可拘泥。

岳美中：止咳汤治气管炎

气管炎，多由感冒引起，治不得法，或强制其咳，或兜涩其痰，往往造成慢性，久咳不愈。岳氏此方，以荆芥疏散积久之风寒余邪，前胡下气祛痰，白前祛深在之痰，浙贝母治外感咳嗽，合杏仁利肺气，有相互促进作用，橘红咳而喉痒者必用，连翘、甘草解毒，百部草镇咳，桔梗开胸膈排痰，白茅根清肺热，紫菀治伤风痰咳。诸药合力，共奏止嗽之功，因题曰"锄云止咳汤"（锄云，即岳美中先生之自号）。

病例　高某，男性，58岁。患气管炎，咳嗽夜甚，喉痒，胸闷，多痰，日久不愈。为疏一方：荆芥6克，前胡9克，白前6克，杏仁9克，贝母9克，化橘红6克，连翘9克，百部9克，紫菀9克，桔梗6克，甘草3克，芦根24克。嘱服4剂，复

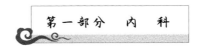

诊症状减轻，夜间已不咳，剩有微喘，仍多痰，加海浮石9克，紫苏子9克，服4剂，追访已愈。

李济仁：择时服药治慢性支气管炎

慢性支气管炎（简称慢支），多见于老年人，因患者体质多虚，又常易感外邪，每致虚实夹杂、病情反复，使治疗颇为棘手。皖南名医李济仁，学验俱丰，在临证中观察到，慢支多在朝夕加重，尤以晨起前后，暮寝之时，更见顿顿作咳，频频痰嗽，喘息气促，胸闷窒塞，直至大量痰液咳出，始见缓解。因此在治疗时，合理使用祛痰利气之药，使气道通畅，以减少反复感染之因；采用正确的服药时间，以提高疗效。如治疗老慢支，久病不愈，病及脾肾者，多在治痰的同时，加用桂附八味丸以平补肾中之阴阳，且在服药时采用晨起即服桂附八味丸，为借自然与人体"平旦阳气升"之力，而助肾气发旺；又用汤药豁痰利气，清除隔夜之陈积。寝前1时许，再服汤剂，为求药效恰在喘嗽动作时得以发挥，临卧服丸剂，以补入夜阳气衰，而减夜间喘嗽之苦。如此坚持服药，则疗效颇佳。

章次公：治气管炎两法

急性气管炎，总以祛痰为主。假使其人咳甚者，复入镇咳可矣。祛痰古称宣肺，镇咳古称肃肺。常用方为：炙牛蒡子9克，射干4.5克，远志肉4.5克，白前9克，紫菀9克，杭白芍9克，杏仁12克，桑白皮9克，知、贝母各9克，甘草3克，枇杷叶（去毛）3片。章氏对急性气管炎常用祛风清热、祛痰镇咳两法，祛风用牛蒡子，清热用射干、知母之类；祛痰镇咳则常用白前、紫菀、桔梗、贝母、杏仁、桑皮、旋覆花等药，用之多收良效。

傅再希：治哮以开窍排痰为主

傅氏卓识，有胆有略，其治哮证，别有特色。哮证感冷而发者谓之冷哮，感热而发者谓之热哮。临床验之，冷哮居多。无论冷哮、热哮，究其内因，皆宿痰久伏所致，所以朱丹溪有"专主于痰"之论。由于肺窍中积有顽痰，平时潜伏不动，举止动作亦无异于常人。若感触风寒暑湿，过食油腻生冷，气机失调，触动宿痰，则突然发作，痰鸣气涌，喉中呀呷作声，欲咳不能，头汗如雨，胸中满塞，不能仰卧。这时治疗以开窍剔痰为主。成方如皂荚丸、千缗汤、小青龙汤、射干麻黄汤等。用药如麻黄、细辛、小牙皂、白芥子等。盖哮证发作，皆由顽痰闭塞所致，可用麻黄、细辛等开通肺窍。又痰涎胶固，不易咳出，可用小牙皂、白芥子等，服后患者咯出一些坚韧黄绿色的脓痰，哮即立止。若只用一般化痰平喘之药，如紫苏子、紫菀、款冬、半夏等，犹如隔靴搔痒，无济于事。临证遇此，常在以上诸方基础上化裁，自拟一方，每获良效，药用：麻黄、小牙皂（炙、去皮）、川厚朴、陈皮各6克，白芥子（炒，研）、姜半夏、茯苓各9克，细辛、甘草各3克，生姜3片，红枣3枚。如系热邪诱发，兼见口渴、面赤者，麻黄、细辛、牙皂、白芥子亦可应用（分量不变），只须方中配以石膏24克，黄芩9克，切不可全用寒凉药。中医治哮，虽亦难断根，但若治疗得法，认真忌口，则近期疗效，尚可保证。凡哮证发作时，皆不宜用参、芪之类补益升提其气，亦不宜用阴药凝固其痰。常见有些不明医理者，见其喘促，唯恐气脱，辄妄用人参、黄芪、枸杞子、熟地黄等，以致偾事者其多，不可不引以为戒。又一般哮证与肾气失纳之气喘亦不同，亦不可用黑锡丹等一味镇坠。

崔玉衡：治喘止哮经验方——平哮汤

支气管哮喘，是老年多发病、常见病，常在冬季遇寒加重或发作。对本病的治疗，河南名医崔玉衡自拟平哮汤治疗支气管哮喘，显效。炙麻黄6～9克，炒杏仁12克，桑白皮20克，地龙12克，蝉蜕6克，蜈蚣1～2条，当归12克，石韦20克，细辛5克，徐长卿20克，生甘草6克。全方理肺平喘，解痉脱敏。适应于支气管哮喘发作期及持续期，寒热不甚明显者。发作时，上方水煎服，每日1剂；发作后，上方剂量加大2～5倍，共为细末，炼蜜为丸，每丸9克，1日3次，口服以巩固疗效。

若证型偏热者，加僵蚕、生石膏、鱼腥草；偏寒者加干姜、桂枝，重用细辛；痰盛气逆者加葶苈子、半夏、云苓；气虚者加黄芪、太子参、白果仁；咳剧者加款冬花、白前、枇杷叶。其他如全虫、土元、穿山甲等虫类药，均有解痉通气、行瘀开闭之效，临证当酌情选用。该方临床屡试不爽，在组方中，注重中西医结合，西为中用，表现在其配伍遣药上，麻黄解表宣肺，通利水道，其性属阳；地龙凉血平喘，息风通络，其性属阴；一阴一阳，具有解痉脱敏作用，地龙去麻黄之辛燥，麻黄减地龙之咸寒。徐长卿镇痛止咳，活血解毒，蝉蜕散风热，宣肺定痉，二药均有脱敏作用；桑白皮清泻肺气之逆，北细辛温开气道之闭，二药寒热并用，相得益彰；石韦镇咳去痰，平喘利水。

倪平佛：泽漆为主治喘咳

倪氏用泽漆治喘咳，虽学有所宗，亦具独到心得。

病例　许某，女，65岁，1966年3月28日初诊。咳嗽有年，日夜屈膝跪卧，肺早伤矣，食少便溏，脾土亦虚，脾虚不能运化，肺伤不能通调，则饮居胸阳而胸满心悸，水泛肤表而面浮身肿。况年逾花甲，阴盛阳衰，拟泽漆汤加减。处方：泽漆、桂枝各9克，炙麻黄6克，杏仁、党参、法半夏各9克，炙甘草6克，炙紫菀9克，生姜3片。4剂。先煮泽漆，滤汁代水煎药。

4月1日二诊：药后，喘平肿消，胃开能食，是饮去阳复，今后调理之法，唯有温补脾肾，以防饮邪复聚。早服香砂六君子丸，晚用济生肾气丸，常服善后。《金匮要略》云："（咳而）脉沉者，泽漆汤主之。"《长沙药解》有云："泽漆，苦寒之性，长于泄水。故能治痰饮阻格之咳。"此案水势泛溢，痰浊壅阻，重用泽漆以化痰逐水，正为合拍。

黄文东：肺脾同治除咳喘

原上海中医学院院长，著名教授黄文东先生，卓识谦和，对咳喘等慢性病的治疗经验，非常丰富，往往将有效处方加减后给患者配丸服。例如病情较轻者，注重肺脾同治，根据《金匮要略》"痰饮之病，当以温药和之"之意，以苓桂术甘汤为基本方，加入紫苏子、杏仁、陈皮、半夏、紫菀、当归之类，研极细末。水泛为丸，每日早晚吞服2次，每次2~3克，病情较重者，肾气不纳，动则气喘，加用《金匮要略》肾气丸。在不同的病例中采取标本兼顾，防止或减少复发机会，以巩固疗效，逐步达到治愈的目的。

董建华：肃肺降气法治疗喘证

喘证多经年不瘥，反复发作。董氏临证多以肃降肺气为主进行治疗。

1. 肃肺通腑、清化痰热法　本法适用于痰热阻滞肺胃、肠腑传导失职所致喘急面红、胸闷炽热、痰黄而稠、大便干燥、舌苔黄腻、脉象滑数者。药用桑白皮、杏仁、瓜蒌、枳实、莱菔子、冬瓜子、生薏苡仁、川贝母、黄芩等。痰多黏稠加生蛤壳、海浮石；口渴咽干加芦根、花粉；腹胀腹满加枳壳、苏梗。

2. 肃肺降气、解痉活络法　本法适用于肺气上逆、瘀血阻络所致喘憋气促、胸闷不舒、呼吸困难、面色唇甲青紫、舌质紫暗、脉弦细者，常用紫苏子、杏仁、全蝎、川芎、地龙、枇杷叶、枳壳等。全蝎、川芎、地龙为其经验用药，具有解痉活络平喘之功。若气滞痰生加陈皮、清半夏、莱菔子；气郁化热加黄芩、桑白皮；伤及肺络，咳血、咯血加白及、藕节、仙鹤草。

3. 降气平喘、燥湿化痰法　肺失肃降，不能通调水道，引起水液运行障碍，内聚而成痰湿，或素体痰湿偏盛，日渐积累，痰浊壅肺，肺气失降而见喘逆咳嗽、胸满窒闷、痰多色白而黏、咳吐不爽、舌苔白腻、脉滑。对于痰湿阻肺之喘，董氏运用燥湿化痰、降气平喘之法。药用陈皮、清半夏、茯苓、紫苏子、白芥子、瓜蒌、杏仁等。痰湿盛，胸闷纳呆明显加苍术、厚朴；喘急不能平卧加葶苈子、白果；脾气虚弱者加党参、白术。

4. 降逆敛肺、补肾化痰法　本证为久病年老体弱，反复频繁发作，病深及肾所致。若慢性喘证，复感外邪引起急性发作，常因痰浊壅阻肺气，而致"上盛下虚"之候。临床上常运用敛肺补肾、培补摄纳、降逆化痰之法治疗虚喘，以麦味地黄丸敛肺滋阴、补肾纳气，加紫石英、沉香以重镇降气而平喘。痰多气涌，咳逆不得卧加葶苈子、贝母、瓜蒌；肾阳不足加淡附片、肉桂；肾阴亏损加冬虫夏草、女贞子；虚喘兼见胃胀加枳壳、莱菔子。

病例　刘某，男，65岁。喘促胸闷反复发作5年。近日因气候寒冷而喘促不能平卧，胸闷气短，喉中痰鸣，痰白而稠，腰膝酸软，下肢轻度浮肿，口唇黯紫。曾在某医院诊断为"老年性肺气肿"。舌苔薄少津，脉弦细。此乃肺肾俱虚，复感外邪，引动伏痰，气逆闭阻，为本虚标实之证，当以降逆敛肺、补肾化痰法。药用生、熟地黄各10克，麦冬10克，五味子6克，紫石英（先煎）30克，

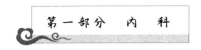

沉香3克，全瓜蒌10克，紫苏子6克，杏仁10克，山萸肉6克，冬虫夏草5克，砂仁3克。经服6剂，喘势渐平，再以原方加减调治2周余，病情平稳。

岑鹤龄：补阳法治老年性支气管哮喘

哮喘原分寒热，寒者十居八九，"小青龙"固然是寒喘病发的良方，但其未能标本同治。岑氏常用张景岳"金水六君煎"合"三拗汤"。因为归、地分补肺肾，"二陈"祛痰，"三拗"宣肺平喘，取其标本兼顾。当归一味，是治哮喘良药。《本经》早已提出主治"咳逆上气"，古方治肺如秦艽鳖甲、秦艽扶羸、百合固金、苏子降气等汤均入用本品。可是近人少用，而多用于调经补血，实际当归对虚寒咳喘也具功效。临床中，岑氏尤喜于治喘方中加用温肾壮阳之品。附子、肉桂、细辛、肉苁蓉常多采用，因为不仅着眼于固本，且有增强定喘止咳功能，对久喘不止的更为适合。蛤蚧一药，治喘最佳，有助阳纳气之功。但药稀价昂，作粉末冲服，效更确实，每次3克即足。

病例　岑氏同事之父薛荣，年过60，久患哮喘，稍凉即发，发时喘息抬肩，喉声鸣响，痰黏白沫，咳难咯吐，汗出脉疾，很痛苦。一次，岑氏为其诊治，诊得舌苔白润，脉象浮数而虚。初拟处方给予炙麻黄、炙草、杏仁、当归、熟地黄、清半夏、陈皮、紫苏子、细辛、大枣诸药。数剂后喘稍减轻，但未抑止，后再加用破故纸、肉桂二味，5剂后哮喘才消失。自后历时10年，每犯即按原方配服，确能收效。

姜春华：哮喘汗出不忌麻黄

江南过去某些医生倡言"南方不比北方，夏月不可用麻黄"。于是夏天哮喘发作当用麻黄而不用；又有些人说，仲景明训，"有汗用桂枝，无汗用麻黄"，认为凡汗出者均忌用麻黄。于是，哮喘发作时，汗出者不用麻黄。临床上很多病人在哮喘大发时常大汗出，喘平则汗亦少，当以平喘为主，不平喘则汗不得止，因为有汗避开麻黄，则喘不得止，汗亦不得止。前人有鉴于此者，如王旭高麻杏石甘汤注："喘病肺气内闭者，往往反自汗出""用麻黄是开达肺气、不是发汗之谓""且病喘者虽服麻黄而不作汗""麻黄乃治喘之要药，寒则佐桂枝以温之，热则加石膏以清之；正不必执有汗无汗也"。诚有识之见，可以推论，凡对某病证有良好作用的药物，不必因有某种副作用而避开不用，也不必受非主要症状的牵制而不敢用。当然用量应斟酌，中病即止。

董漱六：参蛤麻杏膏治疗支气管哮喘

沪上名医董漱六先生，平生治杂病，多用自创之方，其治支气管哮喘以气喘、痰鸣、咳呛为主症，用参蛤麻杏膏治支气管哮喘缓解期，多有效验。参蛤麻杏膏，由生晒参60克（如用党参，剂量加倍），蛤蚧2对，麻黄（去节）60克，杏仁100克，炙甘草50克，生姜60克，红枣（去核）120克，白果肉20枚组成。制法为：将生晒参另煎，收膏时冲入；蛤蚧去头足，研末冲入收膏；余药加水浸泡1宿，浓煎3次，去渣，滤取3次清汁再浓缩，加入冰糖500克收膏，装瓶备用。用法为：每日早晚各1食匙，开水冲服。不分男女老幼，常年均可服用。服药期间切忌烟、酒、红茶、萝卜、鱼腥及一切过敏食物、辛辣食物、生冷果品。若伤风停食，可缓服数日。参蛤麻杏膏适用于治疗支气管哮喘缓解期、慢性支气管炎伴有肺气肿等病。临床使用此膏还应注意随证加减。董氏主张，如患者咳嗽低热，可加桑白皮90克，地骨皮120克；如痰多呈泡沫状，加干姜10克，细辛3克；如大便干结，加熟地黄120克，当归90克；如心悸盗汗，加麦冬100克，五味子45克。

病例 倪某，女，16岁。1977年10月31日初诊。自幼患哮喘，反复发作，多年不愈。今值气候突变，哮喘复发，咳痰不利，胸闷气窒，喉间喘鸣，端坐呼吸，夜不安枕，面黄少华，畏风自汗。平时月经不调，白带绵绵。舌质淡苔薄白，脉濡滑。拟方：党参15克，炙麻黄5克，射干9克，紫苏子9克，杏仁10克，厚朴4.5克，白芥子4.5克，陈皮4.5克，茯苓12克，甘草4.5克，当归9克，白果肉5枚，沉香（后下）2.4克。水煎服，日1剂。服药3剂，哮喘止，咯痰利，夜寝安。因月经愆期，白带仍多，综上方随症加减，调治半月余而愈。继服参蛤麻杏膏2料。哮喘未见复发，月经调，白带少，面色红润，体健神旺。观察7年，疗效巩固，未再复发。

颜德馨：生半夏、水蛭粉治哮喘

生半夏化痰之力甚著，颜氏治哮喘习用之，一般用9克，加生姜2片，无副作用。水蛭粉能改进缺氧现象，每服1.5克，一日2次，其效亦著。哮喘剧作，多缘寒痰胶滞，气失升降，投麻黄附子细辛汤辄有立竿见影之效。附子温肾散寒，麻黄宣肺平喘，相得益彰，麻黄得附子止喘而不伤正，附子又能制麻黄之辛散。颜氏治哮喘之偏于寒盛者，最喜冠此两味，颇为应手。细辛通阳平喘，喘息甚时非此不可，量必重用，一般用4.5克，喘剧者可用至9克以上，临床尝见顽固性哮喘，用大量激素亦不为功，端坐喘息，日以继夜，投麻黄附子细辛汤（每味用量皆为9克）一剂而安。哮喘为沉痼之病，缠绵反复，正气溃散，精气内伤，症状错综出现，但毕竟寒痰阴凝于内者居多，用附子麻黄偕细辛，离照当空，阴霾自化，能使喘平痰减。即使舌质稍红，津液不足，但实质上以寒凝为本，经用麻附后阴气来复，津液上承，舌色反转润泽，故治哮喘时用药不可拘泥。

赵锡武：寒痰饮邪，用己椒苈黄汤

病例 患者蔡某，女，65岁。因患肺心病住院。周身高度浮肿，喘咳，不得平卧，腹胀，口干燥，二便不利。西医根据病史及检查所见，诊断为老年性慢性支气管炎、阻塞性肺气肿、慢性肺源性心脏病、心力衰竭Ⅲ级。综观前症，参以脉尚有余，舌紫苔腻。证属阳气阻遏，津液不能上承之故。遂取温下逐水，前后分消之剂，己椒苈黄丸方意治之。用药：防己、葶苈子各30克，椒目15克，大黄、麻黄各10克，补骨脂15克。煎服。药后5天，咳喘轻减，二便通畅，水肿见消，病情缓解。

本例方意既扶阳抑阴，又从肺肾同治。方内有防己与葶苈子二味，相配伍泻肺水，有极妙之处。又麻黄开肺窍，补骨脂固肾气，亦相得益彰。辛通以补，清上以降的方法，就是指此，看来本药在防治肺心病方面，可能有一定苗头。查《药性本草》谓本药有"疗肺痈，上气咳嗽，止喘促，除胸中痰饮"之效。李时珍《本草纲目》更明确说："肺中水气满急，非此不能疗。"以赵氏的经验体会，本品终归属清化热痰一类药品，倘若寒痰内留者，仍宜同辛散之品相伍，所以，赵氏常将麻、桂、防己、椒目同用，以治肺中寒饮。

岳美中：玉米须治慢性肾炎

玉米须60克，煎汤代茶，连服6个月。玉米须为禾本科玉蜀黍的花柱和柱头，因花柱呈丝状，故称"玉米须"。性味甘、淡，平，具有利尿通淋之功，用于肾炎水肿、热淋、石淋等，配方用15～30克。此药在秋季很容易大量收到，晒干后备用，病家可自己采备，经济而实惠。

岳氏积多年之经验，深感唯经济困难者，才能坚持服此方达到治愈。因为经济富裕和公费医疗者，不能长期守服，数日更一医，换一方，难怪治而不愈。若长期不愈有伤正气，应调护正气，使其伤损渐复，假如中途易辙，培补不终，甚至操之过急，继以损伐，其结果不但延长病期，甚至导致恶化。所以须嘱患者用玉米须必持久守方不替，才能治愈。

门纯德：温阳利水三方治慢性肾炎

阳虚则水泛，众医多以扶脾调补为多，叶天士《临证指南医案》治蒲姓案云："通阳则浊阴不聚，守补恐中焦易钝。"临床上许多慢性水肿患者，肾阳衰微，治宜温阳，守其治之，常可获效。

病例　门公十年动乱之秋，治张姓男青年，肾炎6年余，诊前1个月外感风寒，泛恶，精神疲惫，气短，睑如卧蚕，面苍白，六脉无力，经用抗生素、激素等疗效不显，辨证属肺、肾、脾三脏阳虚，水泛而气化不利，投方先施归脾汤原方、猪苓汤原方、真武汤原方，三方取联合方组意，即每天服一方，三方三天按顺序服，为一轮，三天一轮换，共服药60余天，诸症大减，后以金匮肾气丸服6月余，体如常人。

按斯症治法不外温阳利水，使离照当空，阴霾散却，脾运司职，水湿则不复聚矣。门公常谓，水肿后期运用真武汤，为收功之法，非鼓舞肾阳而水湿不能尽去，用猪苓之渗湿，意仅图标，以归脾扶土，意在健中；最后用真武之温阳，才是治本。

多年来，门公以这种方法，治肾性水肿17例，大都是缠绵多时，遍治乏效的患者，尽收很好的疗效，足资参考。

柳学沫：益母草、白茅根治急性肾炎

益母草、白茅根治急性肾炎甚效。干品每味30～60克，鲜品90～120克。

病例　1969年夏，张大庄马某，患急性肾炎，头面周身俱肿，嘱其每日自采益母草、白茅根鲜品，每味100克，煮水饮。1周后肿大消，有时因心中发热，或尿白发黄，即加自采鲜旱莲草、鲜生地黄各30克，至1个月痊愈。查尿完全正常，后未复发。以后用此法治疗多人皆效，可谓简、便、廉、验。

徐嵩年：温肾解毒汤治尿毒症

徐嵩年教授对于肾炎的治疗积有丰富的临床经验，其常用经验方——温肾解毒汤治疗尿毒症，每能取得良效。尿毒症的见证多是本虚标实，面色黄白（或萎黄），神情淡漠，倦怠乏力，腰酸肢软，贫血，蛋白尿，舌淡，脉沉细，是脾肾虚征；恶心呕吐，口有气味，厌食、眩晕，烦躁懊侬，胸闷膜胀，尿少便闭，皮肤瘙痒，血中尿素氮、肌酐明显上升，是湿浊邪毒蕴于三焦之象。治疗应标本兼顾，治本用温补脾肾，治标以清热解毒。据《千金》温脾汤加以化裁，拟订温肾解毒汤治疗，方取附子温脾肾之阳，配人参、甘草以益脾气大黄清热泄浊，半夏降逆止呕，重用紫苏理气宽中和胃，绿豆、六月雪清热利湿解毒，丹参活血祛瘀生新，黄连清热燥湿解毒，砂仁理气和中，白金丸祛痰降浊。一般2剂以后能收到效果，其近期疗效较为理想。

病例　杨某，女，43岁，1982年4月3日就诊。2年多来浮肿、腰酸，尿频急痛，反复发作，近1周恶心呕吐，纳呆，眩晕，畏寒，尿少，鼻中时有尿味，面色㿠白虚浮，肌肤肿胀，舌红、苔黄、脉弦，诊断为慢性肾盂肾炎尿毒症。上方去甘草、白金丸，加败酱草、半枝莲，10剂后肿退，呕吐、鼻中尿味消除，尿量显增，胃纳好转。仍每日1剂。1月后改为隔日1剂。于8月11日复诊，面带华色，体重增加，仅时感疲乏、腰酸。

胡建华：新咳、老嗽，止嗽神汤

组成：南、北沙参（各）10克，紫菀15克，蒸百部10克，光杏仁10克，款冬10克，姜半夏10克，桑白皮12克，鱼腥草30克，陈皮4.5克，天竺子10克，甘草4.5克。

功效：润肺化痰，顺气止嗽。

主治：新、老咳嗽，咳痰不爽，口干舌燥，顿咳连绵等症。辨证加减：外感风寒加荆芥10克，防风10克；风热咳嗽加薄荷6克（分二次后下）。本方从程钟龄之"止嗽散"化裁而来。以南、北沙参清润肺气为君药，配合紫菀、杏仁、款冬、百部、桑白皮宣肃肺气，再佐以鱼腥草、天竺子清热镇咳之品，使止咳而不伤正，痰热之邪有分泄之权；行补而不恋邪，肺之气阴有润补之衡。

病例 陈某，女，63岁。初诊日期：1994年11月4日。咳嗽反复迁延已3月余，痰少难咳，咽痒口干，舌质淡红，苔薄，脉濡细。处方：南、北沙参各10克，麦冬10克，百部10克，桑白皮12克，川贝粉（分吞）6克，茯苓15克，白鲜皮10克，紫菀10克，甘草4.5克。二诊：咳嗽已减，又见心烦，眠差，原方加淮小麦30克，合欢皮10克。三诊14剂后，咳止而愈。

胡建华：温阳活血治病毒性心肌炎

病毒性心肌炎，初起多由病毒邪气侵犯心肌所致。本病急性阶段，先以祛邪为主，兼顾其虚，待邪去之后，转入扶正调治。进入慢性阶段，由于病程漫长，或反复感染病毒，导致正气受伤，大致可以出现两种不同情况，即阳气亏虚与气阴不足。阳气亏虚者治以温阳益气，镇心安神；气阴不足者法当益气养阴，化瘀通脉。心肌炎后遗症，偏于阳虚水肿者，用一般利尿药退肿不易见效。可以重用附子、黄芪消肿，二药温阳益气，利尿作用甚佳。治疗心肌炎后遗症，无论偏于阳气衰惫，或气阴亏虚，均须补益心气，常用药物如党参、黄芪，必要时可用生晒参、红参，以改善心脏功能，增加心肌血流量，且能调节机体免疫功能。鉴于本病多夹瘀血，因此，在运用补法时，以灵动流通为要，切忌过分腻补。补气常与通阳、活血化瘀同用，选用桂枝、瓜蒌、丹参、红花、生蒲黄等效果较好，这些药物均具有增加冠脉血流量的作用。

病例　于某，男性，54岁，营业员。初诊：1984年12月12日。病毒性心肌炎后遗症7年，时觉心悸怔忡，胸膺闷痛，畏寒，神疲气短，面色少华，尿少，下肢浮肿，脉沉细结代，舌质淡紫。心率88/分，早搏6～7/分。外院心电图检查显示心肌损害，室性早搏。证属心气亏虚，肾阳式微，水瘀交错，胸阳痹阻，乃本虚标实之候也。治拟温阳益气以治本，祛瘀利水以治标。处方：熟附子（先煎）9克，云茯苓15克，炒白术15克，大白芍15克，川桂枝4.5克，生姜皮4.5克，炙黄芪15克，炙甘草9克，茶树根30克，见肿消15克，紫丹参30克。复诊：上方14剂，尿量明显增多，浮肿减退，畏寒心悸亦见好转，心率80/分，早搏2～3/分。治宗前法，原方加入猪苓15克，杜红花6克，当归15克。再诊：1985年2月11日。上方调治，心悸怔忡，胸闷气短等症明显减轻，自汗已止，尿量增多，精神振作，脉弦细，偶有结代，苔薄腻，舌质淡胖。原方续进。嘱：生晒参5克，隔水蒸软，于清晨空腹连汁带渣服用。以后上方加减，续服70剂，并用膏方治疗，心悸、胸闷、浮肿等症消失，脉弦细，无结代，苔薄腻，舌质淡胖。复查心电图正常。

宋孝志：治疗胃痞的经验

宋孝志教授临证时，在强调中医整体辨证的基础上，又常根据其病证的病程，证候的演变，自出机杼，如对胃痞证的治疗就体现了这样的特点。

1. 胃痞壅塞，平调升降　若其升降不能维系平衡，首先导致的病理改变是清阳不升，浊阴不降，壅塞中焦，失于通泰。进而可因气机不畅，血脉瘀滞兼证迭发，或克伐阴阳，中阳虚损，脉络失养致痞满久而不愈。因此，把权衡升降作为治疗痞满的契机枢转，临床十分重视调整脾胃的升降功能。并提出所谓调整升降之法并非仅限于升举与通下，升则包括宣窍、行郁、散结、升发、举陷；降则包括疏理、消积、降逆、渗利、导下。

胃脘滞塞，胸膈不利，连及两胁嗳气，噫臭者为实痞。治疗多用旋覆代赭汤加枳实等理气行气之品，以降肝胃气逆，条达肝气；胃脘痞满，气短，自汗，乏力，纳呆，腹中鸣响，便溏为虚痞。治疗多用补中益气汤，以升发脾阳，脾复健运，胃气自转。若临证虚实夹杂，脾胃失和，有食后腹胀，仍胃饥思食，脘腹隐痛，大便时溏时秘见证者，乃升降并调，治疗常用调中益气加枳实。方中枳实、陈皮、木香降气下浊，通畅三焦，旨为开通气道；生黄芪、柴胡、升麻升举清阳，意在祛散阴霾。升降互用，相得益彰。

病例1 司某，女，32岁。胃脘痞满时发时止2年。曾服保和丸而收小效，停药证如初。半年来加重，脘满痞塞，嗳声响亮，食后汗出，气短乏力，舌淡苔薄，脉沉。胃镜检查示：反流性胃炎。宋教授诊为"胃痞"，属脾虚胃逆，失于升降。用调中益气汤加味治疗。处方：生黄芪12克，党参9克，炒苍术9克，陈皮9克，升麻6克，柴胡9克，木香6克，枳实9克。服药3剂，自觉胸旷脘宽，然嗳气更响更频，时夹酸苦之液上溢，为脾气虽得升发而胃气不得枢转，遂遣清半夏9克以降胃疏机。服药7剂，嗳气渐止，再服2月，症状全消，胃镜复查胆汁反流消失。

2. 久痞不愈，调理阴阳 久痞不愈者应从调理阴阳入手，温中补阳以健脾运，养阴和络以濡润胃。在用药方法上侧重阴中求阳，阳中护阴，以杜养阴之寒凉滋腻太过，凝滞胃气致痞满更甚；又防助阳之辛散恃强，耗伤胃之阴津而痞满难消。

如临床所见脘腹痞满日久，烧灼样疼痛，伴不知饥，体瘦，舌红少苔之阴虚者，常以黄精伍党参、淮山药益脾润胃，补虚添精；山楂配芍药、甘草酸甘化阴，滋补胃阴，濡养胃络，助胃和降，佐以黄芪、陈皮、砂仁启发脾阳，运动阴药，防其碍脾滞胃。若临证见痞满悠悠，晨宽暮急，喜暖喜按，喜热饮，甚或有自觉腹中凉，面色萎黄，大便清溏，舌淡苔白或腻之脾胃阳虚者，常以金匮肾气方助阳补阴，温运除满。

病例2 柯某，诉胃脘痞满8年，加重2年，自觉冷气充塞于脘腹之中，时值初夏，脘腹部仍护一棉衫，嗳气频繁。多次胃镜检查，病理诊断：萎缩性胃炎。曾服附子理中汤等中药数十剂，感觉咽干发热，胃中冷痞充塞依旧不减，舌淡胖，苔白，脉沉。宋教授诊后谓：脾阳不足，源在釜底乏薪，独用姜附于之无助，反引脾之阴火上升，当以补阳护阴。处方：附子9克，肉桂粉3克，熟地黄9克，山药15克，山萸肉9克，茯苓9克，砂仁6克，泽泻9克。3剂。二诊：自觉腹中冷气消散，肠鸣，矢气增多。宗原方之意，继服月余，痞满已除，但仍不欲去棉衫，是为阳气虽复，而气机不展。故方中去肉桂、山萸肉加乌药9克。再服半月，来诊时诉胃中冷气已平，棉衫尽去。

3. 痞满兼痛，调和气血　临床观察胃痞之证，初起多唯痞而不痛，随着病情的发展常伴发胃中隐痛或刺痛、灼痛的出现。宋教授以为，此乃因痞伤及气血之故。痞病之初，邪之不实，气血尚盛，虽发壅滞之弊，但络脉通畅；痞之日久，邪入脏腑，损经伤脉，气滞血涩，瘀滞不行，遂因不通而发疼痛。治疗应以调气和血为法。气滞为主者，自拟砂半理中汤。药物组成：砂仁、半夏、香附、枳壳、高良姜。方中砂仁能"醒脾、降胃、益肾"（《本草纲目》），可理元气，通滞气，散寒饮痞胀。现代药理研究，砂仁可促进胃液分泌，调整胃肠功能，是方中之君。半夏降逆和中，消痞除胀为方中之辅药。枳壳疏郁结，畅气机；香附行气理血。此二药现代药理研究证实，均可促进胃肠蠕动，加速代谢，调整消化道平滑肌的舒缩，缓解痉挛。高良姜温运中气。诸药合用，祛壅除滞，畅经活络而消痞痛。若以血瘀为主者，常施以五灵脂散加味治疗。

宋孝志：鸡鸣散治慢性心衰

鸡鸣散乃《证治准绳》方，先贤用其治疗风湿寒凝、壅滞经络所致的足胫肿重无力、麻木冷痛，恶寒，发热或寒逆上冲，胸闷泛恶，或足胫疼痛不可忍，筋脉挛急，下肢浮肿之湿脚气证。宋教授据此方行气降浊，宣化寒湿之功，将其用于治疗风湿性心脏病引起的慢性心力衰竭，效果卓著。

风湿性心脏病引起的慢性心力衰竭，从中医证候学的角度归纳其临床表现，主要有心悸，喘促不能平卧，动则更甚，口唇青紫，手足逆冷，纳呆，泛恶，尿少，双足胫浮肿，舌黯，苔腻，脉沉细或结代，或虚数无力，属"心悸""胸痹""水肿"等证。

发生之关键是寒湿作祟，鉴于古人鸡鸣散治疗脚气病如神之说，临床遇风心病心衰久治小愈者多以鸡鸣散治疗。风心病所致慢性心力衰竭是一个危重的病证，多因病人反复发作而致体质极度虚弱，疾病的演变只系于毫厘之间。因此，临床应用鸡鸣散治疗本病认证十分严谨，必须具备：心肺瘀滞，口唇青紫，心悸，喘咳；脾肾阳虚，寒湿泛滥，足胫浮肿；水寒上冲，喘促不得卧，咳唾白沫，呕恶，烦闷胸窄，舌苔滑或腻，脉或结代，或沉细无力。据此三个要素，方可用此方治疗。

鸡鸣散，以槟榔为主药，取其辛宣利五脏，取其苦降气除滞，取其温行气化水。紫苏子为辅药，凭其辛温以散风除湿，通利气血。吴茱萸温经止痛，泄浊降逆，以其通利中焦。临床以超常量破吴茱萸有毒之戒，谓："病之所用是谓药，病之不用即为毒。"临床多用12克以上。陈皮开中焦之壅滞；桔梗起上焦之气，以利气宣肺；木瓜祛湿舒筋，以酸柔肝和胃；生姜宣散湿邪。当风湿性心脏病致心力衰竭表现为寒湿壅滞，寒气上冲心肺的证候时，鸡鸣散之下行宜散，下行导致、疏中除壅作用，一则通畅三焦，开泄水道，逐三阴经阴寒之气。二则可健脾和胃，行气除胀。现代药理研究发现，槟榔、紫苏子、陈皮等可作用于胃肠平滑肌，促进胃液分泌，加速胃肠排空。通过调整胃肠运动可部分地改善心衰造成的胃肠瘀血，从而缓解心衰所致的胃肠道症状，增加食欲，减轻腹胀。三则疏利气机，振奋心阳。

鸡鸣散的服用时间，据多年的临床观察，应遵古人鸡鸣时分服药的时间。目前许多后来者常忽略了这一点，殊不知此病，病在心，与肺、脾、肾相关，是阴经所主，阴寒凝重，肃杀阳气。鸡鸣时分当为阴至之末，阳至之初，病体阴邪太盛，阳气难以升发续接。此时服用鸡鸣散可驱散阴邪，启发阳气，使阴阳之气相接，又可乘阳气上升之势温化水湿。故此可达事半功倍的效果。服药的方法也直接影响着药物的疗效。因鸡鸣散多为辛散之品，药性温峻，若以热服遇阴寒之极必相搏相斥，冷服时亦能以冷迫阴，而使药物发挥更大的作用，故临床常嘱病之冷服。对于呕恶，心中烦乱，阴寒之气上冲者，常令其慢慢咽服，半小时内饮完，免遇上冲之气而出。

董建华：治温初期透、清、下

董氏认为外感温热病，是由温热毒邪侵袭机体而致的以热象偏重、易伤津液为特征的外感疾患。温热毒邪是致病的主要因素，具有发病急、传变快、变化多的特点，因而在温病早期，祛除病邪、截断病势、扭转病机是治温之关键，而根据感邪性质，入里浅深及所侵部位的不同，采用宣透、清里、攻下是驱邪外出的主要方法。

温热病邪侵袭肺卫，邪在浅表，郁于肌腠，卫气不畅，肺气不宣，当选以金银花、连翘、薄荷、牛蒡子、僵蚕、蝉蜕等辛凉宣泄，散热透邪，使邪由表而解；若邪入里，热势较盛则当寒凉清热，所选之法，当视邪热在气、在营、在血之别，在脏和在腑之差，或清气热，或清热泻火，或清营泄热，或凉血散血，或清瘟败毒，或清心开窍，使邪有出路，热散而病解。应用之时须忌过用苦寒损伤正气，使邪气留伏不出。董氏认为温病中表已得，汗而热势不退，或里热已炽而尚未见有腑实，是应用清法的最佳时机。下法具有荡泻热结，驱除积滞，通畅腑气的作用，早有温热病下不嫌早之说。董氏选用下法强调当须审证度势，察邪之盛衰，病位之高下，兼邪之多寡，正气之强弱，病势之缓急而为之。阳明腑实，热结为甚，则当苦寒峻攻；正气不足，腑气不通，当须养阴益气，扶正而攻下；若兼有瘀血、积滞、痰浊者，更宜相合而用，逐邪外出，以防滋生别证。

董建华：治湿热宣畅为先，轻以制胜

湿热病属温热病中的一大类疾病，为湿邪和热邪共同为患，具有病程长、缠绵难愈，易犯中焦脾胃的特点，因而备受历代温病大家的重视。董氏在吸取前人精华的基础上除注重湿热病邪所在部位以及湿邪与热邪轻重不同之外，更强调宣畅气机而化湿。他认为湿热之邪内蕴机体非初起即为燥热的温热之邪，湿性黏腻，最易阻遏气机，郁闭阳气，此为湿热病缠绵难愈的根本所在，因而强调治湿热病应先宣气化湿，即调畅气机，芳香化湿，这样气行则湿行，湿行则热退，既可使郁闭的阳气不受过分清热的损伤，同时也大大缩短了缠绵难愈的病程，提高了临床疗效。在用药上，由于湿为阴邪，其性黏腻，热为阳邪，温热上炎，因而在选择用药时，多用质轻芳香之品，如清水豆卷、藿香、佩兰、蔻仁、生薏苡仁、杏仁之类，轻可去实。既不可过用苦寒，造成冰伏，使病势难解，也不可过用大辛大温，以助热动势，蒙闭清窍，更不能滥用滋补，使病情缠绵，难以收效。

王正公：麻黄、甘草平哮喘

病例　曹某，男，13岁。哮喘史8年。近因受寒哮喘发作3天。咳喘气急，不能平卧，苔薄白，脉浮紧数。风寒外束，痰阻肺络。先拟辛温达邪，宣肺祛痰。处方：麻黄5克，杏仁9克，生甘草4克，荆芥9克，紫苏子9克，桂枝5克，紫菀9

克，百部9克，白前9克，僵蚕9克，蝉蜕3克。5剂后，哮喘即平，苔白已化。原方去麻黄、紫苏子、桂枝，加牛蒡子9克，前胡6克，南沙参9克。连服3周，哮喘未发。复除荆芥，加党参、当归以益气养血，调摄本元，改用丸剂常服，哮喘多年未发。

哮喘发作期的治疗要辨别感受外邪的不同，采用不同的方法。一般以透邪为主，佐以祛痰解痉。急性发作初期，以风寒束肺，肺气失宣症状多见，应辛温宣透。

常用三拗汤合止嗽散为基本方。三拗汤中麻黄辛温宣肺，止嗽散中荆芥解表祛风，是审因求本之治。但需注意青少年患者往往一经宣肺达邪，风寒见证易转风热，此时应除麻黄或减其量，而加牛蒡子、前胡、桑白皮等清肺透邪之品。无论风寒、风热或痰热、痰湿，都宜加虫类药物如僵蚕、蝉蜕，以疏风解痉，化痰散结。此时，在宣透中加一味沙参，以益肺气不恋邪。至缓解期，治法虽以养血益气、扶正培本为主，但仍须参用数味宣透之品，以清透余邪。

潘澄濂：益肾止血法治疗支气管扩张

病例 陈某，女，32岁。1959年2月初诊。患者于1956年开始咳嗽，时轻时剧，缠绵不断。至1957年春发现咯血，每月发作3～4次，持续2～3天，精神委顿，稍劳即觉胸胁腰背酸痛。经某医院三次支气管碘油造影摄片，确诊为两侧性支气管扩张，不适宜手术切除。现在症状为：患者久咳不已，咯血频发，但不发热，形瘦气短，舌质边尖红，苔黄腻，脉象细弱。即投以百合固金汤合补肺阿胶汤加减之剂。连服2月后咳嗽减轻，咯血周期延长，血量亦见减少。同年11月改服敛肺止血膏。组成：潞党参90克，百合120克，生地黄120克，诃子肉90克，黛蛤散120克，花蕊石120克，旋覆花90克，竹沥、半夏各60克，炙兜铃60克，麦冬90克，五味子30克，巴戟肉90克，陈皮45克，炙甘草45克。将上药浓煎2次，取汁加阿胶150克，三七粉、川贝粉各45克，冰糖250克收膏。早晚2次，每次2汤匙，开水化服，每一料可服1个月。1个疗程后，咳嗽、咯血基本控制，于1960年2月，经X线摄片检查，较前见有好转。续服1个疗程停药，随访4年，咳嗽、咯血基本控制，体重增加。

支气管扩张乃久咳不止，肺气不敛，伤及血络，致气血受伤，阴精内耗，遵

《黄帝内经》"散者收之，损者益之"的治则及张景岳"咳嗽咯唾等血，无不有关肾"之说，以化痰敛肺、止血益肾为法则。先以百合固金汤合补肺阿胶汤遏其势，复以敛肺止血膏善其后。后方是在前方基础上加丹溪咳血方等化裁而成。具体治疗时应做到"暴病不可荏苒，沉疴不可速瘳"。并须据症加减，如脾胃虚弱加白术、淮山药；痰中带血加茜草、藕节；气急去花蕊石，加海浮石等。发生上呼吸道感染或胃肠急性炎症，可暂停服用。饮酒、劳累及情绪激动均能影响疗效，应加以注意。

李斯炽：治胃下垂不可仅守补中益气

病例　王某，女，1972年10月19日初诊。患者有胃下垂史，大便溏薄而少，解便时必须努责，而始见少许清粪，遇月经来潮及感冒时反而大便通畅，食欲欠佳，胃部膨满，矢气、嗳气频作，子宫下坠，脉弱舌淡。此中气不足之证，治当补中健脾，用补中益气汤加味。处方：党参18克，当归9克，黄芪12克，白术9克，陈皮9克，升麻3克，柴胡6克，生姜2片，枳壳9克，木香6克，大枣3枚，甘草6克。服上方3剂后，即见显效，大便基本正常，余症亦得缓解，嘱其常服本方以巩固疗效。

本例胃部下垂膨满，子宫下坠，脉弱舌淡，显系中气不足之象。肠胃气虚，不但饮食难化，大便溏稀，且推动无力，排便不爽。脾虚气滞于中，则嗳气、矢气。月经来潮时，体内气血流动加速，感冒时正气鼓邪，故反而大便通畅。方用补中益气汤，旨在补益中气，加枳壳、木香以行滞气。药证相应，故得显效。胃下垂的治疗中，目前用得最多的仍是补中益气类药物，表明补中益气汤仍为本病治疗之主方，温阳理气的药物也占相当大的比例，滋阴润燥之药临床应用不少，但在使用频度上尚不高，可能与胃阴不足型在本病中较之脾虚气陷型少见有关。活血化瘀之药，已引起人们重视，方药中加活血化瘀之品，往往有助于疗效的提高。

从总体情况看，中医学治疗胃下垂以中医药和针灸为主，一般主张以补中益气为治疗大法。随着临床实践的增加，对此说已有异议，本病证所表现的脾胃脏腑功能失调虽属虚证，但亦有气机阻滞一面，应属中虚气滞，虚中夹实，特别是病程日久，加之胃本身形态及位置的明显改变，牵引及压迫血管，使胃壁静脉回流障碍等，可发生血流瘀滞，故又有瘀血停滞的一面。认识的深入，使治法趋于多样，疗效有所提高。

张海峰：溃疡性结肠炎五治

1. **结肠片** 组成：分二方，基本方：六神丸、锡类散各1.5克，血竭、三七各4克，大黄3克，云南白药、青黛各6克，墨旱莲10克。加减：Ⅰ号方为基本方加山药30克，罂粟壳9克；Ⅱ号方加白芍60克，大黄15克。用法：先将六神丸、锡类散、血竭、三七、青黛分别研细、合匀备用。余药，去杂质晒干，研细过80目筛。按Ⅰ、Ⅱ号方的药物组成混匀，各按比例加入淀粉，制成颗粒烤干，再分别加上药合匀，压片（每片重0.35克），制成肠溶糖衣片。以腹泻为主服Ⅰ号，以大便干结为主服Ⅱ号方，每日3次，每次6～8片。100日为一疗程。疗效：共治疗50例，临床痊愈20例，基本缓解14例，部分缓解14例，无效2例，总有效率为96%。

2. **健脾敛溃散** 组成：党参、焦白术、生黄芪各150克，煅石膏、白及、白芍各300克，川黄连、血竭、甘草各60克，炮姜、枳壳各50克，石榴皮、乌梅各200克。加减：血便加参三七、地榆炭；纳呆加焦山楂、炒麦芽。用法：乌梅放在瓦片上用火烘干至焦黄（切勿变焦黑）。生石膏放在电炉上直接火煅，其余药物用烘箱或文火烘干，诸药研粉，过80～100目筛，装瓶备用。可于饭前半小时，用热水调成糊状吞服，每次40克，每日3次。服后可饮几口稀粥汤，勿饮开水。30日为1个疗程。疗效：共治疗74例，临床痊愈51例，基本缓解11例，部分缓解8例，无效4例，总有效率为94.6%。

3. **溃结合剂** 组成：Ⅰ号方：生黄芪30克，川黄连10克，罂粟壳、补骨脂、五倍子、地榆各15克。Ⅱ号方：生黄芪30～60克，血竭10克，大黄6～10克，黄连10克，紫草根15克。用法：Ⅰ号方口服，用开水煎煮20分钟，每日1剂，每服200～300毫升，1日3次。Ⅱ号方灌肠，浓煎成500毫升，为提高疗效，可加普鲁卡因0.25～0.5克，再加等量的青黛和白及粉，调成稀糊状，保留灌肠。可于每晚用导尿管接注射器将药液推注入肠内。疗效：用上法治疗118例，临床痊愈及基本缓解107例，部分缓解10例，无效1例，总有效率为99.2%。

4. **消溃疡灌肠方** 组成：Ⅰ号方：朱砂莲15克，蜈蚣15克，二色补血草30

克，小蓟草30克，炒地榆30克，白及15克，索骨丹15克，铁苋菜30克。Ⅱ号方：朱砂莲15克，蜈蚣15克，白及12克，千里光30克，虎杖30克，甘草15克，黄柏12克，白花蛇舌草30克，炒薏苡仁30克，败酱草30克。用法：Ⅰ号方用于清热解毒，有脓血便者；Ⅱ号方以燥湿解毒为主，用于黏液便者。加水浓煎成200毫升，每次用75~100毫升，保留灌肠，30次为1个疗程，疗程间隔7天。疗效：共治疗431例，临床痊愈266例，基本缓解及部分缓解141例，无效24例，总有效率为94.4%。对其中117例做2~4年随访，62例复发，复发率53%，但症状均较前轻。

5. 锡类散合剂（外用）　组成：锡类散、云南白药、生肌散（或冰硼散1/2袋）各1克，0.25%~1%普鲁卡因20毫升。用法：上药混合后加温开水或生理盐水120毫升，充分溶解后保留灌肠。灌肠时令患者向左侧卧，取头低足高位，灌入后静卧10分钟，然后转平卧、右侧卧位各10分钟，10~20次为1个疗程。并可根据症情，按前述辨证方口服药物。疗效：以本方灌肠治疗为主，口服药为辅，共治疗138例，临床痊愈71例，基本缓解40例，部分缓解24例，无效3例，总有效率为97.8%。

张镜人：慢性萎缩性胃炎四辨

病例　孙某，女，56岁。胃脘疼痛，犹如针刺，胀满不舒，纳谷减少，嗳气频作，嘈杂，大便带溏，曾有便血一次。病经数载，渐见消瘦乏力。脉象弦细，苔薄，舌质紫黯。胃液分析，各项指标均低于正常。纤维胃镜检查，诊断为慢性浅表性胃炎伴局限性萎缩。病理见肠腺化生Ⅱ级。拟养阴益胃，理气和络。

处方：孩儿参9克，南沙参9克，川石斛12克，炒赤芍9克，清炙草5克，白花蛇舌草30克，铁树叶30克，平地木15克，旋覆花9克，代赭石15克，九香虫5克，八月札12克，徐长卿15克，血竭（研粉吞）2克，炒楂、曲各9克，乌梅肉9克。服药4周后，刺痛大减，胀满亦轻。连服3个月，诸症全消，食欲增加，大便如常。经胃镜复查，为慢性胃炎Ⅱ级（局部萎缩不明显）。

胃脘痛久病见胃阴不足或瘀阻络脉者，纤维胃镜检查多见萎缩性胃炎或伴有肠腺化生。治宜养阴益胃、调气活血并举，多采用叶氏养胃汤、加减思食丸，酸甘化阴，俾胃阴得复。调气药除紫苏梗、香附外，常可兼用八月札，以疏肝散结；活血药除丹参、赤芍外，常兼用血竭以行瘀止痛、和血生肌，对萎缩及溃疡之愈合都有好处。

1. 脾胃气虚（或脾胃阳虚）　处方：党参15克，黄芪30克，炒白术15克，茯苓15克，延胡索10克，当归15克，白芍15克，陈皮6克，干姜6克。加减：胃酸分泌不足加山楂15克，乌梅10克；胃痛甚加莪术10克；腹胀甚加紫苏梗10克，莱菔子15克，麦芽20克；畏寒肢冷酌加附片6克，肉桂3克；便溏加黄连6克，倍白术；腰膝酸软者为脾虚及肾，可加枸杞子10克，桑寄生15克，补骨脂10克，吴茱萸10克；兼有气滞者为中虚气滞加广佛手、绿萼梅等不温不燥、性味平和之理气药。用法：每日1剂，水煎服，早晚分服，1个月为1个疗程。常用成方：可选香砂六君子汤、异功散、黄芪建中汤、理中汤等加减。

2. 肝胃不和治法　疏肝理气，和胃止痛。处方：柴胡10克，瓜蒌仁15克，枳壳10克，木香15克，青皮10克，陈皮10克，草豆蔻10克，半夏15克，槟榔片10克，莱菔子10克，川黄连10克，黄芩10克。加减：若气滞日久，疼痛不已，恐有瘀血，宜行气活血止痛，可选郁金、当归、乳香、没药等。用法：每日1剂，水煎服，早晚各服半剂，禁烟酒、生冷及辛辣食物，1个月为1个疗程。常用成方：可选柴胡疏肝散、逍遥散、四逆散等加减。若肝气郁结，已有化热之象，可合左金丸、金铃子散等理气泄热。

3. 胃阴不足　治法：以滋阴养胃为主，佐以清热。处方：沙参15克，麦冬10克，玉竹10克，淮山药12克，生地黄12克，香附10克，麦芽10克，枸杞子10克，当归10克，甘草10克。加减：脾气不足加党参、白术；兼气滞血瘀加白花蛇舌草、川楝子；胃中有热加栀子、天花粉或左金丸；痛甚加延胡索、川楝子；大便干结加生大黄；胃酸缺乏加乌梅、山楂、五味子。若上述滋阴养胃、酸甘化阴法不能奏效，或取效一时，旋又如故，临床见腰膝酸软，头晕乏力等症，根据中医"胃肾相关"之说，胃之虚火耗劫肾之真阴，为肾阴不足之候。治疗可合六味地黄汤或左归饮化裁治疗。用法：每日1剂，水煎服，早晚分服。

4. 瘀阻胃络治法　行气活血，破瘀散结。处方：黄芪20克，当归15克，川芎15克，高良姜10克，枳实15克，乳香10克，没药10克，炙甘草10克。加减：胃痛重者加延胡索15克；腹胀甚加厚朴10克，青皮10克；消化不良加焦三仙各10克。用法：每日1剂，水煎服，早晚分服，1个月为1个疗程。

邹云翔：治肝炎慎用清利

病例　章某，男，45岁。1964年6月6日初诊，1960年患急性传染性无黄疸型肝炎，久治不已，延为慢性，曾住某医院和某疗养院，中西医同时治疗。症情稍有改善，但仍精神不振，头脑昏涨，疲乏无力，肝区隐痛，腹胀便溏，纳谷不馨，两腿微肿，咽喉作痒，微咳，寐差。诊脉沉细，苔白质偏淡。化验肝功能波动不定，时好时差；超声波检查肝上界第6肋，剑下5厘米，肋下1厘米；脾肋下3厘米。肝波四型。证属肾阳不足，肝旺血虚所致，治当温肾助阳，养肝扶脾，不可再用苦寒清泄之剂。处方：制附片3克，全当归4.5克，焦白芍9克，白蒺藜9克，炒木瓜9克，炒山药9克，茵陈9克，炒陈皮4.5克，广木香3克，炒扁豆9克，生、炒薏苡仁各4.5克，焦神曲9克，干荷边9克，鲜生姜2片，黑大枣5枚。6月13日复诊：药后觉精神好，纳增，便调，寐佳。原方加入潞党参9克，以补气健脾。6月20日三诊：药颇合拍，头昏等症状皆显著减轻，觉体力日增，登五楼和爬小山已不大感吃力，效不更方。原方加枸杞子9克，制附片改至5克。患者坚持服上方近3月，肝功能一直正常，肝脾皆缩小至正常范围。近随访患者，肝功能正常，肝脾亦不大，唯每年春夏之交有头昏、乏力现象，仍沿用上方，头昏乏力等症状消失。

邹老认为治疗慢性肝炎和治疗其他疾病一样，虚则补之，实则泻之，寒者温之，热者清之，应该辨证论治。不可见到"炎"字就不加辨证地一味苦寒清泄，对该温者不敢温，该补者不敢补，每致药不对症，害人匪浅，确值得借鉴。中医治肝炎，用药频次最高的是活血养肝，疏肝理气，健脾化湿类药物；其次为益气补血，清热解毒，利气化湿类药物；再次为养阴软坚，活血破瘀，消导化浊，调理脾胃，平补肝肾阴阳气血之品，基本符合本病以邪实正虚为主的症状。

邪实表现为湿热未净，瘀血内阻；正虚则为肝、脾、肾三脏先后受损，气阴两虚亦为多见，攻补兼施则为治疗本病的大法，用药情况正体现了这一特点。而清热解毒药物应用范围达40余味，重复性较强的药物有大黄、黄柏、贯众、虎杖、肉桂、败酱草、石榴皮、山楂；有一定重复性的药物有鱼腥草、紫草、马齿苋、麻黄、白矾、首乌、半枝莲、车前草、紫参、赤芍、槟榔、蟛蜞菊、黄芩、地榆、桑叶、蚕沙。从药物性能分析，清热解毒药占多数，其次为酸涩收敛药、活血药，少数为温补扶正药。

彭培初：辨治中风重证

彭氏临床实践中十分推崇清代名医喻嘉言中风"中脏宜分缓急二候"的超俗见解。喻氏在《医门法律·律五条》中指出："然中脏有缓急二候。中府日久，热势深极，传入脏者，此属可下，而下必使风与热俱去，填其空窍，则风不再生。若开其瘀塞，必反增风势，何以下为哉。其卒虚身中急证，下药入口，其人即不苏矣，可无辨欤。"正如张锡纯所谓："中之重者，治不如法，危在翘足间。"中风中脏因症情危重凶险，治疗必先明辨是"中脏急候"还是"中脏缓候"，并非所有昏迷患者均可通腑攻下。对"中脏急候"，应忌用通腑攻下法，对中脏缓候由中腑日久转化而来者，始可攻下通腑，但"必使风与热俱去，填其空窍，则风不再生"。

中脏缓候的治疗"中脏缓候"（即浅昏迷者）昏迷程度较轻浅，如神志似清若昧，或不识人，目中不了了，多属邪实痰热内闭心窍；或痰湿蒙蔽神机，治疗主张通下化痰以开窍，用礞石滚痰丸最为确切。该方用黄芩清胸中无形之热，大黄泻肠胃有实之火，此即治痰必先清火之意；以礞石之燥悍，即治痰必先除湿之意；大黄、黄芩得礞石、沉香则能迅速直攻老痰巢穴。但需注意，目前市面上所用礞石滚痰丸方系《全国医药产品大全》1988年版，其方组成：上方减金礞石，加青礞石、银硝。功效：逐痰散结，通腑泄热。主治：顽痰壅塞，胸膈痞胀，神志昏蒙，大便秘结。礞石入药，分为二种，一种是金礞石，主要成分为云母与石英，一种是青礞石，主要成分为一种形似云母的含水硅酸盐矿物，礞石入药，必用银硝煅制，其功效皆有坠痰、消食、下气、平肝之用。广东省药品标准该方加生大黄5克，降火逐痰通便之力更佳，服用该方时应空腹温开水送服或鼻饲15～30克，同时予复方丹参针静滴。

蔡淦：脾虚清阳不升是慢性泄泻的根本

慢性泄泻是指每日大便次数增多，粪质溏薄或者呈水样，病程迁延两个月以上。蔡氏认为，慢性泄泻是以脾虚清阳不升为本，在此基础上可兼有肝郁、肾虚、湿胜等兼杂证。可分为肝郁脾虚、脾肾两虚和水湿内停三型，治疗宜以健脾升清为核心，配以疏肝、补肾、化湿之法。肝、脾两脏在生理上相辅相成。肝主疏泄，条达全身各脏腑的气机，只有肝气畅达，脾才能很好地发挥其运化水谷精微和升清降浊的功能。脾气健运，气血生化有源，肝血充沛，肝脏得阴血以柔润，肝气才能得以条达。

病例　姜某，男性，31岁。患者有慢性腹泻病史数年。每遇工作繁忙或者精神紧张时易发作，腹泻多发生于餐后。发作时先有少腹拘挛疼痛，便意急迫，排便后腹痛缓解。发作时每日排便3～4次，先实后溏，甚则如水样。体检示腹软无压痛，舌淡红，苔薄白，脉小弦。大便常规阴性，钡剂灌肠未见肠道器质性病变。西医诊断为肠易激综合征，中医诊断属肝气乘脾之泄泻，治以抑木扶土，方选痛泻要方加减。处方：炒白术15克，白芍15克，炒防风15克，陈皮6克，柴胡15克，延胡索15克，乌梅10克，五味子5克，党参10克，山药15克，甘草6克。1周后复诊，诉腹痛基本已除，大便每日1～2次。

患者腹痛、腹泻发作与精神紧张有关，平时也比较容易紧张，而且腹痛以少腹为主，少腹为足厥阴肝经所循行的路线，加之脉小弦，这些都为肝气郁结的表现。所以治疗当以抑木扶土为主，方用痛泻要方加减。

叶景华：宁神合剂疗失眠

中医界一直在探讨本病的病机、治法，据多年临床经验，认为不寐的原因很多，如气郁化火，扰动心神；胃中不和，痰热内扰；阴虚火旺，心肾不交；思虑劳倦，内伤心脾；以及心胆气虚，神摇善惊等，原因虽多，总与心、脾、肝、肾及阴血不足有关。主要的病机为肝肾阴虚，心失所养。因血由水谷精微所化，上奉于心，则心得所养，受藏于肝，则肝体柔和；统摄于脾，则生化不息；化而为精，内藏于肾，肾精上承于心，心气下交于肾，则神安志宁。若暴怒、思虑、忧郁、劳倦等，伤及诸脏，精血内耗，病因与病证彼此互相影响，每多形成顽固性的不寐。可见不寐之证，阴虚为多。临床制一宁神合剂：百合45克，淮小麦50克，莲子肉15克，酸枣仁15克，夜交藤15克，大枣10枚，莱菔子9克。水煎服，每日睡前服，有效。

蔡淦：肝脾失调辨肠易激综合证

目前现代医学的治疗多从改善症状入手，并日益重视心理和行为疗法，但至今尚无一种药物或单一疗法对肠易激综合征完全有效。中医把治疗重点放在生命活动的功能调节上，追求"阴平阳秘，精神乃治"的内环境协调，重视个体与整体的有机结合，辨证上认为其多与中医肝脾不调有关，脾为阴土，主运化，其性阴滞，须依赖肝之疏泄，始能运化有度；肝为刚脏，其性疏泄条达，有赖于脾生化气血以滋养，才能刚柔相济。肠易激综合征的腹痛、腹泻与土虚木乘，肝脾不和，脾虚肝旺的痛泻之证颇为相似，故采用痛泻要方之原意加味治疗。其中白术苦甘性温，能健脾燥湿和中；白芍酸微寒，柔肝缓急止痛；防风辛温，升阳气而醒脾，搜肝气而疏肝，且有胜湿之功；陈皮辛温理气燥湿醒脾，尚能行气止痛，全方起到抑肝扶脾之功。

临证时常随证加减，灵活处方，腹痛较甚者，重用白芍，合用甘草，酸甘并用，缓急止痛；胁腹胀满较甚者，加柴胡、枳壳疏肝理气止痛，甚则再加青皮、木香疏肝醒脾，理气散结。腹泻较甚，且伴有腹坠胀肠鸣者，为脾之清阳不升，湿浊滞留肠道，加葛根配合防风以升发脾胃清阳之气而止泻。大便黏液多加泽泻、茯苓以健脾化湿。腹泻日久，腹中冷痛等脾阳虚弱者，加肉豆蔻、补骨脂、煨诃子以收涩固肠。若以便秘症状为主者，系肝郁日久，化火伤津，肠道津少，失于濡润，不可盲目采用攻下荡涤之法，可在痛泻要方基础上加南、北沙参、麦冬、生地黄、生首乌以配合方中白芍养阴清热，必要时加桃仁、杏仁、火麻仁润肠通便。若脾肾阳虚，阴寒凝滞者，加肉苁蓉、当归、川牛膝以温补脾肾，养血润肠。

黄振翘：三才封髓治骨髓增生异常综合证

病例　难治性贫血，张某，女，70岁。病人于2000年初，发现血红蛋白低下，最低39克/升，血小板偏低，白细胞增生正常，上海某市级医院骨髓穿刺增生活跃低水平，无粒幼红细胞，曾大量输血治疗，因高热，贫血，予以泼尼松治疗。肝大。症见右胁疼痛，浑身肌肉疼痛，口腔溃疡，大便干结，舌质紫黯、无苔，脉弦数。证属气阴亏虚，阴虚损阳，精血不化，为肝火伏热所致。拟益气补肾，调治阴阳，泻肝清热。方用：生、炙黄芪各15克，党参15克，太子参15克，沙参30克，牡丹皮15克，麦冬15克，蒲公英30克，莪术10克，郁金10克，白花蛇舌草30克，半枝莲30克，苦参15克，当归10克，香橼皮10克，熟附块5克，生地黄12克，黄芩10克，鹿角片10克，山萸肉10克，炒杜仲15克，淮牛膝10克，白术10克，生白芍15克，菟丝子15克，14剂。2周后复诊（2003年3月31日）。病人血检，数值见有好转，右胁疼痛，舌尖红，脉弦数。予原方出入，加强滋养清降。

上方改麦冬30克，加玄参15克，14剂。之后病人每2周复诊一次，病程中时有低热、口腔溃疡、胁痛等上实下虚，肝火偏旺，邪热内伏之证，在健脾补肾，调达肝木的基础上再以温补下元，平泄肝阳，上方中加青黛（包）18克，青蒿12克，荷叶12克，生龙牡15克，仙灵脾15克，巴戟天15克，炒黄柏10克，症情逐渐稳定。但2个月后（2003年5月）病人又出现发热（体温：38℃），舌上起疱明显，头痛，腰胁疼痛，考虑血虚属阴，下元精亏，阴虚及阳，虚阳上浮，久病邪热不去，木失条达，再以前法温摄元阳，潜降浮阳，佐以清肝泄热之品，上方中加羚羊角粉（分吞）12克。

经2个月的多次治疗，病人口腔溃疡、胁痛、头痛、低热有明显好转，大便通畅。

难治性贫血这一型，以气阴虚损为多见，而以脾肾阴虚为主，但大多合并肝火伏热，故病人初诊用药是在三才封髓丹、大补元煎、一贯煎基础上加减。取三才封髓丹补气养阴泻火，大补元煎补益气血、养阴滋肾，一贯煎养肝阴清肝木之火，其中用温阳药，则阴虚用阳药，治阴必补阳，以得阳中求阴之功。

任继愈：附子煎汁拌大黄治慢性肾衰

任氏从医50余年，对本病有着独特的认识和丰富的治疗经验，认为咽喉为关隘，易为邪犯，少阴肾脉循咽喉，夹舌本。所以外邪入侵，从皮毛玄府而入，或从呼吸道而入，盘踞于咽喉，邪结咽喉之血络或毛脉，郁结不散，化生瘀毒，而生红肿如蚕蛾，毒随少阴经脉下犯肾之膜原、血络，致病情加重，难以缓解。

肾气受伤，卫外不固，"毒邪入侵首犯肺卫，化火循经上逆入络，结聚咽喉"（《疡科心得集》），循经再伤及肾，致病情发展、缠绵，形成咽喉与肾的恶性循环，此为标本传变之理。如明·杨继洲《针灸大成》所说："经络外布一身，为血气之道路也，其源内根于肾，乃生命之本也。根在内而布散于外，犹树木之有根本，若伤其根本，则枝叶亦病矣。苟邪气自外侵之，伤其枝叶，则亦累其根本矣。"因此对于伴有乳蛾者，常用金荞麦、马勃、桔梗、穿山甲片等以清热解毒散结、驱邪外达以安正，否则贻误时机，邪毒留恋，损伤肾体，加重病情。金荞麦又名金锁银开，亦叫野荞麦，味酸、苦，性寒，可清热解毒，消肿散结，"治一切喉症"，为治疗咽喉肿痛、喉症开关之要药。马勃"辛平轻虚，清肺解热，散血止嗽，治喉痹咽痛，鼻衄失音"（《本草备要》），一可上疗咽喉，二可下止血尿，体现了"清上治下"之理。桔梗"表散寒邪，清利头目咽喉""为诸药舟楫，载之上浮，至于至高之分成功（《本草备要》），用之一以利咽喉，二以散表邪，三以引领诸药而为使"。穿山甲片"气腥而窜，其走窜之性，无微不至……贯彻经络，透达关窍，血凝血聚为病，皆能开之"（《医学衷中参西录》），曾有记载用炮山甲治疗喉核肿大（《蠢子医》）。

对于慢性乳蛾缠绵者，加穿山甲片可收显效。患者因于脾肾衰败，气化无权，临床上可出现大便秘结，浊阴难以从下窍而出，潴留体内，致生他变，即"阴阳反作，病之逆从"（《素问·阴阳应象大论》）。遇此，应用大黄通腑泄浊，使浊邪有出路，对于缓解病情是十分必要的。本病总的趋势为正衰邪实，多由虚损致实，正气愈衰，邪气愈盛。大黄"善于推陈致新，瘀血停于经络，必得大黄以豁之"。患者久病体虚，用之不慎必伤胃气、耗阴血，"元气受病，反下有形阴血，乖误甚矣！……而重复泻之，况亦损肾水，真阴及有形阴血俱为不足，如此则阴血愈虚，真水愈弱，阳毒之热大旺，反增其阴火，是以元气消耗，折人长命"（《脾胃论》），而有"虚虚"之弊，正如《医宗必读》所说："大实有羸状，误补益疾；至虚有盛候，反泻含冤。"

有感于此，任氏采用秘制大黄法炮制大黄，该方法见于《清太医院秘录医方配本》之"秘制清宁丸"，"天地之气则随阴阳寒暑之令，人之禀赋亦从生克制化之源，内合五脏，外应五行，则有周流循环不已之数。即人之五脏六腑，使阴阳之气各有升降之理，上下交泰，人身清宁矣"。可见秘制清宁丸是为顺应人生理之常而设，可"升清降浊，明目目眩，滋润脏腑，通利关节……功能尽述，效莫大焉""可以常服"（见《历代宫廷秘藏医方全书》）。任氏在此法基础上，于第一次用炮附子煎汁拌大黄蒸制，以制其寒性，使之更加适于患者服用。生大黄经秘制大黄法炮制成后，其苦寒之性得除，用之不伤气、不伤津、不损阳，可引邪外出，避免了因应用生大黄所产生的副作用，从而提高了疗效。

杜顺福：辨治四法治偏头痛

杜氏治疗偏头痛经验丰富，临证用药独具巧思。

1. 升清降浊，为治头痛要旨　诚如《医碥·头痛》曰："头为清阳之分，外而六淫之邪气相侵，内而六府经脉之邪气上逆，皆能乱其清气，相搏击致痛……"其病位高巅，非轻不能达，治疗应以升清降浊为旨，选用干荷叶配蔂头草。此二味药气味清香，药性升浮，取其轻清之气，升发清阳直达巅顶，使浊气自降而头痛缓解。《素问·病机气宜保命集》清震汤中即选用荷叶为要药，以治雷头风、头痛头胀。蔂头草为豆科植物草木樨的全草，性味辛、平，可芳香化浊，主治头胀头痛。

2. 川芎、白芷通达三阳，扫尽阴霾　历代医家据此在临床治疗头痛时，按照头痛的部位，参照经络循行路线，选用不同的"引经药"以提高疗效。但偏头痛一证，其头痛部位常不固定，或左或右，或在额颞部，或在巅顶，或连及目齿，或扩展至半侧头部或整个头部，使辨经困难，难以取舍"引经药"。

杜氏则好用川芎配白芷引领诸药。中医认为头为诸阳之会，手足三阳经俱会于头面部，邪气常易侵犯诸阳经脉。川芎可入太阳、少阳两经，白芷入阳明经，二药相合，引领诸药通达三阳经脉驱邪，使邪气无所流窜，邪气去而头痛自安。同时此二味药又均是治头痛要药。川芎原名芎䓖，性味辛温，《本草纲目》即认为"此药上行，专治头脑诸疾"，张元素更誉其"上行头目，下行血海……能散肝经之风，治少阳、厥阴经头痛及血虚头痛之圣药也"。

白芷为伞形科草本植物白芷的根，其性味辛温，能入阳明胃经，又能祛风止痛，《本草求真》言其"能治阳明一切头面诸疾，如头目昏痛，眉棱骨痛"。实验证明，白芷中含有白当归素，对冠状血管有明显的扩张作用，可兴奋血管运动中枢以治头痛。用川芎的同时，还根据辨证及患者体质加用白芍敛阴和营，以制川芎辛散之性，防其升散太过。在二药合用亦可养血祛瘀，缓急止痛。

3. 入络顽症，宜加虫类药搜剔　偏头痛日久，痰瘀之邪交阻于络，病位由浅入深，虚实夹杂而使证情缠绵顽固。此时必须借虫蚁之类搜剔穿透，方能使浊去凝开，气通血和，经行络畅，使深伏之邪剔除而困滞正复。叶天士更誉虫药有"飞者升，走者降，灵动迅速拨沉混气血之邪"的功效。全蝎、僵蚕二药性味辛平，专入肝经，祛风止痛，化痰散结之功显著。

《本草求真》言僵蚕为"祛风散寒，燥湿化痰，温行血脉之品。故书载能入肝兼入肺胃，以治中风失音，头风齿痛"。《本草求真》又载全蝎专治"外风内客"。此二药用之于头痛剧烈者，每能奏效。现代药理研究证实，全蝎含蝎毒、牛磺酸、甜菜碱等物质，有抗惊厥作用，能使清醒动物产生镇静。且虫类药有抑制血管运动中枢，扩张血管的作用，对久病不愈者与祛瘀活血通络之品相伍，可通络止痛，效专力宏。

同时杜氏强调用药应因人制宜。南方之人禀赋柔弱，不耐猛药。而虫类药多为辛燥之品，其性刚猛，恐其伤人，故用量不宜大，一般全蝎3~6克，僵蚕10克，中病即止。并常配以地黄、石斛等养血滋阴之品，制其偏性，共奏逐顽症，起沉疴之效。

4. 巧用经方，温散厥阴寒邪　偏头痛每于受寒所发，或汗出当风，或体虚受电风扇、空调之类冷风所吹，每每发作头痛，则杜氏常投以吴茱萸汤而奏效。吴茱萸汤乃《伤寒论》所载之名方，专治"干呕，吐涎沫，头痛者"。《临证指南医案·头痛》邹时乘按："头为诸阳之会，与厥阴肝脉会于巅，诸阴寒邪不能上逆，为阳气窒塞，浊邪得以上据，厥阴风火乃能逆上作痛。"

陈苏生：针药并施，排痰治喘

支气管哮喘是一种以痰为主要病理因素的病证。陈氏治以经验方二麻四仁汤为主内服，和穴位注射相结合。急性发作期基本方：二麻四仁汤加味（炙麻黄4.5克，麻黄根4.5克，桃仁、苦杏仁、白果仁、郁李仁、百部、款冬花各9克，车前草24克，生甘草4.5克）。

加减法：若服本方法出现便溏，一般可不予处理。严重者去郁李仁，加藿梗、大腹皮。便艰：加莱菔子、瓜蒌仁。喉间痰稠，加射干、天浆壳。鼻、眼睑作痒，喷嚏，流涕等过敏症状明显者，加苍耳子、辛夷、白僵蚕。舌苔黄加平地术、黄芩。缓解期基本方：二陈汤合玉屏风散（制半夏12克，陈皮6克，茯苓6克，甘草3克，黄芪6克，炒白术12克，防风6克）。小儿选加太子参、川厚朴等。中老年选加菟丝子、枸杞子、补骨脂、核桃肉等。穴位注射：选穴尺泽、足三里或肾俞。

病例　陈某，男，16岁。1992年6月8日初诊。患者自幼患哮喘，有家族史。本次发病1周，经西医治疗，病情未见控制。症见咳嗽喘息，喉中哮鸣，多汗，大便已3天未解。二肺听诊满布哮鸣音，舌红苔白腻，脉滑数。此乃痰热交阻，肺失宣肃，当予清化热痰，宣肺平喘。遂与二麻四仁汤加减。处方：麻黄9克，麻黄根9克，桃仁、郁杏仁各12克，白果仁9克，桑白皮9克，橘皮、橘络各6克，全瓜蒌30克，甘草4.5克，车前草30克，忍冬藤30克，广地龙9克，花椒目6克，黄芩9克。并结合注射疗法。针后10分钟，喘息减，次日排便2次，气喘缓解，听诊二肺哮鸣音消失，唯时有咳嗽，咳吐少量黄痰。守原法治疗1周后，诸症趋于稳定。后以缓解期方法治疗2年。期间除由情志因素诱发1次哮喘外，即使感冒咳嗽，亦未诱发哮喘。随访至今，已6年未发病。

哮喘从发病现象看是肺气宣散肃降功能失司，但究其病根，还是痰浊作祟。困痰浊内伏于肺，复加外邪相搏，造成痰阻气道，肺气上逆，故发哮喘。所谓"内有壅塞之气，外有非时之感，膈有胶固之痰"，三者合而为病。因此，排除痰浊，清除气道障碍，保持呼吸道通畅，是治病哮喘的主要环节。

哮喘虽然受病之脏为肺，但痰之形成与肺、脾、肾三脏皆有关。故而缓解期对肺、脾、肾三脏的综合调治，对提高脏腑功能，去除哮喘凤根是至关重要的。又肺与大肠相表里，大肠腑气不通，肺中浊气上逆，因此通利大便也是排除痰浊，降气平喘的有效途径，特别对于不擅咳痰的幼年患者，尤为见效。总之，排痰治喘这一治疗原则应贯穿于支气管哮喘治疗的全过程。

徐志瑛：治咳喘，薏苡仁为先

1. 外感咳嗽皆用薏苡仁　凡风、寒、暑、湿、燥、火六淫之邪侵袭人体，必先从口鼻、皮毛而入，直犯于肺，肺气被邪气窒碍，于是宣降失职，气逆而为咳。治咳宣发固然重要，但徐氏更重视肃降，肃降者即是清肃、洁净和下降。肺为娇脏，容不得外物，气道不洁，则咳嗽气逆。气道洁净，邪不干肺，气降有归，不上逆于肺，则咳自止，故常用野荞麦根、黄芩、老鹳草、佛耳草、桑白皮清肃肺气，浙贝母、天竺黄、浮海石、蛤壳化痰祛痰，使痰有去路，洁净气道，木蝴蝶利咽，清洁气道之门户，桔梗开宣肺气而利咽喉祛痰，宣肃并用，上下分消，取效甚佳。更用生炒薏苡仁，其义有四：一为借淡渗之力，渗泄湿邪、清肺化痰；二为借其滑利之性，引邪外出；三为借其下降之功协助降气，与桔梗配伍，一升一降，调畅气机；四为顾护中焦，升发脾气，防病传变。正如《临证指南医案·咳门》说："因于暑者，为熏蒸之气，清肃必伤，当与微辛微凉，苦降淡渗，俾上焦蒙昧之邪，下移出腑而后已。"不仅治暑咳用薏苡仁是此机制，凡用薏苡仁治外感咳嗽均为问一机制。

2. 久咳伤津亦用薏苡仁　外感咳嗽，日久不愈，阴津必伤，或以为薏苡仁为淡渗之品，易伤阴津，为何徐师每每用之？须知邪热蕴肺必致宣肃失职，不仅伤及肺阴，而且影响周身脏腑之阴津输布。治必清肺热，兼顾养阴，多采用野荞麦根、黄芩、云雾草、桑白皮、老鹳草、佛耳草清其热，而沙参、麦冬、天花粉、芦根、石斛养其阴，桔梗、浙贝母、蛤壳、浮海石化其痰，更用薏苡仁、淡竹叶之类，取其滑利通泄之性，通调水道，使热邪得出路，为阴津导通路，邪得出路，津得通路而敷布脏腑，则病自愈。且薏苡仁虽具淡渗之性，而体滑质润，不易伤津。

3. 脾虚湿咳必用薏苡仁　脾失健运，必致水湿停聚，为饮为痰，储于肺中，窒滞气机，发为咳嗽，故古人有"脾为生痰之源，肺为贮痰之器"之说。此类患者必咳嗽、痰多，或有脘痞呕恶，舌苔厚腻，脉滑濡。药用藿香、佩兰、姜半夏、茯苓、制胆星、苍术、生炒薏苡仁、炒莱菔子等健脾燥湿。如痰郁发热，咳痰不畅，质稠或黄，加野荞麦根、桑白皮、浙贝母、桔梗、浮海石之类；如痰白如沫、畏寒怕冷，加干姜、细辛温肺化痰。肺为水之上源，与脾为母子关系，运用薏苡仁，妙在既能运脾以去湿，又能清肺以化痰，且其味淡，渗泄下行，俾邪有出路。

徐氏用薏苡仁治咳，首先是取其淡渗下行，引邪外出，助肺肃降，其次是赖其滑利通行，转输敷布，恢复治节，再者是助脾胃之气上达，以充养肺脏，一举而数得，是基于对肺之宣肃与脾胃之升降关系的深刻理解。《临证指南医案·咳门》所说："因于湿者，有兼风兼寒兼热之不同，大抵以理肺治胃为主"，说明肺与脾胃关系的重要，"理肺治胃"是治咳之原则。

黄吉赓：治痰者，下气为上；知标知本，万举万当

黄吉赓主任医师认为哮喘痰饮并存，不可偏废，而哮喘痰饮其标在肺，其本则与肺、脾、肾的气化功能失常相关，故消痰化饮是治标之法，补肺健脾益肾是治本之法。但本虚与标实又互为作用，在一定条件下可相互转化或相互夹杂，其实证有寒热之分，虚证又有阴阳之别，故辨证治疗恰当方可取效。

病例 周某，女，70岁。每冬咳痰5年余，喘息甚则不能卧2年，加重10天，呛咳阵作，喉痒，日排痰量约30口，白黏泡，易咳。动则喘息，伴胸闷，纳减，胃脘作胀，嗳气。舌质偏黯淡红，脉小弦滑。曾有"上消化道出血"病史，胃镜示："慢性萎缩性胃炎，中度肠化，不典型增生。"服用泼尼松每日2~6片已2年，服全特宁片每次1粒，每日2次，已2年，服用虫草、蛤蚧等已1年，效均不显。诊为痰饮哮喘和痞满。治先予温化痰饮，降逆平喘以理气和胃法，方选射干麻黄汤、泽漆汤、左金丸合参，4剂后咳痰显减，喉痒除，胸闷亦减，7剂后，旋入益气健脾之剂，再服7剂，症情趋向稳定，改用六君子汤合左金丸化裁，调理脾胃为主，共约4月余。之后脾胃运化复常，继以补肺、健脾、益肾调补为主，共约半年余。就诊21个月后随访，患者哮喘已缓解1年余，咳痰显减，胃纳增。并已停服激素近1年。复查胃镜：浅表性胃炎，肠化生及不典型增生已消失。

黄氏认为痰与饮同出一源，均为肺、脾、肾气化功能失常，三焦不利，津液输布失职所致。痰与饮虽各有异，但在一定条件下可相互转化，不能截然分开，正如《医宗金鉴》所谓："阴盛为饮阳盛痰，稠浊是热沫清寒。"痰饮阻于气道，使气机升降失常，肺闭痰阻，恶性循环，则上焦愈加不治。故黄氏推崇张元素所谓"治痰者，下气为上"之说，认为气壅则痰聚，气顺则痰饮消，故治疗除化痰蠲饮外，每每加入枳壳、桔梗、郁金、陈皮等理气药，使气机畅通，痰饮自消，咳喘得平。因此，黄老在治疗肺系病证时，只要见到咳嗽、痰饮哮喘的证候，不论用宣肺、降气、消痰、化饮、清热哪一法为主，均必须配伍枳壳、桔梗等理气药。

标本理论在哮喘全过程的治疗中贯彻始终，是取得疗效的重要关键之一。哮喘多责之痰饮，而痰饮的发生，则主于脾；痰饮产生后，又贮于肺；而痰饮

之根，则源于肾。正如张景岳所云："痰者病之标，治痰须治本。"因此消除痰饮在肺是治标之法，是暂时的；补肺、健脾、益肾以消除痰饮之根，是治本之法，是长期的。但何时治标、治本抑或标本兼顾，则必须根据证的变化，结合体质、气候等而随机变化，但临证总当避免补益过早碍邪或攻伐伤正之弊。

本例患者在哮喘标实期曾过早长期应用蛤蚧、虫草等补益之剂，扰乱了脾胃功能，助长了痰饮和壅塞之气，犯了"补有余"之大忌，标本缓急失宜，遭致"闭门留寇"之弊。黄师治疗肺系疾患，处处顾护患者的脾胃功能，尤其对素有胃疾者，以截断产生痰饮之根源，随着脾胃功能的恢复，才转入本虚为主，根据阴阳的偏损，选择补肺、健脾、益肾之方药，以助正气的恢复，这有利于激素的顺利减量乃至停服，从而达到防止哮喘的目的。本例患者的前后治疗，完全应验了"知标本者，万举万当，不知标本，是谓妄行"之说，故临证首当明标本，处方用药方可取效。

姚培发：老年性高血压宜疏肝、凉肝、理血

1. 气郁血逆，疏肝调血　情志失调是老年性高血压病发生发展的重要因素，长期的精神刺激可导致肝郁气结，影响到血液正常循环而形成瘀滞，因此，情志失调，肝气郁结，血脉瘀滞是发生本病的重要病机，治当遵循《内经》"火郁达之"之旨，以疏肝调血立法，庶乎肝木畅达，气血调顺则血压自降。因此，临床常用自拟验方"四草汤"（益母草30克，豨莶草40克，夏枯草40克，钩藤20克，生小蓟30克，牡丹皮10克，葛根15克，刺蒺藜10克，地龙10克，野菊花10克，青木香10克）。方中以夏枯草、豨莶草、野菊花、青木香、刺蒺藜疏肝解郁，牡丹皮、益母草、生小蓟凉血活血，全方共奏疏肝调血之功。根据临床经验，若上方不应，乃营气痹窒，脉络瘀阻之重证，于上方中加入路路通10克，牡丹皮15克，川芎10克等品，加强活血通络之力，多有效验。

病例1　安某，男，62岁，1997年5月21日初诊。患高血压病2年余，平时血压波动，常服珍菊降压片2片，1日3次，效不显。刻诊头痛以巅顶为主，两胁窜痛，胸闷满，手指发麻，嗜睡昏昏然，舌红苔薄白，脉弦，辨证为气郁血逆，投以四草汤加黄芩10克，枳壳10克，天麻12克，甘草15克，嘱原来降压药照旧服

用，服药5剂后，血压降，诸症明显改善，守方继服14剂，血压稳定在140/88毫米汞柱，诸症释然，为资巩固疗效，上方连服1月，血压平稳。

2. 阳亢化火，滋阴凉肝 "肝为刚脏，体阴用阳，其性升，故肝气要升，但不能过于升，反之则亢而有害"，用药选以补肾平肝，滋阴泄热之品，并强调老年患者不宜速降其火，泄火降压品中，不要忘加滋阴补本药，临证治之概以滋肾凉肝立法，每用自拟方"滋阴凉肝方"（旱莲草、女贞子、枸杞子、生地黄、熟地黄、龟甲、知母、黄柏、泽泻各15克，野菊花10克，生石决30克，夏枯草30克）。方中二至丸（旱莲草、女贞子）、生地黄、熟地黄、龟甲、泽泻滋阴泄浊，野菊花、石决明、夏枯草凉肝潜阳，全方奏滋阴凉肝之效。

病例2 顾某，男，70岁，1997年3月5日初诊。患高血压病4年多，平时血压波动，头痛头晕，耳鸣如蝉，午后面部潮热，失眠健忘，口苦咽干，腰酸肢软，尿赤，大便干结，舌红苔黄腻，脉弦数，辨证为肝肾阴虚，阳亢化火，拟进滋阴凉肝方加远志10克，合欢花15克。服药14剂，血压降，头痛头晕、面部潮热等明显改善，余症亦见减轻，药证合拍，又进此30剂，血压稳定，诸恙悉平。

3. 气血两虚，调补气血 气能生血，气虚则血生化无源而衰少，阴血虚不能制阳，阳升无制而化风，上扰清窍则眩晕，临床多见眩晕动辄加剧，面色苍白，唇甲不华，盗汗，腰酸肢冷，小便频数，白带绵绵，舌淡脉弦。

姚氏曾云：此虚火日久，阴阳并伤。当选用助阳滋阴之品，助阳以温而不燥，补而不腻，即以温而濡润之品为要，临床善用"阴阳双补方"（杜仲15克，菟丝子15克，肉苁蓉15克，仙灵脾15克，仙茅15克，人参15克，远志10克，川芎、红花、辛夷各9克，威灵仙、徐长卿、女贞子、枸杞子、旱莲草各15克，黄芪20克）。方中黄芪、菟丝子、肉苁蓉、仙灵脾、仙茅、人参甘温益气，女贞子、枸杞子、川芎、红花滋阴活血，合而共奏气血双补之功。

病例3 桂某，男，66岁，1998年7月28日初诊。患者高血压病近10年，平素血压尚稳定，近1年来血压波动，刻诊头痛头晕，失眠多梦，腰酸怕冷，盗汗，神疲倦怠，小便频数，舌淡红脉细，辨证为气血阴阳俱虚，遂拟"阴阳双补方"加夜交藤30克，合欢皮15克，服药5剂，血压降，头痛头晕、腰酸怕冷减轻，共守方20剂，血压稳定。

苏树荣：益气化瘀祛房颤

心房颤动（以下简称房颤）是风湿性心脏病较常见的症状，目前中西医对本病的治疗均感棘手。苏树荣主任医师采用益气化瘀法治疗风心房颤，临床效果甚佳。风心房颤是在心脏瓣膜发生实质性病变后出现的。

究其原理，苏氏认为，此乃因风湿性心脏病被风湿外邪反复所累，邪浊羁绊，留滞于心脉，罹及瓣膜，导致病变。心瓣位于心脏之内，一旦邪毒外袭，缠绵迁延，导致心瓣内生赘生物或形成瘢痕狭窄，心脉痹阻，传导失常，瘀血由此始生。心气不足，无力推动血液，致使部分血液残留瘀结心内，气虚导致血瘀，血瘀加重气虚，如此反复恶性循环，终致心气益虚，瘀血愈甚，使脉气不能正常衔接而致脉律紊乱。

本病的病理改变，可从脉象上予以窥度。其脉象表现为"连连凑指，顿有顿无，如雀啄之状"，这种好似麻雀啄食，吃吃停停，快快慢慢之极不规则的脉象，正是房颤的典型脉象，中医古文献将此脉归属于"怪脉""死脉"之范畴。此时心气已虚，无力泵血，气虚致瘀，故治疗时以补气化瘀为法则，将"死脉"逆转为"活脉"，维系生命。益气化瘀法正是针对风心房颤气虚血瘀之病理变化而设。益气化瘀法主要是由补益心气和活血化瘀之方药所组成。前者针对气虚，后法为化瘀所用。常在黄芪桂枝五物汤、补阳还五汤和血府逐瘀汤的基础上化裁。补气药，首推人参和黄芪。人参向有"补气之元神"之誉，因气虚而血脉謇涩紊乱者，投以人参补气生血，气壮则血行，瘀血自通。动物实验证实，人参对猫、兔心房、心室纤颤时的心肌无力有改善作用。鉴于人参目前价格昂贵，一般以党参替代，苏氏认为，其"本与人参不甚相远"（《本草正气》），若遇体虚便溏者，苏氏则选太子参代之。黄芪，其性甘温，能通调血脉，流畅经络，而无壅滞之弊，故有"为补气诸药之最"之称（《本草正气》）。

在活血化瘀药物中，主取丹参、益母草、赤芍、红花等。丹参专入血分，功同四物，内达脏腑而化瘀滞，外利关节而通脉络。动物实验表明，丹参在扩张、增加冠状动脉血流量的同时，并不增加心率和增加心肌收缩力，因而并不引起耗氧量的增加，这个作用特点对房颤的转复是有益的。取用益母草之意在于，其"行血养血，行血而不伤新血，养血而不滞瘀血，善为血家之圣药也"（《本草汇言》），且益母草又具利尿消肿之功，用于风心浮肿者颇为合适。

此外，苏氏善于从民间草药中汲取精华，毛冬青根一般多作为清热解毒药运用。但据现代药理研究且经动物实验证明，其有效成分毛冬青黄酮苷，有较明显而持久的增强冠状动脉血流量的作用，且能在增强心脏收缩力的同时减少心肌耗氧量，使快速心率减慢。因此苏氏常将毛冬青根与参、芪、丹参、益母草等合用。由于风湿性心脏病是一难治之疾，尤其出现房颤合并症以后，其病机更为错综复杂。在发病过程中，也常涉及肺、脾、肾等脏腑，而出现一系列与之相关的虚实夹杂临床症状，故苏老在临床上采用益气化瘀法的同时，从整体着眼，常与宣肺、健脾、补肾、温阳利水等诸法相配伍。

胡建华：重用泽泻化痰祛饮平眩晕

眩晕一症，多缘于内伤，究其病因，历代医家论述颇多，归纳起来，不外风、火、痰、虚四因，不离虚证、实证二端。临证所见之眩晕，每每症情繁杂，病因多端，病种各异，强调抓住眩晕之"天旋地转"临床特征，侧重于从痰论治，多获良效。认为眩晕非头晕也，头晕之证虚多实少，而眩晕之病则多呈本虚标实之候，尤其发作之时，标实征象更为突出，此乃痰饮作祟。

脑为元神之府，只需清阳之气以熏养，不容浊阴之邪以冒犯。因其居于人之高位，巅顶之上唯风可到，痰饮作为浊阴之邪，必借风力始可上犯，故痰饮随肝风而升，蒙蔽清阳，必作眩晕。治疗本病，首先应当分清缓急，斟酌标本，急则治标，标解治本，亦可标本同治。一般在急性发作期，天旋地转明显，必须以治标为主，立足于化痰祛饮，随证权宜，佐以平肝息风，和胃降逆等法治之；当眩晕减轻或兼有虚象时，则须标本同治，予益肾平肝，健脾化痰之法治之；而眩晕缓解以后，不论有无虚象，都应考虑治本为主，具体可根据病人之体质和症状，辨清其痰起之源及风动之由而分别选用补气健脾、益肾养肝、滋阴补血等治之。

化痰祛饮平眩晕能否收效之关键在于重用泽泻，此乃取《金匮》泽泻汤治支饮冒眩之意，仲景曰："心下有支饮，其人苦冒眩，泽泻汤主之。"此处"冒眩"为昏冒旋眩之意，即指真性眩晕。"泽泻汤"以渗湿利水之泽泻为主药，配与健脾制水之白术，旨在祛除水湿，使痰饮无由以生，则眩晕无由以作矣。泽泻用量以30克左右为宜，而白术一般用12克即可。此外，半夏、竹茹、南星有较好的化痰降浊作用，故常被胡师选用，其中半夏、南星二味生用优于制用，除化痰之外，还可镇静止眩；平肝息风常用天麻、钩藤、炙僵蚕等。如病情日久，恐其入络，亦可加用丹参等活血化瘀之品，一则祛瘀以便通络，二则活血以助利水，一举两得。至于健脾益肾，则可用参、芪、六味之类。

程门雪：阳和汤治喘

对咳喘、痰饮一类病证，程氏在总结前人认识的基础上，做了很多发挥，在综合运用有效方药中取得显著疗效，为医家所称道。程氏善以小青龙汤合射干麻黄汤治支气管哮喘、慢性支气管炎。他认为《金匮要略》称为"咳而上气，喉中如水鸡声"，射干利咽喉、消痰涎，是对症的要药。但要止其痰声，须先宣利肺气，故常用麻黄、细辛、紫菀、款冬、辛夷、百部等以宣肺止咳。

程氏认为慢性支气管炎在临床上纯寒宜温者有之，温而兼清者亦有之，纯热宜清者就很少。还认为痰饮为水寒之邪，痰饮之疾多见年老或体虚之人，大都恙久根深，不仅须干姜、半夏、厚朴、苏子等温化之，多宜用鹅管石温肾纳气，或更入紫衣胡桃、五味子共奏其功。阳虚较著者，还每仿阳和汤意参以熟地黄、麻黄、鹿角霜、白芥子等药。对饮从热化者，则以温清并用法常予定喘汤。对老人体虚，喘甚而咳嗽、汗多者，还每用生脉煎化服《局方》牛黄丸一粒。

程门雪：桂枝、归脾治胃病

程氏治胃病，左右逢源。胃病种种，往往虚实寒热夹杂，每需标本同治、气血兼顾，选方用药尤需深思熟虑。程氏对此皆能左右逢源、灵活应付，因而常获独特疗效。如对胃痛、嘈热、呕吐酸水、畏寒无力者每以仲景乌梅丸加减治之，认为乌梅丸苦辛酸同用、寒热并投，除有驱蛔杀虫功用外，可据寒热偏胜而加减之，以治肝胃胆经寒热夹杂胃脘胀痛、灼热、呕恶酸冷清水等症。对肝胆热盛夹胃热上升之脘痛、目热、口疮、眩晕、呕恶者则选用枳实栀子豉汤、左金丸、栀子厚朴汤等清上宣中兼疏肝和胃之法。若气机郁滞脘痛背寒者则除用苏梗、毕澄茄、娑罗子、川楝子、延胡索、佛手柑等疏肝和胃为主外，还常加入桂枝汤以调和营卫。

对脾失健运、胃气不和脘痛、便溏、胃纳不馨者则重予调理脾胃，常予香砂六君子汤配左金丸治之，其中木香与左金丸中黄连相配可实大便，这也是程氏左右逢源配伍之一法。对脘痛而胃反呕吐者程氏则每以旋覆代赭汤和胃安中，还每配以左金丸、煅瓦楞、白螺丝壳等并治肝经火郁。对胃病疼痛诸症平复后，程氏又常以归脾之类善后。他认为调补气血颇为重要，养血可以柔肝而减少肝之横逆，补气可以健脾能御肝之克犯。

程门雪：辛酸重镇治不寐

不寐之症可由多种病因病机所致，程氏以其审因精细、辨证分明每获卓效。如曾治不寐而胸闷、心悸不安、时嗳、纳食不香而久治不效者，给予半夏秫米汤、温胆汤、三仁汤合方和胃化痰湿而获效，程氏分析道："胃不和则卧不安"，其胃不和者包含胃有湿热、痰浊、积滞以及肝胃不和等，治疗时必须分别主次、注意兼顾。

又如曾治日久不寐而口苦、舌麻、后脑热痛者，给予黄连阿胶汤化裁而愈。程氏认为：对心阴不足、心火有余者仍当以滋阴为主，着眼于治本而兼顾其标，当用黄连阿胶汤加减，黄连用量宜小，当防其苦从燥化，与阿胶同用以得其滋润，与枣仁同用以得其酸制。程氏还认为：补心体宜酸，强心用宜辛，故归脾汤、补心丹等方均以枣仁、远志相配，远志交通心肾、解郁开结，辛而不猛。

对眠少梦多，心营不足若无心烦不安者程氏常用归脾汤而取效，而对有心烦不安、胸痞不舒者则多以泻心汤法治之。若神志不宁精神失常则又以百合地黄汤合甘麦大枣汤调治。程氏认为不寐原因颇多，其属于心经者约分烦躁和惊怯两类。烦躁不安而乱梦纷扰者属心营不足、心火有余，用药以清宫汤、酸枣仁汤、黄连阿胶汤等为主，而以黄连为清心的上选；虚怯不安而梦多惊噩者属心气不足、心阳不振，用药以桂枝加龙牡汤、补心丹、磁朱丸等为主。《十剂》中的重剂，所谓"重可去怯"的金石类药适用于此症，常用的如龙骨、龙齿、磁石、紫石英等即是。

刘树农：通法治失眠

刘氏认为，人之所以能寤能寐，就在于生理上阴阳正常相通。失眠一证，原因虽多，然究其根本，是在于阴阳"不通"。如《灵枢·大惑论》说："卫气不得入于阴，常留于阳。留于阳则阳气满，阳气满则阳盛，不得入于阴则阴气虚，故目不瞑矣。"这就是阴阳不交通的"目不瞑"。虽有"阴气虚"，但治疗不是一般的单纯补阴。刘氏曾援用《济阴纲目》所载用少量紫苏加百合治不寐的方法，取百合养阴而收敛涣散之心神，紫苏辛通心胃之阳，使阴阳交通而目得瞑。

病例1 任某，男，成人。不寐证迁延日久，寤后不复入寐，脉浮滑，苔薄滑。证属心肾不交，神不守舍，治以交通阴阳。处方：知母6克，黄柏3克，生地黄15克，麦冬、玄参各9克，百合12克，淮小麦30克，生玳瑁（先煎）9克，紫苏1.2克。上方加减服20剂获效。另外，《素问·逆调论》有"阳明者胃也，胃者六腑之海，其气亦下行，阳明逆，不得从其道，故不得卧也"之说，而"不得从其道"是如何造成的呢?或为痰湿中阻，或为瘀血内遏，或为饮食积滞于中。对由于痰湿中阻引起"不通"的治疗，《灵枢·邪客篇》曾明确提出："饮以半夏汤一剂，阴阳已通，其卧立至。"刘氏在临床上也常用半夏秫米汤治疗失眠。

病例2 宋某，男，成人。夜寐欠佳，转侧不宁，脘腹胀，大便秘结，腰酸遗精，舌苔薄，脉沉弦。证属胃失和降，肠失传导。治以通腑安神。处方：桃仁、红花、生地黄、熟地黄各9克，当归、生甘草各6克，夏枯草、蒲公英各12克，制半夏9克，北秫米（包煎）30克，黄柏3克。方宗通幽汤合秫米半夏汤意，旨在通肠和胃，俾"阴阳已通其卧立至"。这种"通"法，是"祛其邪，通其道"。这所谓"邪"，是指内在痰与热。

刘氏治疗失眠的指导思想，就是以"通"为法，或以紫苏疏通阳入于阴的道路；或以半夏、秫米疏通胃腑；或以川芎、当归等疏通血络，都获得良效。

岳美中：温胆汤治不寐案

病例 肖某，男性，35岁，某厂厂长。夜难安眠已久，乱梦纷纭，睡后易惊，每晚非服安眠药物不能入睡，精神不振，易于烦躁，纳食乏味，食后则脘腹胀满不适，口干不欲饮水，舌苔黄厚，左关脉滑，余部脉象虚小，曾服酸枣仁汤1周未获显效。睡后易惊，为肝胆郁热夹痰，扰及心神，夜寐不宁，拟以清胆豁痰安神之温胆汤加味为治。广陈皮4.5克，清半夏9克，云茯苓9克，炙甘草9克，枳实3克，竹茹9克，石菖蒲6克，萸炒连1.5克。服药1周后，不服安眠药即可入睡3～4小时，烦躁亦减，腹仍胀满不舒，舌脉如故。又以此方加减，服至月余，上症基本痊愈。

赵金铎：失眠便方三则

失眠一病，临证极为多见，赵氏经数年摸索筛选，自拟治疗失眠便方三则，用之颇感应手。

1. 酸枣仁15～30克，麦冬9克，五味子5克。主治：气阴不足，夜寐不安，舌红少津，脉象细数。

2. 酸枣仁15～30克，生地黄12克，五味子5克。主治：心肾不交，水火失济，五心烦热，夜难成寐，舌质红绛，脉弦细数。

3. 酸枣仁15～30克，半夏9克，五味子5克。主治：心气不足，热痰内扰，失眠惊悸，口干黏腻，舌苔白腻，脉象弦滑。

三方药味虽简，然能辨证施治，每获良效。

病例　马某，男，罹患失眠之症7年。重则彻夜不寐，辗转反侧，焦躁不堪，惟借助多种大量安眠片，乃可入睡3～4小时，起则头晕目眩，精神恍惚。近又添食欲缺乏，右胁作痛，来京求治。见其面红唇干，舌质红而少津，脉沉细而数，知系气阴不足之象，因嘱其连服第一方（酸枣仁30克，麦冬12克，五味子5克），服3剂则停一种安眠药。前后计服30余剂，原来赖以入睡的四种安眠药，皆已停用，夜间可酣然入睡，熟眠6个小时以上。

第二部分

外科

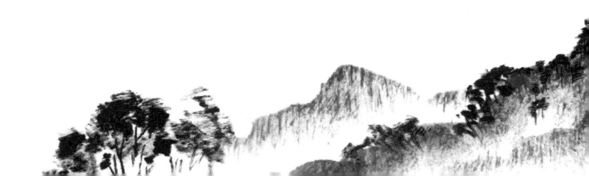

岳美中：人参败毒散治惯生疮疖

《和剂局方》人参败毒散是主治风寒湿热不正之气发为时疫之剂，并治发于皮肤致生瘾疹疮疖者。方中羌活入太阳而散游风；独活入少阴而理伏风，兼能除痛；柴胡解热升清，协川芎以和血祛湿；前胡、枳壳降气，协桔梗、茯苓以除湿消肿；甘草和里安中；人参辅正攘邪；引用薄荷、生姜达表透邪。方意中疏导经络，表散邪滞，故名之曰"败毒"，治瘾疹加入蝉蜕更妙。

前人谓此方之妙，全在一味人参，其力能致开阖，始则鼓舞羌、独、柴、前各走其经，而与热毒以分解之门；继而协调精津血气，各守其乡，以断邪气复入之路，与桂枝汤中芍药护营之意相同，能启协济表药之作用。喻昌说："虚弱之体，必用人参三五七分入表药中少助元气，以为驱邪之主，使邪气一涌而出，全非补养衰弱之意也。即和解药中，有人参之大力者居间，外邪遇正气自不降而退舍，否则邪气之纵悍，安肯听命和解耶？……"

病例　李某，39岁，男性，干部。患皮肤病，遍体生疮疖，终年此愈彼起，并患顽癣。于1970年春季就诊。视其疮疖，顶部为多；顽癣则腰、腹部及大腿部丛生，粘连成片如掌大，时出黄水，奇痒难熬，久治不愈。曾用过内服、外擦的多种方药，迄无效果。诊其脉虽稍数而中露虚象，舌边有齿痕，予人参败毒散作汤。党参9克，茯苓9克，甘草4克，枳壳9克，桔梗4.5克，柴胡9克，羌活9克，独活9克，川芎6克，薄荷1.5克，生姜6克。嘱服数剂，半月后复诊，察顽癣有收敛现象。嘱再服半月后，查大腿部顽癣痂皮脱落，露出鲜细嫩肉，腰腹部者脓汁亦减少。令其长期服用，3个月后，只有腰部之癣疾未愈，而经年惯发之疮疖再未发生。1972年冬季追问，腰部顽癣仍存在，而疮疖则终未再发。

房芝萱：祖传舒解软坚丸治慢性淋巴结核

房氏祖传秘方舒解软坚丸，临床运用，颇有成效，不但适用于未成脓之淋巴结核者，对其他流注、瘿瘤等疾患也甚为有效。方剂组成：夏枯草15克，知母10克，黄芩12克，连翘15克，木香10克，陈皮10克，白芍15克，黄柏10克，桔梗15克，三棱10克，莪术10克，葛根6克，香附15克，升麻10克，炒山甲20克，乳香9

克，黄连6克，龙胆草10克，当归15克，红花10克，防风10克，海藻12克，昆布12克，煅决明15克，花粉12克，玄参15克，牡蛎12克，麝香3克，没药9克。以上各药，研成细面，水泛为丸。

慢性瘰疬最为常见，房氏根据病程将其分为四期：硬结期、脓肿期、破溃期、愈合期，治疗上相应采用消、托、补、防四法。多年运用，验案极多，可供临床进一步使用。

史济柱：扶正败毒治脓胸瘘管

脓胸，多为结核性。其结核性脓胸形成瘘管是全身性疾患在局部的表现。全身症状表现为羸瘦、低热、盗汗、纳呆等；局部则瘘口脓液淋漓，久不收敛。

内治法：瘘管者形之于外，必根于内，治疗应以内外相辅，以内治为主，整体治疗须贯穿始终。自拟扶正败毒汤随证应用：生黄芪30克，全当归15克，云茯苓10克，制黄精30克，川断、连翘各15克，生甘草10克，葎草、泽漆各30克。水煎，日服1剂，若遇感冒发热则暂时停服。方中重用黄芪，因其为疡科要药，善治疮痈正气不足，久溃不敛，有较强的扶正生肌作用；当归养血活血；茯苓健脾淡渗利湿；黄精、川断滋养肝肾、补虚益精；连翘、甘草清热解毒；葎草、泽漆解毒化痰，共奏扶正败毒之功。现代医学证明，葎草、泽漆有抑制结核杆菌作用。

外治法：① 化管条插入瘘管内，表面以消毒纱布覆盖，每日更换1次（化管条药物组成：白降丹、红升丹各等份，面糊成条，如火柴梗粗细，风干备用）。② 若经以上方法治疗，全身情况改善，瘘管脓液减少，则注入闭管膏，促使瘘管闭合（闭管膏：乳香、没药、僵蚕、蝉蜕各10克，白及30克，儿茶15克，煅龙骨30克，象皮1克，象牙屑10克，蜂房15克，血竭30克，刺猬皮15克，黄蜡10克，麻油1000毫升，煎熬成稠厚液状，过滤去渣置于消毒盛器内备用。具有活血化瘀，解毒收敛，促使瘘管分泌物吸收，加速新肉生长之功效）。使用时嘱患者平卧，用50毫升注射器将闭管膏徐徐注入瘘管内，以满溢为度，表面以消毒纱布覆盖，隔日1次，注前以生理盐水冲洗瘘管。

周鸣岐：生发饮治脱发

脱发的发生，中医认为与肝肾亏虚、气血不和、气滞血瘀、风热血燥等因素有关。周氏自拟"生发饮"治疗此病，效果颇佳。其方药组成为：生地黄、熟地黄各15克，当归20克，侧柏叶15克，黑芝麻20克，首乌25克，每日1剂，分2次服。风盛血燥者去熟地黄，生地黄改用30克，加牡丹皮10克，蛇床子15克，蝉蜕10克，苦参20克，川芎10克，白鲜皮20克；肝肾亏虚严重者加枸杞子、菟丝子各20克；气滞血瘀者加红花10克，赤芍15克，桃仁、川芎各10克，鸡血藤20克。

无论属于哪一种类型，凡皮肤瘙痒且落屑者均加苦参、白鲜皮、地肤子。临床上周氏遇到脂溢性脱发的患者，油脂分泌极其旺盛，瘙痒剧烈，用滋阴养血之剂治之不效，反而加重，后改用苦参、防风、芥穗、藁本、全蝎、僵蚕、蜈蚣、白芷、白鲜皮、地肤子或加女贞子、旱莲草略顾阴分，往往3～5剂即可脂减痒轻，然后继以滋补养荣等法，每收良效。

岳美中：一味茯苓饮治秃发

秃发的形成，多因水上泛巅顶，侵蚀发根，使发根腐而枯落。茯苓能上行渗水湿，并导饮下降，湿去则发生，虽不是直接生发，但亦合乎"先期所因，伏其所主"的治疗法则。张石顽说："茯苓得松之余气而成，甘淡而平，能守五脏真气。其性先升后降。"《内经》言："饮入于胃，游溢精气，上输于脾，脾气散精，上归于肺，通调水道，下输膀胱。"则可知淡渗之味性，必先上升而后降，膀胱气化，则小便利。

病例 徐某，男性，21岁，于1974年7月6日初诊。患者系秃发症，头顶上如胡桃大圆圈，连结成片，渐成光秃，见者多说此症难愈，患者心情忧郁得很。切其脉濡，舌稍白，无其他痛苦。岳氏处一味茯苓饮：茯苓500～1000克，为细末，每服6克，白开水冲服，1日2次，坚持服一个时期，以发根生出为度。服药两个月余，来复诊，发已丛生，基本痊愈。另治一十余岁少儿，亦患发秃，脱去三五片，即曾投以一味茯苓饮，3个月后头发渐生。

朱仁康：外疡用托法

"托法"为治疗疮疡外症，消、托、补三大法之一。前贤王洪绪虽有"以消为贵，以托为畏"之诫，但个人体会是同意前者而不同意后者。疮疡初期，以消为贵，无可非议，能消则消，如消之不应，则可佐之以托，亦就是"消托兼施"的方法，一则可使疮疡移深居浅，顶透高突，早日脓泄而愈；二则可"寓消于托"，或有自消之机。托法不仅广用于阴疽大症，亦可施用于疔疮、瘰疬、肠痈等症，现举病例数则以证之。

病例1 对口。邱某，女，85岁。后颈部长疮发热已1周。曾注射青霉素3日，未见动静，肿疮日剧，彻夜不眠。检查项后正中，有杯口大肿块，上有疮头无数，形如蜂窝，脓头堵塞，脓流不畅，脉细数，舌红。诊断：对口，证属郁火内结，热聚成痈。治以补正托毒，和营清热，方用：生黄芪、当归尾、赤芍各9克，防风、陈皮各6克，远志9克，白芷6克，炙甲片9克，皂角刺、金银花各9克，生甘草4.5克，3剂。药后疮突高耸，脓泄而畅，肿痛俱轻，20天后腐去肌生而愈。

病例2 疔疮。朱某，女，27岁。面颊长疮六天，近日右颧部红肿扩大，疮头坚硬，痛而不溃，眼睑浮肿合缝，口苦纳减，脉滑数，舌红、苔薄黄。证属火毒结聚，毒不外泄，有走黄风险。治以清热解毒，佐以消托。方用：紫花地丁、菊花、赤芍、草河车、丝瓜络各9克，炙甲片4.5克，皂角刺9克，陈皮6克，生甘草3克。2剂后即见疮溃脓泄，肿痛减轻，前方加减，四剂后脓尽肿消而愈。

病例3 肠痈。李某，女，65岁。1周前开始脐周作痛，并有恶心呕吐、不思食，认为胃痛，未予治疗。痛渐移至右下腹，有压痛及反跳痛，中医诊断：肠痈，证属湿热夹瘀，阻滞肠腑，营卫不和，热胜肉腐。治拟和营化瘀，排毒消肿，佐以消托，方用：桃仁、瓜蒌仁、冬瓜子仁各9克，牡丹皮6克，归尾、赤芍、金银花、连翘各9克，山甲片6克，皂角刺9克，2剂。药后右少腹痛缓解，腹壁紧张松解，热势已挫。前方加败酱草9克，生薏苡仁10克，3剂。药后包块小，痛不甚，1周后肿块消失而愈。

黄一峰：一升一降治癃闭

一峰先生是苏州名医，饱学之士。癃闭的治疗，黄氏认为应该根据"腑以通为补"的原则，着重于通。故常以萆薢、土茯苓、猪苓、瞿麦、萹蓄分利水湿肺气；升麻升清降浊，一升一降，气化得行，提壶揭盖，小便自通。一般再配合外用方，上窍开则下窍自通，见效更速。临床实践证明，对老年性癃闭症，包括近代所称之前列腺肥大、前列腺炎等，屡治获效。

病例　陈某，男，58岁。小溲闭而不通，已逾半月，虽经某医院治疗并做保留导尿，仍未见效。舌淡黄腻，脉来濡软。湿热蕴阻下焦，膀胱气化失司，治拟清热散结，通利水湿为法。升麻1.5克，川草薢15克，老苏梗9克，桔梗5克，猪苓9克，土茯苓15克，萹蓄15克，瞿麦12克，细木通3克，泽泻5克，车前子15克，蟋蟀干7只，又血珀末1.8克，早晚各服0.9克。另外用方：食盐60克，青葱管60克，煎汤热敷小腹。用上药2天后，小便畅通，致导管滑下，从此小便正常。

柳学洙：外敷脐上治癃闭

小便癃闭原因不一，然大致可概括为湿热与虚寒两端。柳先生制"济阴汤"，治阴分虚损血亏不能濡润，小便不利甚效。

病例　1974年东吕村范某，工人，30岁。小便癃闭已1周，曾导尿1次，积尿排出，旋又不通。面色无华，不尿而小腹膨胀，时时皱眉，舌淡红，脉沉细，此阴分虚损而阳亦不足。遂与麝香3厘，葱250克，切碎，纱布包，放麝香于脐上，葱包放麝香上，再取暖水袋装热水置葱包上。约1小时，尿逐渐排出，腹胀顿消。更与济阴汤加威灵仙、党参内服。处方：大熟地30克，生白芍15克，生龟甲15克，地肤子3克，威灵仙3克，台党参15克，水煎服。另告家属采鲜茅根煮水常饮。共用3剂，尿遂畅通无阻，不复癃闭，后未再发。

刘树农：治肿瘤，一正辟三邪

常言道，一正辟三邪。尽管目前中医对肿瘤的证和治的认识还不太清楚，但把肿瘤看作是气种强烈的邪气，依据《内经》"邪气胜者，精气衰也"的论点，采用"扶正以祛邪"的治疗法则，针对疾病不同的性质，分别予以补阴、补阳、补气、补血、补益五脏的理气活血等方药，总可以加强正气的力量，控制邪气的滋蔓，从而延长病人的生命，甚至完全痊愈。至于中西医结合的综合治疗，当然是在所必需。特别是消灭肿瘤于萌芽时期的早期手术，尤足珍贵。令人遗憾的是，病人往往坐失良机于不知不觉之中，但即使如此，倘病人愿意用中医药来治疗，并持之以恒，仍不失为"亡羊补牢，犹未迟也"。

潘澄濂：补中气以抗癌

脾胃是后天元气之根本，人体营养，唯赖脾胃的健运来腐熟水谷，化生精微，营养周身百骸。就以药物战胜病邪来说，亦需胃气以敷布药力，才能发挥它的应有作用。所以有"安谷则昌，绝谷则危"的说法。拿恶性肿瘤来看，也是一样的。例如张某，肝癌，经剖腹探查，曾一度出现黄疸，经中西医结合治疗，患者消化功能良好，每隔二三天能啖甲鱼1只，至今已2年余，腹壁肿块虽未消失，但已能参加全天工作。又如郑某，胃癌，8个月中先后2次手术，并还接受大剂量化疗，而其可喜者，就是胃口始终良好，得以缓解。所以患者消化功能是否良好，与预后有密切关系。因此，对扶正法的应用，特别是有些滋阴或补血的药物，虽有补益作用，但药性黏滞，长期服用，腻膈碍胃，而胃气受损的患者，往往有"虚不受补"的缺陷，故更需要保护胃气。因此，在应用时应注意"养阴不碍胃""补气不壅中"，否则，就会影响继续服药，不利于整个治疗。

颜德馨：重用水蛭粉吞服治
静脉性血管瘤（巨肢症）

静脉性血管瘤，多见于深层组织，常甚广泛，致使患肢肥大肿胀，而发展成为巨肢症。中医可用活血化瘀法治疗，水蛭功能破血逐瘀，散瘀破结，具有抗凝血作用。颜氏用水蛭研粉口服（每次1.5～3克），临床实践证明，功效显著。

病例　王某，女，19岁，学生。患者于出生后，即发现左手背有一芝麻大小的黑痣，至满月后逐渐手背肿胀，并蔓延于手指、前臂，日以增大，近日来不仅肿胀较速，且疼痛难忍，不能劳动。X线片显示：左前臂及手背血管瘤，尺骨中下段增粗，尺桡远端关节脱位。院外会诊认为已无法保留，拟予截肢治疗，于1976年5月来中医科门诊。初诊：左上肢血管瘤，左前臂周径为39厘米，左手背周径为28厘米，青筋暴露，手指肥大一倍有余，需着袖口特大的衣服，患肢疼痛，悬于胸前，丧失劳动力，自诉头晕、乏力、自汗。脉细弦，舌红苔薄净。壮热交滞于络，随气凝结，气血违和，留而成瘤，当清热化瘀、软坚消瘤。紫丹参12克，生牡蛎30克，地龙9克，牡丹皮9克，赤芍12克，红花9克，王不留行10克，炮山甲4.5克，丝瓜络6克，川芎6克，泽兰12克，地鳖4.5克，威灵仙12克，头2煎内服，3煎外熏。二诊：服药以来患肢有轻松感，局部肿胀好转，脉舌同前，持续前方加桃仁12克，水蛭粉（另吞)1.5克。三诊：续方42剂，患肢疼痛大减，活动亦较灵活，能稍做家务活，脉小弦，舌红苔薄净，持续前方治疗。

此后坚持原方服药，一度加过黄药子12克，服42剂而除去。1977年2月份起水蛭粉加为3克，生牡蛎加为60克，症状继续好转，肿痛渐消，亦可活动。1978年4月份复查，左前臂周径缩小为26厘米，左手背周径缩小为24厘米，活动度日见增强，能穿着普通衣服，已分配在某无线电厂工作。先后服药200余剂，水蛭粉服3000克有余，从未发现任何副作用，避免了截肢，恢复了劳动力，疗效满意。

樊春渊：摸、量、比、试治骨折

中医诊治骨折，其所长者，首先树立整体观念，辨证论治。比如对骨折的诊断，归纳起来虽有四诊（望、闻、问、切）：四查（摸、量、比、试），这八种诊查手法，主要是"望"与"摸"，如能熟练掌握，可代替八法，如完全骨折，望诊特点有：姿势表情；肿胀畸形；肢体不举；折处怕擎。不全骨折可用"摸"诊：环围压痛；纵冲疼重；旋扭下段；敲震窜痛。"望""摸"两诊又可结合使用，则骨折诊断无遗，应用X线，对骨折类型、变位情况更清晰可见。骨折治疗有四个步骤：即手法复位，局部固定，合理练功，辨证用药。其中应以复位和固定为主要治法，而练功用药则必须在骨折对位稳定的前提下进行，如果没有前者就谈不上后者的作用。因此就要对复位和固定加以研究。复位手法，不胜枚举，可归纳为四句口诀，即整骨总法是拔牵，斜行粉碎靠中间，横断折角推下段，螺旋扭开反扣牵。

　　针对四大类型骨折，提出四种复位方法，以重点带一般，对有些特殊骨折的复位，只能：“临证之权衡，一时之巧妙，神而明之，存乎其人矣。”固定：骨折固定所用工具，最理想的是，既能维持骨干的直，又能在骨端变位方向有力的存在。对不需要力的地方最好没有力的压迫；既能固定牢靠，又不致压伤；既简单方便，又疗效稳定，这是骨伤科工作者梦寐以求的骨折固定工具。就目前看，所有固定工具不是烦琐复杂，就是简单不牢，对此设计了“弹力固定”，以两片铝板为支架，前后放上三条弹力带，推压骨折两端容易变位的部位，一器多用，随意塑形，是目前较好的固定方法。此外对功能锻炼，推崇“床上太极拳”，以整体运动促进局部的再生。在骨折用药方面，曾试用多种方药观察；对止痛、消肿，确有疗效，但不能企图在三五天内使骨折愈合。

顾伯华：药物浸泡治鹅掌风、灰指甲

　　鹅掌风、灰指甲是皮肤病中常见的一种顽固性疾病。得病后手部皮肤有隐约的小水疱、脱屑、瘙痒、粗糙、肥厚，甚至皮裂、疼痛，灰指甲往往与鹅掌风同时存在，严重的鹅掌风可影响生产劳动。应用药物浸泡法治疗本病共148例，曾经进行通信随访，取得回复的有92例，有效率达69.6%。治疗方法：单纯应用药物浸泡法外治，每1剂中药使用4天，症状较重者可连续每天使用1剂。

　　药物组成：大风子肉（研碎）、花椒各9克，明矾12克，皂荚（切）15克，烟膏（研碎）、五加皮各9克，土槿皮15克。功用：疏通气血、杀虫止痒。浸泡方法：自加鲜凤仙花15朵，酸醋0.5～1升，将药与酸醋放在砂锅内先浸1夜，次日煮沸后将药汁倒入瓷面盆内待温，再将患手浸入。第1天浸入8小时左右，第2～4天浸2小时左右。注意事项：开始浸泡日起，7天内不能用碱水洗手。手部有裂口者，暂缓使用。

朱仁康：爪甲病治肝

　　肝与筋之虚实盛衰，常反映于爪甲的色泽形态。若肝经气血充沛，筋力健壮者，其爪甲则多坚韧光泽红润；若有肝经血瘀、血虚、血燥或肝郁不舒者，则多使爪甲失养，筋衰无力，甲病丛生。

病例 何姓商人，年四旬余，善于理财，每日持筹握算，暑无寸闲。其禀赋素弱，性躁善怒，凡事不如意，即情绪索然，因之肝气不舒。近半年来，双手指甲变白发空，自指甲游离缘处，向甲根蔓延，指甲亦软，呈灰白之色，且乏光泽，甲缘与甲床分离。经某医院诊断为"甲游离症"，但无法治疗，扫兴而归。又求治于某中医医院，杂服汤丸，亦未收功，甚为焦虑。后经友人介绍，来朱氏处诊治。问其病史，除甲病之外，尚患有肝炎、胃溃疡等病，经常胸闷胁痛，胃脘不适，口苦咽干，食不甘味，喜郁善怒。诊其脉弦细，舌淡红，苔薄白腻。证属肝胃不和，肝血失养，从而爪失荣润，故拟调和肝胃，滋养肝血之法，以加味逍遥丸10包，日服1包，分2次服用。药毕复诊，明显收功。非但指甲损害有所改善，且自觉肝区疼痛，胃脘不适，亦有减轻。朱氏见其方药对症，便嘱其再进，令又服20余包，10个指甲，均已复常，且肝胃亦无不适之感。何某唯恐旧疾复作，又自购10余包继服，服后半年有余，未再复发。

李克绍：子龙丸消痰核稳妥可靠

李氏1957年在威海市羊亭卫生所时，诊一男孩，4岁，患舌下囊肿，经西医用针管抽出囊中液体，当时症状消失，但不久又肿起如初。再抽再肿，始终未能根治。某西医说，如要根治，需将囊摘除。但由于患儿太小，不能合作，遂转中医治疗。舌下囊肿，中医名舌下痰核。《医宗金鉴》主以二陈汤治疗。

据李氏过去的经验，曾用二陈汤加味，治疗一男性青年，连服四五十剂，痰核虽有一定程度的缩小，但始终未能根除。今此儿只有4岁，即使其父母不嫌麻烦，每日坚持服药亦有很大困难。因此改用丸方，为配制子龙丸30克，丸如黄豆粒大，每次2粒，日服2次，白开水送下。结果共服药不到20克，囊肿即消无芥蒂，以后也未再发。以后李先生曾用此方治疗过3例膝关节囊肿和1例胸腔积液患者，俱系成年人，令其每次服1克，每日2次，热姜汤送服。结果，3例囊肿皆消失，积液患者经X线透视，积液亦全部吸收。服药期均未超过1个月。

子龙丸，陈无择《三因方》名控涎丹，方用甘遂、大戟、白芥子等份，研细，炼蜜和匀，做成小丸，李氏数案，可证其验。

张锡君：乌蛇蝉衣汤治多种皮肤病

乌蛇蝉衣汤是张氏在验方乌蛇败毒散的基础上，经过长期临床实践总结出来的一个方剂。治疗湿疹、风疹、疮疹、荨麻疹等，临床效果颇为满意，对红斑性狼疮、黑变病等疑难病证，收效也好。药物组成：乌梢蛇15克，蝉衣、僵蚕、露蜂房各6克，牡丹皮、赤芍、苦参各9克，土茯苓、虎耳草、千里光各30克，白鲜皮6克。具有清热解毒，除湿通络，祛风止痒，化瘀消疹之功效。湿疹：急性期乌蛇蝉衣汤加防风通圣丸或牛黄解毒片；亚急性期加薏苡仁、茯苓等除湿之品；慢性期加四物汤等养血之剂。

病例1 徐某，男，16岁。1974年9月13日就诊。1周前，全身发现米粒样丘疹，阴部尤甚，瘙痒甚剧，大便燥结，小便黄赤，夜烦不眠，口渴，舌红苔黄、脉滑数。证属风邪热毒，蕴结肌肤。治以清热解毒，通腑泄热。处方：① 乌梢蛇15克，蝉衣6克，牡丹皮、赤芍各9克，千里光、虎耳草各30克，牛耳大黄15克。② 防风通圣丸6丸。每次1丸，每日2次。3剂后疹退痒稍减。此方加减又服4剂痒除病愈。至今未复发。

风疹：用乌蛇蝉衣汤加银翘荆防等祛风解毒之品。

病例2 曾某，女，15岁。1974年10月15日就诊。患者两天前发热恶寒，咳嗽，流涕，次日全身出现红色斑疹、瘙痒，遇热痒甚，二便调，舌红苔薄黄，脉浮数。查枕后淋巴结肿大，咽喉明显充血，诊为风疹。证属风热犯肺，治以疏风清热，宣肺解表。处方：乌梢蛇15克，蝉衣、露蜂房各6克，荆芥、防风、瓜蒌壳、白鲜皮各9克，银花藤30克，连翘9克，千里光、鱼腥草各30克，服3剂疹退病减，再服病愈。

华冈青洲：十味败毒汤治多种顽固性皮肤病

华氏系日本著名医家，遣方用药巧思过人，已故著名中医学家岳美中先生指出此方作用十分广泛，并可治惯发性疮疖，对湿疹亦有卓效。

处方：柴胡3克，独活3克，金樱皮3克（金樱皮可用白鲜皮代），防风3克，桔梗3克，川芎3克，茯苓6克，荆芥10克，甘草6克，干姜5片。此方可泛用于各种皮肤癣病，尤对有渗出性皮炎和药物过敏性的皮肤病疗效更佳。

病例1　过敏性赤黑色皮炎。某女性，65岁。病人特殊性体质，对药物过敏，对阿司匹林剂与抗生素易产生过敏。3年前因高热注射青霉素后引起全身发疹，数日后全身皮肤成乌黑色，曾持续半年以上。此次为3日前因眩晕、血压增高而服用化学药物后出现发热，面部与手红肿，翌日起与以前一样成为乌黑。诊后给予十味败毒汤加连翘3克，薏苡仁6克，服药3日后肿与赤黑色消失，续服2日，诸症痊愈。

病例2　头部化脓性皮疹。某女性，26岁。病人4年前产后胃肠虚弱，面部发生酒刺状疹粒，有脓，反复发作并蔓延至颈部及头额，经皮肤科诊治不见好转。诊见患者体瘦，面色白，有肩凝与头晕眼花症，大便每4日仅1次。给予十味败毒汤加连翘3克，薏苡仁6克，大黄3克，服后大便畅快，脓疱逐渐消失，服药3个月左右而获痊愈。皮肤科认为此案疗效不可思议，并叹为罕见。

丁济南：乌头桂枝治硬皮病

组成：制川草乌、桂枝各9克，羌、独活各4.5克，秦艽、炒防风各6克，汉防己9克，伸筋草、连翘各12克，白芥子1.5克，生黄芪12克，全当归、桑寄生、川牛膝、玄参各9克。加减：雷诺病明显者减玄参，加附子、丹参、泽兰、漏芦；肌肉关节酸痛麻者加泽兰、丹参、白薇、贯众；咳嗽加麻黄、前胡、桔梗；尿蛋白阳性者加白术、黑料豆、玉米须、薏苡仁根；肝脏损害者加黄芩、香附、牡丹皮。

病例　胡某，36岁，发病已4年，曾在多处住院，用各种中西药物无效。1958年初来新华医院住院时，先用大剂量泼尼松治疗3周，但全无起色，四肢关节活动均受阻，不能动弹，近乎尸蜡，口仅能轻度张开，需由他人喂饭，乃停去一切药物，改服用上方，4剂后自诉有全身松动感，8剂后两手开始能动，一手能摸到对侧上臂，14剂后能坐起，40剂后能自行翻身，3个月后能梳头及料理自己的生活。

吴圣农：滋阴泻火法治疗红斑狼疮

吴圣农教授将本病分为热毒炽盛型、痹痛型及肝肾不足型进行论治，以滋阴泻火法作为治疗本病的大法，治法独特，疗效满意。

吴氏认为红斑狼疮的症状多种多样，极为复杂，很难以中医的某一病证来加以概括，但是究其病因，则不外乎肾阴虚亏与邪毒亢盛。虽有似于《金匮》的阳毒，但绝非外因之温毒火邪，而是由于先天肝肾不足的一个病理性产物，但反过来又可影响肝肾。即由阴亏导致阳亢，由阳亢进一步灼伤阴津，致使阴津耗伤，气血逆乱，阴阳失调，经脉痹阻，故外则肌肤毛发，内则五脏津血皆受其害。尽管本病症情复杂，变化多端，然万变不离其宗，总由阴虚火旺而起。故狼疮的关节痹痛不同于风寒湿热所致的一般痹证，狼疮的发热亦绝不是湿热外邪作用的结果，而是阴亏不能制火，阳毒入血，气血瘀滞所致。因本病是由先天肝肾不足，而致内生阳毒邪火，气血阴阳之机失常，故肾阴亏虚当为病之本，邪毒亢盛则为病之标。本病的治疗原则当以滋养先天，调补肝肾为主，清营解毒凉血泻毒为辅。根据多年的临床经验，吴老将红斑狼疮分为三型进行治疗。

1. 热毒炽盛型（急性型或暴发型）　此型患者，大多表现为突然高热，面手胸腹等处出现红斑累累，关节肌肉酸痛剧烈，有如《金匮要略》"身痛如被杖，面赤斑斑如锦纹"的现象。目赤，溲红，大便干结，口苦神烦，气息喘急，头晕脑涨，甚则昏迷谵妄，四肢不时抽搐，吐血、衄血、便血、尿血，舌质红绛、或紫黯、或光绛少津，苔黄腻或棕褐，脉多弦数。此乃邪毒入营，迫血妄行，元神被扰，急宜养阴清营解毒，以免阴竭阳亡之变，昏迷者宜配合针刺，因本病不同于外感温病，龙麝之香劫液伤阴之害甚于开窍醒神之功，与此同时，尚可配合激素共同抢救。处方：玄参15克，紫草20克，牡丹皮10克，重楼30克，生地黄30～60克，广犀角3克（现以大剂量水牛角代用），鲜菖蒲12克，鲜芦根30克，赤芍15克，人工合成牛黄粉（吞）1.5克，青黛0.3克拌黑山栀10克。若神志昏迷加服神犀丹或紫雪丹，便闭加鲜首乌或生川军。

2. 痹痛型（亚急性型中表现以关节酸痛为主者）　该型患者大多表现为发热时起时伏，热势昼升夜降（与一般阴虚发热相反），有时怕冷、自汗、四肢关节酸痛定着不移，有时红肿、局部有热感、屈伸不利，常伴头晕头痛、腰酸背痛、神疲乏力、心烦不宁，指甲鲜红光亮，脉象滑数，舌淡紫或红绛。肝肾不足，邪热内生，血瘀络阻，形似热痹，而实非热痹，治宜养阴清热，凉营通络。处方：生地黄30克，玄参12克，赤芍15克，紫草根15克，地龙9克，知、柏各10克，当归12克，重楼30克，牛膝9克，防风、防己各9克，鸡血藤30克，人工合成牛黄粉

（分吞）1.5克。

3. 肝肾不足型（慢性缓解期） 患者多表现为精神不振，或不耐烦劳，稍事活动，即疲乏不堪，腰酸腿软，头晕耳鸣或低热复起，或关节酸痛，苔薄，舌质红或嫩红质胖。邪势虽敛而肝肾阴亏未复，以滋养肝肾为主，清热解毒为辅。处方：生、熟地黄各15克，当归10克，白芍15克，黄芪15克，枸杞子12克，牛膝10克，何首乌12克，牡丹皮9克，青黛（拌）0.3克，黑山栀9克，雄黄（拌）0.5克，茯苓12克，草河车15克。

病例 孔某，女，20岁。2年前因四肢及面部出现红斑，对光敏感，不规则高热，血中找到狼疮细胞被诊断为系统性红斑狼疮，给予泼尼松、吲哚美辛（消炎痛）治疗，出院后尿蛋白波动于（＋）～（＋＋＋＋）。辗转于上海各大医院治疗，症状始终未能明显改善。入院前3个月不规则发热又起，2周前持续高热（体温39～40℃)并出现胸闷气急，在急诊室多次昏厥、抽搐，以狼疮危象、肺部感染于1983年3月22日收入病房。入院体检：表情淡漠，时有谵语，浅昏迷，瞳孔等大，对光反射存在，两手震颤，两肺闻及干湿啰音，X线胸片：两肺纹理增多、两肺散在斑片状淡影，边缘模糊，印象为两肺间质性炎症。入院后给予激素及抗生素治疗1周，病情未见好转，遂请吴氏诊治。

初诊：高热稽留不退，神志虽清而反应迟钝，音哑不扬，稍有咳嗽，痰不多，胸闷太息，脉细数，舌尖边干红、苔薄微黄而糙。肝肾不足而邪热内生，急以甘寒清凉以敛邪势、存真阴。处方：南、北沙参各30克，石斛15克，生地黄30克，麦冬12克，水牛角（先煎）30克，知、柏各6克，重楼30克，桔梗4.5克，碧玉散（包煎）30克，生甘草9克，杏仁9克，人工合成牛黄粉（分吞）1.5克。2剂。二诊：前投甘寒清凉之剂，身热渐趋下降，神情较前清明，咳不甚，痰不多，小便已能自出，但脉尚疾数，舌仍干红，苔薄糙。气阴两竭者，大苦大寒终非所宜，还当甘寒为主，肝肾同治。处方：鲜沙参30克，南、北沙参各15克，天、麦冬各9克，桑白皮12克，水牛角（先煎）30克，牡丹皮9克，生甘草9克，重楼30克，碧玉散（包）30克，鲜茅、芦根各60克。2剂。

三诊：身热已退，神志已清，胸闷减轻，咳亦不甚，但唇红、舌干、脉数未静，且两手指端可见红斑肌衄，还是水亏火旺之证，再拟壮水制火。处方：鲜生地黄30克，鲜沙参30克，天、麦冬各12克，玄参12克，鲜石斛15克，水牛角（先煎）30克，杏仁9克，紫菀12克，黛蛤散30克，生甘草9克。5剂。中西医结合密切配合，共同抢救，狼疮危象迅速缓解，继续以调补肝肾之阴，清解内生热毒的中药治疗，症情稳定而出院。随访1年，未见复发。

祝谌予：过敏煎治过敏证

药物组成：防风、银柴胡、乌梅、五味子各10克，水煎，每日1剂，早晚服。适应证：凡过敏试验阳性者，均可采用本方。如过敏性荨麻疹属于风寒者，加桂枝、麻黄、升麻、荆芥；风热者加菊花、蝉蜕、金银花、薄荷；血热者加牡丹皮、紫草、白茅根；热毒内盛加连翘、金银花、甘草、蒲公英、紫花地丁、板蓝根；过敏性哮喘，常加莱菔子、白芥子、紫苏子、葶苈子、杏仁；过敏性紫癜，常加藕节炭、血余炭、荆芥炭、茜草根、旱莲草、仙鹤草；过敏性鼻炎，常加白芷、菖蒲、辛夷、菊花、细辛、生地黄、苍耳子、葛根；冷空气过敏症，常加桂枝、白芍、生姜等。

病例　徐某，男，24岁。1985年1月30日初诊。主诉：哮喘20年，经常反复发作，曾与某医院过敏试验阳性，确诊为过敏性哮喘，经服泼尼松（强的松）、异丙嗪、氯苯那敏（扑尔敏）等西药罔效。每逢感冒后发作频繁，咳嗽不能平卧。胸透两肺未见异常。近1个月来，咳嗽气喘、胸闷憋气加重。舌质淡红、苔白而腻，脉滑小数。证属痰湿中阻，肺失宣降。处方：紫苏子、白芥子、莱菔子、银柴胡、乌梅、防风、五味子、杏仁、百部、沙参各10克，葶苈子15克，甘草3克。6剂后，咳嗽减轻，胸胁舒适。余症好转。效不更方，原方13剂，共研细末，炼蜜为丸。每丸重9～10克，1日2～3次，每次1丸。服完后，诸症悉除。半年后随访未见复发。

朱仁康：治皮肤病泛用生地黄

朱氏治皮肤病，惯用生地黄，药量很大（多在30克以上），使用范围亦广，常为同道们瞩目。疮疡皮肤病血热所致者颇多，故喜用生地黄作为凉血清热的主药。临床上凡遇血热证者，除重用生地黄外，常与牡丹皮、赤芍二药配伍，收效颇为满意。有热当清乃为常法，但热与营血胶结，情况复杂，故在重用生地黄的同时，配牡丹皮、赤芍既可加强凉血清热的作用，又能活血散血，以防火热煎熬，营血瘀滞。此即取叶天士热入血分"恐耗血动血，直须凉血散血"之意。在临床上常见因某些药物而引起的药疹，周身泛起弥漫性大片红斑，中医称为中药毒。此系内中药毒，毒入营血，血热沸腾，外走肌腠所致。常用自拟的皮炎汤（生地黄、牡丹皮、赤芍、知母、生石膏、金银花、连翘、竹叶、生甘草）治之。多能应手而愈。另外，由于心经有火，血热生风引起的皮肤瘙痒症、皮肤划痕症等病，每以《金鉴》消风散化裁治之。但常加大生地黄的用量，以增强凉血清热的作用，往往能收到满意的疗效。

朱仁康：全蝎治疗缠腰火丹疼痛

皮肤病痒者居多，疼痛者间或有之，唯有缠腰火丹（南方称蛇丹）疼痛显著，尤以老年患者为甚。朱氏早年在家乡行医，曾遇七旬老翁患此证，经前医用龙胆泻肝汤治疗，疮疹虽平而痛如锥刺，经久不除，乃求治于其。遂拟全蝎30克，研末分为10包，早晚各服1包，药后遣子来告，疼痛逐渐缓解。又嘱继续服前药30克，仅服二料，痛止病愈。考全蝎，辛平、有毒，入肝经。本草诸书均言其有息风镇痉、解疮肿毒之功，有用以治半身不遂，口眼㖞斜者；有治小儿惊痫抽搐者；有治破伤风者，亦有治诸疮肿毒者，诸说不一，但未见用此药止痛的记载。缠腰火丹乃湿热毒邪为患，热偏盛者投龙胆泻肝汤，湿盛者用除湿胃苓汤，大多获效。然而，往往由于湿热未尽，余毒未解，滞留经络，遗痛不止。今取全蝎以剔解毒邪，毒解络通，故能止痛矣。

朱氏自从摸索到全蝎粉可以止痛的经验后，治疗很多缠腰火丹后遗疼痛的病例，均获显效。若患处久留色素沉着，可配桃仁、红花、赤芍等药；若病发于头面者，可配菊花、蔓荆子、钩藤等药。

朱仁康：皮炎汤治药物性皮炎

朱氏依据药物性皮炎的临床表现，邪中深浅及病势轻重，将其分为血热型、毒热型及阴伤型进行辨证论治。临床上以血热型最多见。症见口渴咽干，小便短黄，舌红苔黄，脉滑数，皮肤潮红，触之灼热，皮损表现多种多样，如麻疹样、荨麻疹样或猩红热样等。此系内中药毒，血热沸腾，外走肌腠所致。法拟凉营清解，方投皮炎汤（生地黄、牡丹皮、赤芍、知母、生石膏、金银花、连翘、竹叶、生甘草）。皮炎汤是朱氏将温病学说的理论与皮肤病科临床实践相结合所拟定的重要经验方之一。该方实际由犀角地黄汤、白虎汤化裁而成，以生地黄、牡丹皮、赤芍清营凉血，因犀角贵重而摒除不用；知母、生石膏清胃解肌，意在透热转气，竹叶轻清风热；金银花、连翘、生草清解药毒。取二方之长熔为一炉，其中生地黄、生石膏尤宜重用，投之辄应。

朱氏认为，对药物性皮炎血热型切忌用羌活、白芷、防风等辛温散风之品，如误用势必加重病情。此外，在临床中用本法治疗接触性皮炎和植物性日光性皮炎，也有一定疗效，应予重视。

赵炳南：熏药疗法治顽癣

赵氏早年行医时，曾看到一个民间医生用草药熏治顽癣（相当于神经性皮炎），疗效很好，引起他的注意。通过查阅古代医籍和临床实践，赵氏摸索了3个熏药方剂，疗效很好。

1. 癣证熏洗方 处方：苍术、黄柏、苦参、防风各9克，大风子、白鲜皮各30克，松香、鹤虱草各12克，五倍子15克，共碾粗粉。用法：用较厚草纸卷药末成纸卷，燃烟熏皮损处。每日1～2次，每次半小时，温度以病人能耐受为宜。功用：除湿祛风，杀虫止痒。方中苍术燥湿；黄柏、苦参、防风清热祛湿毒，消炎止痒；大风子杀虫解毒，祛风止痒而又润肤；鹤虱草杀虫；白鲜皮杀虫止痒，祛湿；五倍子收涩杀虫；松香收敛止痒。适用证：神经性皮炎，慢性湿疹，皮肤淀粉样变（松皮癣），皮肤瘙痒症（瘾疹）。

2. 子油熏洗方 处方：大风子、地肤子、蓖麻子、蛇床子、祁艾各30克，紫苏子、苦杏仁各15克，银杏、玄参各12克，共碾粗粉。用法：同1.方。功用：软坚润肤，杀虫止痒。方中蓖麻子、紫苏子、银杏软坚润肤；蛇床子、地肤子润肤止痒；苦杏仁润肤软坚，渗透力强；苦参润肤杀虫；祁艾海肤暖血；大风子杀虫止痒，解风毒而润皮肤。适应证：牛皮癣（白疕），鱼鳞癣（蛇皮癣），皮肤淀粉样变（松皮癣）。

3. 回阳熏药 处方：肉桂、炮姜、人参芦、川芎、当归各9克，白芥子、祁艾各30克，白蔹、黄芪各15克。制法、用法：同上。功用：回阳生肌、助气养血。方中黄芪、当归补益气血；人参芦解毒助气血；肉桂、炮姜、祁艾祛寒回阳暖血；川芎活血；白芥子回阳祛寒湿；白蔹收固气血。适应证：久不收口之阴疮寒证，顽固性瘘管，顽固性溃疡，慢性汗腺炎所致瘘管，结核性溃疡（鼠瘘），踝关节结核（穿踝瘘）。

临床体会及注意事项：① 方法简便，经济实用，易于推广。此法经多年来临床使用已初步成为外治法的一种独特给药途径。适用于多种顽固性、慢性皮肤科、外科病证。在中药烟熏之后，可以不用敷料保护或配合其他相应外用药，也未见不良反应和副作用。② 对于角化过度和瘙痒明显的皮肤病，止痒和软化皮肤作用较好。一般轻症熏药5次后，瘙痒减轻，皮疹有白色落屑失去原来光泽，有的10次瘙痒即止；皮肤粗糙而厚者，20余次明显变软变薄。同时在临床使用过程中，往往一开始疗效较快，但使用一个阶段见效缓慢；如果中断治疗，有时前功尽弃，坚持使用，才能治愈。③ 皮损较大而且粗糙变厚者，熏疗时应用浓烟，温度宜高，但也不能过高，一般50～60℃为宜。应经常用手试温，以免引起烧伤。④ 熏完后，往往有一层油脂（油烟），不要擦掉，保持时间越久，治疗作用越好。⑤ 从临床使用过程中体验，熏药的药烟并无任何毒性，对人体也没有任何严重的损害。尤其是药卷烟熏，因其烟熏部位比较集中，烟量不大，不会引起剧烈反应。但是由于药味组成中大都是祛湿杀虫的药物，因此在药烟中也含有一些刺激性臭味，对呼吸道黏膜、眼结膜有一定的刺激，个别人可引起轻微头痛、轻微咳嗽和眼结膜的不适，停止烟熏后很快消失。但为了慎重起见，一般严重高血压、孕妇和体质较弱的患者慎用或禁用。对于病损比较局限的患者，根据其耐受情况适当地缩短熏疗时间，对于急性炎症性皮损，一般禁用。

病例1 朱某，阴囊湿疹，股癣6年余，阴囊皮肤粗糙变厚，两侧股部内上侧各有手掌大小皮肤粗糙变厚，周围有少许脱屑及多数抓痕，瘙痒明显，使用多种疗法均未见效。某年9月3日开始使用癣证熏洗方，因自觉症状较重，故每日烟熏4次，每次15～30分钟，3天后自诉瘙痒减半，已能安睡，2周后瘙痒基本消失，阴囊及股内侧皮肤开始变薄及轻度脱屑，阴囊皮肤变薄，恢复一定弹性而出现皱褶，股部皮损逐渐缩小，熏疗次数减少到每日2次，局部皮肤有轻度色素沉着。10月14日瘙痒完全消失，股癣基本痊愈，阴囊皮损部外用少量狼毒膏，以后熏疗即减少到隔日1次数日1次，内服薏苡仁，每次15克，每日1次，经长期观察未复发。

病例2 吴某，肛门瘙痒已2年余。检查肛门周围皮肤粗糙变厚，奇痒，发作时难以忍受，用多种疗法均不能止痒。遂嘱他人用金属圆形铜刷（刷毛如针尖样锐利）不时敲打局部表面，轻微出血后方能入睡或久坐。因经常用铜毛刷敲打，肛门周围皮肤如莲蓬头状。诊查后嘱用癣证熏洗方，特制一马桶式熏箱。第一次熏疗时不久，病人即感瘙痒明显减轻，能一次入睡5小时之久，因其瘙痒难忍，故发作时立即熏疗，1周后发作次数减少，因病程较久，嘱其长期使用，自熏疗后未用铜刷敲打过，3个月后日熏1次，而后隔日1次，4个月后痊愈。

丁化民：眼衄验方治视网膜中心静脉阻塞

视网膜中心静脉阻塞，属中医"暴盲""血灌瞳神"及"视物昏渺"。丁氏有一眼衄验方，组方为：生龙骨7克，橘络6克，大生地黄15克，生牡蛎7克，灵磁石20克，赤芍10克，白芍10克，桃仁6克，钩藤10克，丹参15克，郁金6克，丝瓜络6克。此方适用于肝热阳亢的视网膜中心静脉阻塞。组方之意首先要解决的是肝胆郁热和阴虚阳亢，再佐以理气疏肝、活血化瘀之品，因此方中选用生龙骨、生牡蛎以平降肝阳、益阴潜镇之功；牡蛎且能软坚散结以化瘀；磁石宜治肝肾阴虚、浮阳上扰之诸症，又有益精明目之作用；玄参和生地黄除能清热凉血外，兼有补肾阴、益精血之力；再配以白芍以补肝血和肝阴之药同用，可起到养肝明目之效；丹参、赤芍其味苦寒，为祛瘀生新之品，有清热、凉血、止血的作用；佐以桃仁主行瘀血，三药均为苦味之药，因而加强其苦能泄血滞之作用，滞化瘀行，则气通畅，而利于出血之吸收。

韦文贵：番泻叶治疗目赤眵泪

番泻叶味苦而性寒，不仅泻积热而润肠燥，而且可治目赤红肿，眵多壅结之证。曾遇一在西藏工作的干部，其两目微赤，而两眦常有大量眼眵壅结，视物昏花不清，给予番泻叶30克，嘱其每用2～3克，泡水代茶叶饮之，尽剂而病愈大半，又服30克，则两目完全恢复正常。

盖目眵壅结，多属肺经实热。又因肺与大肠相表里，泻大肠即可清肺热。本品入大肠而泻热导滞，故可导肺经之实热下行，从大便而解。所以，凡见白睛红赤，疼痛畏光，眵多泪热之证，均可用番泻叶治疗。而且本品可用开水浸泡代茶，服用甚为方便。应当注意的是本品的用量，小量使用可清肠胃之热而开胃进食；用5～10克即可在2～3小时发生肠鸣、腹痛而致泻，过量则会引起恶心甚或呕吐。所以，若非胸腹胀满，便秘不通而需要峻下者，用量一般在3克以下为宜。

韦玉英：视力疲劳症认识

韦氏在临床中治愈本病甚多，体会到视疲劳症主要表现为注视物体时间长久后，产生眼胀、眼睑无力、视物模糊、头痛、眉骨酸痛等症状，甚者则伴有恶心，待休息后则症状改善或消失。现代医学把本症分为视网膜性视力疲劳、青光内障、圆翳内障的早期，视瞻昏渺，视瞻有色，经脉目病，产生患眼干涩、视近怯远、辘轳转关、视惑等症，均有不同程序的视疲劳症，但也有视力、眼压和眼底均正常而视力疲劳者。患者痛苦万分，医者往往忽略。从病因病机来分析，有属阳虚气虚，阳气不能上承于目而致视力疲劳者；或因玄府郁闭，目窍失养所致视力疲劳；亦有肾精亏竭，精明涵养之源竭，以致视力疲劳者。通过多年的临床体会，认为虚证居多，而血虚、阳虚二者尤为多见。现代医学的眼底病和玻璃体混浊，均属瞳仁内部疾患，所谓从内而蔽，外不见症。肝、肾和眼的关系密切。临床常用滋补肝肾治疗玻璃体混浊，疗效颇佳。

病例 黄某，女性，22岁。1958年9月就诊，双眼原有视近怯远症，2年来，眼前有团块状黑影，随眼飘动，如蝇蝶飞舞，仰视则上，俯视则下，看书即挡，头痛腰痛，头晕目眩，失眠健忘，影响工作，本市某医院认断为双眼屈光不正（不能矫正），双眼玻璃体混浊，经治未效。患者悲观失望，想进盲校，经好友劝阻，介绍求治中医。视诊视力右眼0.1/+1，左眼0.3/+1，双近视力，散瞳所见，近视性视力眼底，玻璃体呈团絮状混浊。脉细尺微，舌淡红，中医诊为云雾移睛，证属肝肾不足。睛内有神系肾之精气所化，目为肝窍，视物混浊乃肾不足而肝血虚。肾藏精，肝藏血，肝肾不足，清窍失充而头晕目眩，头痛腰痛，血不养心而失眠健忘，法当滋补肝肾，投以六味地黄汤加桑叶10克，黑芝麻10克（桑麻丸），制首乌、枸杞子各15克，菟丝子10克以滋肝肾之力；复加当归身养血补血，再以柏子仁补心宁神，水煎服。服药1个月，视力增加，右眼0.60，左眼0.50，双眼近视力正常，唯视力疲劳，眼胀，黑影减少，其他症状悉消。韦氏认为"通则不痛，痛则不通""痛者气血不通"，局部血凝气滞，故眼胀，视力疲劳，仍宗原方去柏子仁、泽泻，加茺蔚子、夜明砂破瘀益精明目，并服磁朱丸，每日3次，每服3克，温水送下。继服汤药1个月，视力上升，黑影明显减少，症状全消，情绪乐观。因上班不便，给予服明目地黄丸，日服2次，每服1丸（9克重）；明目养肝丸，每日1丸（9克重）。继续服用近2个月，双眼视力恢复至1.0，改用霜桑叶（去根茎）60克，黑芝麻60克，青葙子60克，共研细末，水泛为丸，为绿豆般大，每日服3次，每服6克，服完为止，停止治疗。

龚志贤：乌梅丸治慢性角膜炎、角膜溃疡

慢性角膜炎、角膜溃疡又称花翳白陷，其症是黑睛生翳，形如花状，然白而中间凹陷，是一种最易反复发作又难以治疗的慢性眼病。本病是因外感风邪，肝肺火盛，风热相搏，上攻于目所致。该病临床表现为视力减退，视物模糊，或目中刺痛，头昏额痛，心烦失眠，口干口苦，纳谷不馨，大便稀溏，脉象弦细而数，尺候不足，舌尖色红，或舌有瘀斑，舌苔白腻。治宜清泻肝胆之火，温暖脾肾之阳。方药取乌梅丸加味。

病例　秦某，男，32岁，干部。1960年4月诊治。患者视力减退，视物模糊3年，伴目中刺痛，头昏额痛，心烦失眠，口干口苦，纳谷不馨，大便溏稀，经北京某医院诊断为"慢性角膜炎、角膜溃疡"。视其乌珠混浊，且有云翳，细如星点，或如碎米，或如萝卜花、鱼鳞之状，中间低陷而色白，间见微黄。查其脉弦细而数，尺候不足，舌尖色红，舌有瘀斑，舌苔白腻。诊断为眼病之"花翳白陷"。初予养阴清热，退翳明目之剂，服10余剂，不效。细思之，病在乌珠，为风轮之疾，内与厥阴肝经相应，且证寒热错杂，遂投以乌梅丸加味治之。处方：乌梅（去核）12克，黄连6克，炒黄柏6克，当归9克，党参12克，干姜6克，桂枝6克，炒川椒6克，细辛3克，制附片（先煎1小时）12克，水煎服5剂，口干口苦、心烦、纳差之症有所减，以其舌有瘀斑，复于上方增入三棱6克，莪术6克，炮山甲9克，以活血祛瘀，溃坚破结。5剂后，目痛减轻，视力稍增，他证亦有好转，细察其目，乌珠之云翳有消散之势。又进5剂，视物清晰，云翳消散。再守原方1剂，多年痼疾，竟获痊愈。花翳白陷，病在乌珠，按五轮分野，内属于肝。本病初起因于肝郁风热，继则郁而化火，

蕴于肝胆，进而火热伤阴，经用疏散风热、清泻肝火、养阴清热之法而效。此病为久病伤及阴阳，肝血瘀阻，遂生云翳，为寒热错杂之证，故加乌梅丸和活血溃坚之品，良效得矣。

矢数道明：荆芥连翘汤治鼻旁窦炎

处方：当归、芍药、川芎、地黄、黄连、黄芩、黄柏、山栀子、连翘、荆芥、防风、薄荷叶、枳壳、甘草各1.5克，白芷、桔梗、柴胡各2.5克。此方用于副鼻窦炎之体质壮实，皮肤浅黑，手足心易湿，腹肌紧张者。又，无此等症状而用葛根汤无效者也可试用本方。

病例 某男性，72岁，患蓄脓症已2年余，经耳鼻科行鼻中隔弯曲手术及其他治疗，仍有脓液。患者有胃下垂、便秘、肩凝等症，食欲正常，诊后给予葛根汤加味方，服药后脓液大减，但服1个月后觉食欲缺乏，颈部凝痛，遂改用荆芥连翘汤，服后食欲好转，肩凝痛消失。2个月后觉空腹时胃部不适，经X线检查诊断为胃溃疡，故合用柴胡桂枝汤，半月后胃好转，续服同方一月半，溃疡与鼻症均愈。

张梦侬：冲泡鼻渊散治鼻旁窦炎

广东名医张梦侬，擅治杂病。尤其是诸般癌肿，经验良多。张氏有一散方，治鼻旁窦炎非常有效。功能为祛风、泻火，托里、败毒。方剂组成：辛夷花、藁本、黄芪、菊花、苦丁茶、防风、川芎、羌活、独活、白僵蚕、升麻、薄荷、甘草、白芷、荆芥各2克，苍耳子、蔓荆子各60克，细辛50克。共研末，每次10克。临睡前用滚开水冲泡，取汁服，药渣于次日睡前再冲泡服一次。

今肺热上蒸，鼻窍壅塞，嗅觉失灵，故不闻香臭。以辛夷花、苍耳子、细辛、蔓荆子、羌活、独活、防风、白芷、升麻、薄荷、藁本、荆芥、僵蚕、川芎等之开泻肺气而散火，佐以黄芪、甘草、菊花、苦丁茶之甘于泻火而益气。病因热郁化火，药用辛散，是用"火郁发之"之义，泡取汁，是取其气之轻清，不欲其味之重浊，以利药力上行，直达病所，因而获效更捷。

病例 万某，女，30岁。1986年9月就诊，鼻塞不闻香臭，涕出如脓，色黄气腥，头痛以巅顶为剧，经年不愈。脉象弦滑，舌苔白薄，诊为鼻渊，投以上方。嘱每晚临睡前按法照服1次，1剂未完，病已痊愈。

邹云翔：导阳归肾汤治口腔病

"导阳归肾汤"为邹氏所创制的治疗虚阳上越的有效方剂。导阳归肾汤：生蒲黄（包煎）、大生地、败龟甲、川石斛、大麦冬、黑玄参各9克，炒黄柏3克，肉桂粉（冲）0.6克，川黄连0.9克，生甘草3克。方用生蒲黄、川黄连泻心火，麦冬、生甘草助之，生地黄、败龟甲、黑玄参、川石斛、川黄柏补肾真阴而生血，肉桂借咸寒滋肾之力，归入肾宅，而安肾阳，以此真阳归元，龙潜大海。本方组织严密，配伍精当，是根据反佐疗法和泻南补北的理论而组成。凡属于心营肾阴不足，虚阳无制，浮越于上，表现为上实下虚者，皆为其适应范围。通过临床实践，深深体会肉桂一味，是本方奥妙所在，亦是临床上取得卓效的关键。

病例1　舌疮。董某，男，40岁。患者2年前患精原细胞瘤，已做手术治疗。1年多来舌面中央有一长圆形白斑。白斑于半年前曾剥落溃烂一次，经中西医药治疗近四旬方愈合。6天来，舌中央白斑又剥落溃烂疼痛，易出血，平时大便不实，口不干，纳食一般。脉细少力，苔色薄白。证属心肾不足，虚阳上越。治拟邹氏"导阳归肾汤"加减。予：生蒲黄（包）10克，川黄连2克，肉桂粉（吞）1克，干地黄、麦冬各10克，太子参、潞党参各15克，川牛膝、补骨脂各10克，五味子5克，云茯苓10克，粉甘草3克，另锡类散2支，外搽溃烂处。共服5剂。服至第三剂后，舌面白斑溃疡愈合。

病例2　俞某，男，51岁。患口腔扁平癣已十多年。近17个月来，左颊黏膜扁平癣形成溃疡，疼痛。曾用养阴清热、清热解毒、清肺胃养肝肾和泻火之剂内服外搽，疗效皆不满意。脉细，苔薄。《内经》云："奇之不去，则偶之……偶之不去，则反佐以取之，所谓寒热温凉，反从其病也。"师其意，用反佐以取之，方从"导阳归肾汤"加减：生蒲黄（包）15克，川黄连2克，炒黄柏5克，肉桂粉（冲）1克，生地黄、黑玄参各15克，怀牛膝、枸杞子各10克，南沙参15克，生甘草2克，鲜芦根（去节）30克。5剂服完后，溃疡面显著缩小，疼痛亦减轻。脉象左部略弦。原方加大白芍15克，又服5剂，疼痛消失，溃疡愈合。

许公岩：三型分治复发性口腔溃疡

许公岩老中医治疗复发性口腔溃疡颇有章法，疗效卓著。据北京中医医院报道，一些病程在2年以上，中、西医治疗难以取效的患者，经许氏治疗均可获愈。临床总有效率达92.5%。许氏临床将本病分为三型辨证施治。

1. 脾胃湿热型

(1) 热轻湿重：症见面色萎黄，身疲乏力，胃脘胀满，纳呆，时有便溏不爽，小便清长，素嗜凉饮或嗜茶，口干不渴。舌胖大，苔白腻或质黯红，边有齿痕，脉滑。溃疡边缘水肿隆起，周围充血不著，基底凹陷。溃疡块数不多，面积可似黄豆大小或蚕豆大小，发展快，愈合快。治则：化湿兼以清热。用药：苍术12~15克，麻黄1克，薏苡仁12克，茯苓30克，甘草10克，胡黄连10克，泽泻30克。

(2) 热重湿轻：症见口舌黏膜溃破，伴烧灼样疼痛。素嗜辛辣，时暴冷饮。大便不爽，尿黄赤，舌胖大，质黯红，边尖绛，苔腻，脉象弦滑有力，溃疡多发，十几个大小不等，形状不规则。溃疡分布于口底、口唇及舌体。小至针尖大，大至黄豆大，黏膜广泛充血，溃疡表面有黄色渗出液。治则：清热辅以利湿。用药：蒲公英15~30克，胡黄连15克，木通6克，五倍子10~12克，苍术6~12克，麻黄6克，甘草10克。

2. 脾肾阳虚、水湿停阻型　症见口舌黏膜溃破，经久不愈，不甚疼痛。食少不渴，便溏溲清。舌质淡，苔白薄腻或舌湿润，脉象细滑或缓怠。溃疡色白，边缘水肿，但无充血。溃疡块数不多，面积似黄豆大小，发展快愈合亦快。治则：温中化湿。用药：干姜6克，甘草10~30克，苍术12克，麻黄7克，吴茱萸6克，五倍子7克。

3. 心肾不足型　症见口舌溃破，持久不愈，无甚疼痛。气短肢冷，心悸乏力，食少不渴，便溏溲频。舌质淡，舌体瘦，苔薄白或光，脉象细弦或沉迟。溃疡色白，边缘水肿不著，亦无充血，块数不多，似黄豆大小，愈合慢。治则：强心益肾。用药：乌附片30克，干姜15克，诃子肉6克，甘草10克。

谢海洲：口疮证治三辨

谢氏临证多年，遇此类病人很多，认为斯症病有久暂，证分虚实，新发者易治，久病者难疗。其辨口疮之治，概有三辨：一辨湿热，二辨气损，三辨阴伤。诊治时，务须仔细辨认孰者为实，孰者为虚；孰者为本，孰者为标；孰者先治，孰者后调，宜详为剖析，然后图治，勿泥清胃泻火一法。

病例　时某，女，35岁。据诉口腔溃疡多年，反复发作，经久不愈。近日来溃疡波及唇、鼻腔，纳少不欲食，胃脘不舒，大便秘结，三四日一行，素有失眠多梦，纳呆腹胀，大便不调，倦怠乏力等证。舌质红、苔黄腻厚、少津，脉沉细滑。此系心脾素虚，湿热内蕴，熏于上之候，属本虚标实之证，拟清热利湿解毒之法，投以：生地黄18克，木通6克，当归9克，连翘9克，赤小豆6克，升麻4克，豆豉12克，黄芩6克，黄连6克，黄柏6克，栀子6克，瓜蒌24克，土茯苓12克，服5剂。另以锡类散2克，患处外涂。二诊时口腔溃疡全部消失。唯失眠乏力，纳少腹胀症状仍在，遂转而以治心脾为主旨。黄芪12克，党参9克，白术9克，当归9克，炙甘草9克，远志9克，桑椹24克，生地黄12克，瓜蒌15克，枳壳9克，黄芩6克，升麻3克，黄连3克，龙眼肉24克，煅龙牡各24克，再进5剂而愈。

赵炳南：疏风除湿汤治口唇血管神经性水肿

唇风，为风热、湿邪侵犯上焦，现代医学谓为血管神经性水肿，属过敏性疾病。处方：荆芥穗12克，防风12克，蝉蜕9克，生薏苡仁30克，生枳壳15克，生白术15克，生黄柏15克，车前子15克，车前草30克，菊花15克。赵氏用此方，治疗本病，疗效良好，曾广为介绍。

苗怀仁：内服外吹治梅核气

内服消梅十味饮：苏子（梗）、香附各12克，半夏、陈皮、厚朴、桔梗、枳壳、乌药各10克，甘草6克，生姜3片，水煎服（酌情加减）。外吹利喉丹：月石

250克，人中白25克，薄荷、冰片各1.5克，黄连6克，青黛9克，梅片30克，青盐15克。利喉丹制法：先将月石放铁锅内加热炒熔，人中白火中煅透，青盐煅红，置阴凉处一昼夜，以去火性，然后和黄连、薄荷、冰片、青黛混放一起研碎，过200目细筛，制成极细药粉，贮瓶内密封备用。用时以纸筒或喉头喷雾器吹入咽喉。配以针刺：天突、人迎、内关、足三里或天容、气舍、合谷、太冲，两组交替使用。

病例 岳某，女，31岁，1974年4月16日门诊。患者半年前，暴怒之后，复感风寒，咽中似有梅核，吞之不下，吐之不出，胸闷脘痞，时作太息，饮食如常，咽喉部检查无异常发现，舌淡红、苔薄白、脉象弦细。此因暴怒伤肝，情志所伤，而致气聚痰凝，上结咽喉为患。治宜行气开郁，降逆化痰之法，方拟"消梅十味饮"加减。处方：厚朴、紫苏梗、陈皮各10克，香附12克，桔梗、枳壳、乌药各10克，甘草6克，大枣5枚，生姜3片，3剂。并配针刺天突、人迎、足三里、内关，留针30分钟，10分钟行针1次，出针后又浅刺咽喉壁放血，吹入"利喉丹"药，当即症状减轻。4月18日复诊，症减大半，继以原方3剂，仍配针刺天容、气舍、合谷、太冲及咽喉壁放血和吹药。4月21日三诊，症状消失。为巩固疗效，又施针1次，服药3剂。1个月后患者来信致谢，未见复发。

张赟梅：口内含服药物治梅核气

梅核气一病，其病理的主要特点是痰凝气滞。痰凝，则似有所塞；气滞，则腹胀乃生。梅核气的辨证，主要辨别以气滞为主，还是以痰凝为主。若胸胁胀满，腹胀气肿，则以四逆散加减；若咽中如塞，如絮如膜，咽不下，咳不出，则以四七汤加减；若肝气少以犯胃，使脾失健运，脾虚可使痰湿内生，在治疗时，可以加入健脾利湿药，方取逍遥散意。张氏在临床实践中，体会到应用某些药物含服，可使药至病所，对局部症状的改善亦较明显，气郁化火者，应用左金丸3克，缓缓用唾液吞服。胃气上逆，病久者应用代赭石3克、全蝎0.3克，研细末，含服。

焦树德：补肾祛寒法为主治疗类风湿关节炎

类风湿关节炎是一种常见病，又属疑难病证，其病程较长，病情顽缠，颇难痊愈。该病总以肾虚为本，感寒为标，或兼风湿二邪，故治宜补肾祛寒为主，辅以化湿祛风，药用《金匮》桂枝芍药知母汤与《证治准绳》虎骨散化裁，自创补肾祛寒治尪汤治疗本病，屡获奇效。发病机制，焦氏认为比一般痹证更为复杂，主要是因风、寒、湿三邪已经深侵到肝肾、筋骨，且病程较长。寒湿、痰浊、瘀血、贼风，互为影响，凝聚不散，经络闭阻，血气不行，常可加重病情发展。这是病机之复杂所在。具体治疗又当以辨证为先。

辨证如下。

1. 症状　除有关节处疼痛、肿胀、沉重及游走窜痛等痹证所共有的症状外，还感觉疼痛发自骨内，其痛连筋彻骨，痛处喜暖。因邪已深入阴分，故疼痛多是昼轻夜重。古籍中有"夜间痛如虎咬"的描述。也有患者喜将患肢放到被窝之外，觉得痛可略减，但又不敢放得时间过长，时间若长，则痛更加重。这说明尪痹虽然可出现一些标热之象，但虚寒乃是其本。部分患者关节、肢体或脊柱变形，失去正常功能。关节肿大如脱，沉重发凉，不易转侧，甚至不能屈伸和行走。肝肾不足，督脉虚弱，而致脊柱骨松、变形，不能直立、弯腰，项垂背突渐成"尻以代踵，脊以代头"的废疾。

2. 舌象　舌质多无明显异常，有的见微红，这与病在血分有关。部分患者可见舌质略黯或舌边处有青黯的瘀血斑，舌苔多为薄白苔，但也有不少出现白苔或白腻苔，为有寒湿。有的前部苔薄白而舌根部苔白厚腻，这说明寒湿之邪深痼难除。也有的出现黄苔或黄腻苔，表明有标热。

3. 脉象　以沉脉、弦脉较多见，与沉主病在里、弦主疼痛有关。不少患者出现尺脉沉细、弱等，说明有肾虚。湿偏盛者亦可见滑脉，或弦滑、沉弦滑等。肝肾俱虚者，往往左手脉象小于右手。兼有风盛亦可见浮滑、浮弦、浮数等。如已伤阴，亦可见细数。

证治如下。

1. 治则　治疗方法是以补肾祛寒为主，辅以化湿散风，养肝柔筋，祛瘀通络。肝肾同源，补肾亦能养肝、荣筋。祛寒、化湿、散风，使风、寒、湿三邪从内出外。活血通络可祛瘀生新。肾气旺，精血足，则髓生骨健，关节筋脉得以润泽荣养，可使已失去正常功能的肢体、关节渐渐恢复功能。总之，在治疗时要抓住补肾祛寒这一重点，再随证结合化湿、散风、活血、壮筋骨、利关节等，标本兼顾。此外，要注意调护脾胃，以固后天之本。

2. **处方** 补肾祛寒治桂汤：川续断12～15克，补骨脂9～12克，制附片6～12克，熟地黄12～15克，骨碎补9～12克，淫羊藿9～12克，桂枝9～15克，独活10克，赤白芍各9～12克，威灵仙12克，炙虎骨6～12克（现用其他骨代用，另煎兑入），麻黄3～6克，防风6～10克，伸筋草20～30克，松节15克，知母9～12克，炙山甲6～9克，苍术6～10克，牛膝9～12克。水煎服，每日1剂，分2次服。

3. **方义** 本方以《金匮要略》桂枝芍药知母汤合《证治准绳》虎骨散加减而成。方中以川续断、补骨脂补肾壮筋骨，制附片补肾阳祛寒邪，熟地黄填精补血、滋养肝肾为主药。以骨碎补、淫羊藿、虎骨温补肝肾强壮筋骨，桂枝、独活、威灵仙搜散筋骨风寒湿邪，白芍养血缓急舒筋为辅药。又以防风散风，麻黄散寒，苍术祛湿，赤芍化瘀清热，知母滋肾清热，穿山甲通经攻结，伸筋草舒筋活络，松节专利关节为佐药。以牛膝引药入肾为使药。

4. **加减法** 上肢关节较重者去牛膝，加片姜黄9克，羌活9克；瘀血证明显者加血竭（分冲）0.07～0.9克，皂角刺5～6克，乳、没各6克（或苏木15～20克）；骨质变形严重者，可去伸筋草，加透骨草30克，寻骨风10～20克，自然铜（醋淬先煎）10克；兼有低热，或自觉关节发热，愿将肢体放在被外者，去淫羊藿，加黄柏（黄酒浸3小时左右，捞出入煎）10～12克，地骨皮10克；腰腿痛明显者，可去苍术、松节，加桑寄生15～30克，并加重川续断、补骨脂、牛膝的用量；筋挛节曲、肢体蜷缩者，去苍术、防风、松节，加入生薏苡仁30克，木瓜9～12克，白僵蚕6～9克，并加重白芍、桂枝的用量；脊柱僵化变形者，去牛膝、苍术，加金狗脊15～20克，鹿角胶9克，羌活6克；舌苔白厚腻者，可去熟地黄，加砂仁3～5克或藿香9克。

注意事项有以下几点。

1. 病程既久，故服药亦需较长时间才能渐渐见效，万勿操之过急，昨方今改。只要辨证准确，服药后无不良反应，则应坚持服用50～100剂，观察疗效。如见效，还可再继续服数十剂。

2. 在比较长时间服用汤药，取得明显效果后，还需把上方4～5剂，共为细末，每次服3克，1日2～3次，温黄酒或温开水送服。以便长期服用，加强疗效。

3. 有热象者，去淫羊藿、苍术；减附片为3～5克，桂枝5克，补骨脂6克；加重赤白芍、知母的用量。热重者可另加黄柏9～12克，忍冬藤20～30克，桑枝30克。注意虽有热象，亦不可把桂枝、附片等温药全部去掉而投用一派寒凉之剂，因虚寒为本，热象为标，不要只顾标不顾本。热象退后，仍要治本为主。

4. 药后症状减轻，唯疼痛仍明显者，可将制附片加重至15克（或改川乌9～12克），要单独先煎20分钟。体较弱者，则需用白蜜100毫升，加水150毫升左右，文火煎附片（或川乌）至水尽为止（只剩下蜜100毫升左右），去附片，把蜜分为两次兑入汤药中服用。或者不加重附片，另加草乌5～6克也可。

病例　任某，男，48岁，工人。1971年10月28日初诊。主诉：关节疼痛、肿大变形、僵化，肢体不能自己活动已1年有余。1970年9月，因挖地道而长时间在地下劳动。一日，突然高热40℃以上，继而出现左膝、左踝关节红肿疼痛，行走不便，虽经治约半年，但病情日渐加重。两手腕、示指关节亦相继红肿疼痛、变形、僵化，活动严重受限，晨起伸不开。两膝关节肿大、变形、不能自由屈伸，左腿较重。两踝关节肿大如脱。经某医院检查，诊断为类风湿关节炎（当时血沉55毫米/小时），即转该院中医科诊治，服中药80剂，症状未见改善，血沉增快（118毫米/小时），遂来本院就医。

现症：除上述两膝、两踝及两手腕、指关节肿大、变形、疼痛、不能自由活动外，两胯关节亦强直僵化，固定成一种位置（大腿与躯干成120°，不能屈伸），两肩、肘关节亦僵化不能活动，故来诊时需人背抬，有间断发热，身体畏冷，心中烦热，食欲缺乏，时有恶心，大便1日1～2次，小便黄赤，舌苔白腻，脉象弦数。经本院放射科X线摄片，仍诊断为类风湿关节炎。辨证：地下环境寒湿，久处其地而受风、寒、湿三邪侵袭致痹。寒湿最易伤肾，肾虚不能御邪，寒湿乘虚深侵，肾主骨，寒邪入骨，久久留舍，骨失所养，则可致骨质变形，节挛筋缩，肢体不能屈伸，脚肿如脱，温温欲吐，而呈现趋羸之状。脉证合参，虽有标热之象，但实质仍为寒。治法：补肾祛寒，散风活络。

处方：制附片10克，骨碎补12克，桂枝10克，炙虎骨（另煎兑入）6.25克，赤、白芍各10克，麻黄6克，知母10克，防风12克，威灵仙12克，白术10克，炙山甲10克，生姜10克，甘草10克。水煎服，6剂。药后诸症均减轻，仍守上方又加伸筋草30克，虎骨改为12克，嘱可常服。至1972年3月10日来诊时，已能自己行走，不用扶杖。两手腕及指关节虽仍有变形，但可用力活动，手按之亦无疼痛，膝关节尚有肿胀，予上方加黄芪30克。3月17日已能骑自行车上街，仍守上方。

1972年5月3日来诊时，食欲很好，仅腕、背、踝部有时发胀，偶有轻痛，腕、指、膝、踝关节虽外观尚变形，但均不影响活动。先后共诊22次，服药110多剂，病情已稳定，改用粉剂常服，处方如下：制附片45克，骨碎补54克，川断60克，桂枝36克，炙虎骨60克，赤、白芍各60克，知母36克，防风45克，苍、白术各30克，威灵仙120克，麻黄36克，细辛12克，松节45克，伸筋草120克，炙山甲36克，地龙45克，皂角刺21克，泽泻30克。共研细末，每次服3克，每日2次，温黄酒送服。

1973年1月27日来诊，膝肿消退，关节明显变小，仍守上方，加归尾36克，焦神曲30克，片姜黄30克，红花36克，改川断为90克，为细末服。1973年5月29日，四肢功能明显好转，可以自由蹲下、站起，站立1小时多也不觉得疲累，追访痊愈。

岳美中：四神煎治关节炎

关节炎，亦称鹤膝风，膝关节红肿疼痛，步履艰难，投以《验方新编》四神煎恒效。药用生黄芪240克，川牛膝、远志肉各90克，石斛120克。先煎四味，用水10碗（约1000毫升），煎至2碗，再加入金银花30克，煎至1碗（约150毫升），顿服。历年来，岳氏和几位同道用该方治此病，多获良效，很值得推广。

门纯德：乌头桂枝汤治类风湿关节炎

业师门纯德教授，享誉三晋，久负盛名。其治类风湿关节炎，惯用《金匮》乌头桂枝汤。湿重加利湿之木瓜、独活、络石藤。

病例 梁某，手足关节肿胀，疼痛已3年，少许关节已畸形，近日来疼痛加剧，经摄片，诊断为类风湿关节炎（周围型）。六脉弦紧，重按无力，舌胖质淡，行动困难。证系外邪侵及骨节，法宜温阳宣痹，以乌头桂枝汤入白蜜20毫升同煎，桂枝10克，芍药30克，炙甘草15克，生姜9克，大枣10枚，乌头12克，服8剂后，其痛见缓，能下床活动。二诊时见局部肌肉松弛性萎缩，继以桂枝芍药知母汤通阳宣痹，桂枝10克，芍药30克，炙甘草12克，麻黄9克，生姜9克，白术24克，知母30克，防风18克，附子（先煎）18克，连服40剂，诸症见消，肢体活动灵便，血沉化验明显好转，X线见手足关节骨质脱钙，关节腔狭窄有所改善。

郑侨：乌桂四物汤治腰椎骨质增生

组成：当归，川芎，赤芍，熟地黄，桂枝，乌梢蛇，炙附子，甘草。本方功用为活血通经，温经散寒。主治腰椎骨质增生，即中医之痛痹证。本方系郑氏多年临床治疗痹证摸索出来的。方中四物汤养血和血，和营化瘀，通经活络；桂枝温经通脉，调和荣卫；乌梢蛇功同白花蛇，甘咸而温，善行，如风之善行数变，内走脏腑，外达皮肤，透骨搜风，专治风湿瘫痪；炙附子《本草备要》记载："辛温有毒，大热纯阳。……其用走而不守，通行十二经，无所不至。能引补气药以复散失之元阳，引补血药以滋不足之真阴，引发散药开腠理，以逐在表之风寒，引温暖药达下焦，以祛在里之寒湿。"为大燥回阳，补肾益命火，逐风寒湿之要药；甘草和中养胃。

临床治疗风寒湿痹偏于寒盛者，具有下述证候，如肢体关节疼痛，痛有定处，疼痛较剧，得热痛减，遇寒痛增，关节不可屈伸，局部皮色不红，扪之凉，舌苔白，脉弦紧者，可用。若痛如锥刺者加苏木，但炙附子不可过量和久服。

病例 赵某，男，40岁，工人。1970年4月15日就诊。已病两年之久，主证：腰痛甚，不敢屈伸，颜面青紫，口唇紫，舌质深红、舌苔白，形体消瘦，精神苦闷，语气呻吟，脉沉缓尺涩。西医诊为腰椎骨质增生，中医认为病属风寒湿邪侵袭经络，深入筋骨之骨痹证。治以补血温经活络法，处方用乌桂四物汤加减：当归15克，川芎9克，赤芍12克，熟地黄12克，桂枝9克，乌梢蛇9克，乳香6克，没药9克，丹参15克，甘草6克，苏木6克，水煎服。二诊：前方服12剂，腰痛消失，仍用前方治之。三诊：前方又服8剂，体力已复，为了巩固疗效，仍用前方加生姜12克，三七12克，共为细面，炼蜜为丸9克重，早、晚各服1丸，1剂服完，即可上班工作。

上例为风寒湿之邪，深入筋骨，留恋不去，阻滞荣卫循行，日久形成骨痹证。郑氏采用补血通络、温经散寒之乌桂四物汤加减，其中加乳香取其苦温补肾，辛温通十二经，去风伸筋，活血调气；没药苦平入十二经，散结气，通滞血；丹参破宿血，生新血；苏木行血去瘀，使邪去血充，荣卫循行，调和而愈。在丸剂中加生姜取其苦温补肾，破瘀血；三七甘苦微温，散气定痛，缓服之，能巩固疗效。

秦伯未：通气散治腰扭伤疼痛

扭伤腰痛原指强力举重，闪挫受伤引起的腰痛。病起骤然，痛不能动，呼吸咳嗽困难。由于气血凝滞，治宜行气化瘀，用通气散：木香、陈皮、小茴香、延胡索、白丑、穿山甲、甘草。腰痛应当以肾虚为重点，前人治疗腰痛，多数是滋补真阴，温养真阳。例如朱丹溪的青娥丸（杜仲、补骨脂、核桃肉）；东垣的补髓丹（杜仲、补骨脂、核桃肉、鹿茸、没药）；《古今医鉴》的壮本丸（杜仲、补骨脂、苁蓉、巴戟天、小茴香、猪腰）；《沈氏尊生书》的养肾丸（鹿茸、小茴香、菟丝子、羊腰）等。它的主要目的是补肾，并根据肾为水火之脏，补阴必须静中有动，补阳必须动中有静的原则，用了肉苁蓉、补骨脂、鹿茸、菟丝子及杜仲、猪羊腰补养；照顾到止痛治标，用了小茴香、没药等理气。其他如熟地黄、山萸肉、鹿角胶、枸杞子等均可选用。

一般肾虚腰痛，痛不剧烈，劳累即作，无其他明显症状者，常用猪腰和杜仲煮食，效果良好。方法是猪腰一对，洗净勿切碎，炒杜仲一两，加黄酒和盐少许，水两碗，文火煮酥，分两次将猪腰和汤服食，此系食疗方法之一，可以连服四五对，多至十余对。

病例 一患者男性，劳动后忽觉腰部酸痛，逐渐转侧俯仰困难，开始认为扭伤，用推拿无效，转觉形寒，兼有低热。按脉象浮数，依据太阳经受寒治疗，用羌活、桂枝、防风、小茴香、川芎、丝瓜络、葱白等。一剂微汗，再剂则疼痛消失。凡扭伤腰痛，转动困难，风寒伤络腰痛由渐转剧，并兼外感症状；内伤腰痛虽痛而能转侧，但行动较缓，多发于老年人，以此为辨。

岑鹤龄：补阳法治肥大性脊柱炎

腰为肾腑，腰痛从肾治属常法。岑氏对此病之治重在温补肾阳，并配用益血通络方法。本病多发生于中年之后，足见是肾气日衰，血脉运行不利之证。

病例 蔡氏年已半百，患腰痛已3年，不能负重过劳，也不能久坐，屡治不愈，影响工作。曾在医院经X光线检查，报告为腰椎肥大性改变。诊后以右归丸为基础处方：鹿角胶（烊化）12克，补骨脂15克，肉苁蓉24克，熟地黄21

克，熟附子9克，巴戟天18克，骨碎补15克，当归12克，土鳖虫10只，穿山甲15克。方以鹿角胶、熟附子、破故纸、巴戟天、肉苁蓉、骨碎补等药为君，壮肾固骨，归、地以益血，土鳖、山甲以通络散瘀。服药2周，腰痛渐减，按原方略为增减，继续调理。治疗4个月腰痛基本消失，此后曾在干校做负重劳动，腰痛未发。

何子良：治热痹证创立三法

湖北名老中医何子良，对热痹的治疗谨守病机，知常达变，有其独创见解。何老认为，热痹成因有二：① 素体阳气偏盛，复感外邪，邪从热化，内壅关节；② 外感风湿热毒。

本病初起，症见局部关节红肿灼热疼痛，不可触近，得冷则减，并见有汗出、恶风、口苦、口渴、烦躁不安、溲黄、便干等全身症状，治疗主张以清热解毒凉血为大法，常用药物为蒲公英、土茯苓、银花藤、连翘、生石膏、生地黄、赤芍等。病至中期，若经使用清热解毒药后关节红肿或红斑结节以及口干、溲黄、便干等症消退者，主要表现为关节痛、纳呆、苔腻等湿象，何氏主张治疗以宣痹祛湿通络为主，少佐清热解毒之品，寒温并用，常可收效。何老指出，疾病初期使用清热解毒药后，虽然表热已清，而里壅郁热尚未全除，又且祛湿之品具温燥之性，有助热灼津之弊，如若此时纯用燥湿活络之品，则关节红肿热痛、红斑结节等症顷刻复现，故热减湿存，仍应寒温并用。

本病后期往往表现为筋脉拘挛，肢体麻木，腰腿酸软，舌红少苔等肝肾阴虚、精枯血亏之证。何老主张热痹后期，一旦关节红肿热退，全身症状改善，而见有上述一二症者，即可采用补益肝肾，填精补髓之法，固本缓图。若系热痹顽证，久治不愈，且关节肿痛明显，肿大变形，局部肌肉萎缩，丧失劳动力，据"久痛多瘀""久病入络"的理论，何老主张治当化瘀通络。每以丹参、赤芍、牡丹皮、紫草、鸡血藤等化瘀通络之品与地鳖虫、炮山甲、全蝎、蜈蚣、干地龙等虫类搜剔之品配合，常常收到满意的效果。

顾兆农：草乌川乌药酒治顽痹

顽固性寒湿痹痛，绝非一般方药可以治愈，百岁名医顾兆农先生，介绍一药酒验方：草乌、川乌、银花、苍术、乌梅、伸筋草、羌活、怀牛膝、乳香、甘草。上药各9克，装入瓷瓶内，加入粮食白酒500毫升，密封其口，埋入黄土地下3尺，7日后取饮，每饮少半盏，早、晚各1次。如无不适，每次可渐加量至一小盏。上述药酒的配制方，源于顾氏采取之民间验方。原方在试用过程中有一定疗效，但其组成药味庞杂，制作过程烦琐，具体应用中颇多弊端。顾氏结合个人用药经验，对其方之药味、剂量及炮制过程均化裁精简，并通过反复临床实践，最后拟就上方。数十年来，顾氏及其门人用斯剂治疗延久之顽固性寒湿痹痛，屡获卓效。特别是在一般方药罔效之时，本剂常有出奇制胜之功，诚系一疗痹良方。不过，使用本方，应特别注意以下事项。

1. 制药之酒，一定要选用粮食酿造之白酒，其他酒类均不相宜。

2. 服药过程中，坛口应严行加盖，药质宜继续浸泡酒中，无须滤出。

3. 药酒用量，因体质及有无饮酒嗜好而颇大悬殊，一般宜从一二十滴始用，随后酌情渐加其量，但每次最大量应以一小盏为限（约12毫升），因川乌、草乌均有毒性，要严格控制每次饮用剂量。

4. 一般患者饮药酒后，胃脘或全身会出现热感，此属常情，可任其自然。个别患者，特别是原有慢性胃病者，饮后或感脘部烧灼嘈杂难忍，此时，可减少药酒饮量，并兑入20倍之白水稀释其度，于饭后缓饮之。如法，则多可减免上述之弊。

5. 服药期间，乍患新疾，通常应即停饮药酒，将新疾彻底治愈后，方可继续饮用。

除上述几点以外，因本药酒制剂性偏辛热，故一般宜在冬日或秋末、春初服用；如初剂有效，可随制随服，亦可在来年冬季再用，总以根除其痼疾为度。

黄一峰：论治痹证

黄氏在临证中比较注意患者的职业。如近水渔民、下乡参加劳动者、丝厂女工等，都容易感受风、寒、湿邪。但同样风寒、风湿，用药则不相同。如一般风寒轻者用独活寄生汤加紫苏梗、藿香梗、豨莶草之类；风寒重者以独活寄生汤合麻黄附子细辛汤加减；关节炎有咽痛者，偏于清热化湿法，以三藤奇妙饮加减，即鸡血藤、海风藤、忍冬藤、晚蚕沙、桔梗、生甘草、桑寄生、威灵仙、牛膝、茯苓之辈；血虚者加当归；久病脉缓，苔白腻，属虚者，加红参须、肉桂、附子。

又凡上肢关节酸痛，属痰湿阻滞者，以指迷茯苓丸去玄明粉加片姜黄、桑枝、制半夏、天仙藤、威灵仙、当归；凡下肢关节双膝酸痛，属肝肾不足者，以独活寄生汤加鹿衔草、虎杖、络石藤、川牛膝等；痛甚者加炙乳没；历节风有发热者，三藤饮加桂枝、生石膏；关节炎合并劳损，腰椎肥大性改变者加山奈、白芷、骨碎补、补骨脂、桑寄生。同时亦常采用丸方并治，经服每获显效。

丸方：桂枝30克，当归60克，红花20克，山奈90克，白芷18克，细辛15克，羌、独活各30克，桑寄生60克，广木香30克，补骨脂30克，骨碎补30克，络石藤60克，陈皮30克，牛膝30克，威灵仙30克，炙乳香、炙没药各15克，片姜黄30克，六曲30克，参三七15克。上药共研细末，用鸡血藤150克，鹿衔草150克，二味煎汤泛丸，丸如梧桐子大，每日18克，早、晚分服。该方出自40年前的民间秘方。药用山奈、白芷、细辛、桑寄生、乳香、没药、六曲、当归、红花。经黄氏加味用于临床，确有效验。如某例患腰椎肥大，腰痛剧烈，服该方一料即减轻。1955年外地一杂技团演员，跌伤后又受风寒，致得此病，服该方后，来函告愈。

李继昌：重用附子治痹证

附子，作为散寒止痛药，临床一般用量为3～15克。但对于顽固性阴寒痹证，滇之名医李氏则一般常规量不效，可用30～120克，先煎透（1小时左右），疗效显著。

病例　董某，男，25岁。1960年4月来诊。体虚至极，全身关节疼痛，日久不愈，行动需人挽扶，溺短而浊，左脉沉弦兼紧，右脉沉细无力，舌淡苔白腻。此系风寒湿三气合而为痹也。法当温阳化湿，祛风散寒，宣通气机。方用：附片、干姜、苍术、防己、金毛狗脊、威灵仙、续断、桂枝、白术、细辛、甘草。上方加减使用数剂后，疼痛大减。唯腰膝酸软，仍艰于行走，此久病肾虚气弱之故，疼痛大减。继以上方加减使用。并分别增入潞党参、黄芪、补骨脂、胡芦巴、淮牛膝、炒杭芍、巴戟天等品，历时一载，共服二百剂而愈。其中附片量由24克加至120克（开水先煎透），干姜9～24克，细辛3～6克，苍术、白术各15～30克，其他9～15克，次第加量，临床验证，有效。

赵锡武：三叉神经痛屡试屡验方

胃肠燥热，肝胆风火，三经之邪，壅塞经络，使脉满肿胀迫及神经则剧痛突然发作，风火之邪其性动，故时发时止。以石膏、黄芩、葛根清阳明；柴胡清肝胆；荆芥穗、钩藤、薄荷、苍耳子、蔓荆子以驱风散火；全蝎、蜈蚣以止痉挛；赤芍、甘草活血消肿以止痛，屡试屡验。处方：生石膏24克，葛根18克，黄芩9克，赤芍12克，荆芥穗9克，钩藤12克，薄荷9克，甘草9克，苍耳子12克，全蝎6克，蜈蚣3克，柴胡12克，蔓荆子12克。目痛甚者加桑叶、菊花；牙痛甚者加细辛、生地黄、牛膝。

于鹄忱：治疗三叉神经痛良方

山东名老中医于鹄忱，在长期临证中积累了丰富经验，并自创治痛缓急汤，疗效颇佳。方药组成：白芍30～50克，甘草10克，川芎30克，牛膝30克，柴胡10克，僵蚕10克。方解：该方选用芍药养营和血，柔肝止痛，与甘草合用，酸甘化使阴血平复，筋得所养则挛急解。川芎辛温升浮，为血中气药，上行头目，为少阳经引药，治诸经头痛，活血散郁除风；牛膝舒筋通脉，可缓川芎升浮之势，以冀升降相得，勿失其度；柴胡疏泄足少阳胆经之邪，治头晕目眩，耳鸣；僵蚕祛风散寒，燥湿化痰，温行血脉，共奏养营和血，祛风镇静舒筋止痛之功。加减：对于该方的应用，于老认为，对因风热而诱发伏邪者，加姜黄、生大黄；对湿热内蕴者，加白蔻、杏仁、薏苡仁、黄芩等；对风寒诱发者则加附子、细辛之属，随证选用，不可偏颇。

病例 单某，女，39岁，农民。1986年12月22日初诊。5年前患右侧三叉神经痛，间断发作，经多次治疗未果。症见右面颊阵发性抽搐痉挛，表情痛苦，苔薄白，脉弦，属小肠、少阳经肌表之发作性疼痛。投上方8剂后疼痛止，痉挛除，2年后获悉未见复发。于老长期从事临床工作，善于治疗内、妇、杂病，对三叉神经痛，主要从缓急止痛、活血通络、祛风舒筋入手，选以芍药、甘草、川芎、牛膝、僵蚕，更以柴胡疏少阳之经气，可谓切中病机，故能药到病除。对偏头痛（神经性头痛）疗效亦佳。

赵心波：治感染性多发性神经根炎

现代医学病名的感染性多发性神经根炎，其证候特点相当于中医的痿证，是由急性病毒感染引起的，也有过敏反应一说，早期常用肾上腺皮质激素类药物治疗。一般说来，本病轻型病例可在1年内完全恢复，但也有持续数年不愈的。中医学在治疗痿证方面有"独取阳明"一说，但赵氏认为该病成因是机体气血不足，风邪乘虚而入，客于经络，阻塞气血畅通，导致肌肤不仁，筋骨失养，四肢痿废不用。"气血虚"是本，"风邪入"是标。赵氏根据"急则治其标""有邪先祛邪"的原则，以祛风为主，选用防风、秦艽等祛风药，天麻、钩藤、僵蚕、全蝎等息风药；乌梢蛇、地龙等搜风药；同时加用桃仁、红花、侧柏叶等活血药物，取其"治风先治血，血行风自灭"之理，取效甚好。

病例　梁某，女，3岁半。1975年10月8日初诊。具体发病时间和原因不清楚，疾病呈渐进发展，从走路跌跤到不能站立，上肢不能抬举乃至不能坐，约1个月的时间。在某医院检查，神志清楚，两侧软瘫，腱反射消失，感觉障碍。脑脊液细胞正常，蛋白增高。诊断为感染性多发性神经根炎，治疗2周效不显，仍不能站，不能坐，上肢不能动，脉微弱，舌无垢苔。此属痿证，乃风邪客于经络，筋骨失于濡养，治重息风舒络，强壮筋骨，但佐活血之品。处方：天麻4.5克，钩藤6克，秦艽6克，僵蚕6克，伸筋草10克，川牛膝10克，川续断6克，金银藤10克，生侧柏10克，南红花3克，生地黄10克。二诊：服上方6剂，四肢已能活动，可以坐，但不能站立，上肢不能抬举。脉缓，舌质正常无垢苔，仍以上方加减。处方：全蝎3克，僵蚕6克，乌梢蛇6克，地龙6克，伸筋草10克，络石藤10克，川断10克，南星4.5克，南红花3克，桃仁4.5克，生侧柏10克，当归3克。三诊：两上肢已能抬举到头部，两下肢可以自己行走，但尚不能持久，脉沉缓，舌正常。风邪渐除，气血未复，应重补气活血、强壮筋骨之品以巩固疗效。处方：黄芪10克，当归6克，川续断10克，川牛膝6克，伸筋草10克，钩藤4.5克，僵蚕6

克，全蝎3克，地龙6克，桃仁4.5克，红花3克，生侧柏6克，胆南星4.5克。共治疗55天，至同年12月2日患儿四肢活动良好，行动如常，达到临床治愈。

矢数道明：五苓散治偏头痛、三叉神经痛

处方：泽泻6克，猪苓、茯苓、白术各4.5克，桂枝3克。以上为末混合，1次2克，用温开水送服，或用以上之份量作为1日量煎服。此方用于水饮内停，气机上逆而引起之剧烈头痛，呕吐或吐唾沫等症。偏头痛、三叉神经痛者亦可用本方。偏头痛系脑血管的通透性增高，引起髓膜局部性水肿，即由于水分偏渗于血管处所引起。五苓散中之药大都为利尿药，可以调整体内蓄积之水，治疗由蓄水而引起之疾病。故本方对偏头痛之脑髓膜局部性水肿也有调整之作用，其结果能使头痛得愈。

周岱翰：白硇砂治胃癌

胃癌论治，宜辨证与辨病相结合，首重辨证，辨证着眼于温补脾肾，辨病则多从局部癌瘤着想而选择有效的抗癌中药。常用四君子汤合北黄芪、鸡内金、砂仁、淫羊藿、菟丝子、枸杞子之属辨证论治，配合白硇砂、生胆南星、生半夏之类辨病治疗，或用猪肚纳胡椒、砂仁炖浓汁调服，每于"食入复出"之时，能收到健脾安胃之功，治验病例颇多。白硇砂一物，即《本草纲目》记载治噎膈之北庭砂，主要成分为氯化铵，宜研极细末，每次冲服1克，功能祛痰、磨积、消瘤。此药有毒，然胃癌一病，以毒攻毒，亦是一途，但身体状况虚衰者，不可轻试之。一旦确定使用，也要严遵医嘱，谨慎从之，不可孟浪！

门纯德：大黄、附子治肠梗阻

前人说，发表不远热，攻下不远寒，这是常法。病至须下，尤其是急症、重症，陈积去而肠胃清，癥瘕尽而荣卫昌，对于寒郁结闭，下之必须温通。阴霾不尽，坚结则不消。

病例 门公早年曾治一10岁男孩，腹痛3天，面部一阵红一阵白，剧烈呕

吐，诊时腹痛大声喊叫，翻滚，吐出粪水，气力全无。西医诊为麻痹性肠梗阻，手脚冰冷，脉沉紧，唇色青，证属太阴沉寒，发为寒厥，急疏川大黄30克，附子15克，细辛5克，药煎好即服，因其难以服下，嘱其以干饼之类并服。服后二时许，其痛更剧，哭天喊地，以头撞墙，其状甚苦，又嘱以肥皂水灌肠，少时欲便，未及端来便盆，已下一大滩黑黏粪便，便后如软瘫。昏睡数日，腹内渐适，以后梗阻再未复发。

另，门公一学生在某县医院工作，来函述用上方救治某80岁老翁，患肠梗阻，亦一剂而通。门公生前曾谓："宋窦材说'保命之法，艾灸第一，丹药第二，附子第三'，我就有同感。张景岳说附子、大黄为药中之良将，我体验是大症、危症，不可不用此二味，往往可收到意外的效果。"

张羹梅：治胆囊炎的二张效方

利胆汤：金钱草、柴胡、枳壳、赤芍、白芍、平地木、板蓝根、生大黄、生甘草。另：硝矾片。此方有清热利湿、理气止痛、软坚消结、利胆排石的作用。适应证为右胁疼痛，引及肩部，口苦纳呆，或有发热寒战，目黄溲赤，或右胁疼痛拒按，恶心呕吐，舌苔白腻或黄腻，脉弦滑或滑数。常应用于急性胆囊炎、慢性胆囊炎急性发作或慢性胆囊炎、胆石症的患者。

消癥积汤：京三棱、蓬莪术、车前子、金钱草、茵陈、青皮、陈皮、赤芍、白芍、生大黄、生甘草。另，硝矾片。本方有破气活血、软坚消癥、利胆消石的作用。适应证为右胁下触及块物，疼痛拒按，恶心呕吐，或面色黧黑，目黄，溲赤而短，大便色白，或有皮肤发痒，常应用于胆囊肿大、胆囊积液或阻塞性黄疸的患者。

张羹梅：硝矾散为主治肝胆结石

硝矾散出于《金匮要略》，用以治疗黑疸。硝矾散配合活血化瘀、理气化湿等药，治疗慢性肝炎、肝硬化等；配合四逆散、逍遥散等治疗肝胆系统结石。目前一般改用硝矾丸，由硝石、绿矾制成，需饭后服用。服药后大便发黑，因绿矾中的铁质与胃酸作用的关系。

病例　李某，男，27岁。初诊：1960年2月19日。主诉：右上腹部阵发性疼痛1年。病史：右上腹部疼痛，每以晚上发作，与饮食无关。当胃痛治疗无效，钡剂胃肠检查，未见上消化道器质性病变。1月前在上海某人民医院门诊，做口服胆囊造影，诊断"胆石症"。医案：脘胀疼痛，腹部作胀。脉弦细，苔薄白。肝气不疏，胆道不利，拟以利胆消石。金钱草60克，炙鸡内金6克，硝矾散3克（分3次饭后服）。疗效：上方服药期间，右胁剧痛时作，肝失条达也，合逍遥散加减；头痛舌红时，肝郁化火也，加石斛、石决明等药。服用至4月18日，做口服胆囊造影，胆囊无不透明之结石得见。金钱草是治疗结石的要药。金钱草与海金沙、鸡内金配合，治疗泌尿系统结石；金钱草与硝矾散、鸡内金配合，治疗肝胆系统结石，甚效。

岳美中：化、移、冲、排四法治胆石

岳老生前，治胆结石有四法，即"化""移""冲""排"，治疗胆囊、胆道结石，是岳氏多年的经验。"化"就是使结石的棱角化圆，由锐变钝，从大化小；"移"就是指诱导结石从静变动，左右摆动，从上移下；"冲"是增加冲击的动力，产生"急流"或"旋涡"使结石摔打摆动，这一冲击的力量在一瞬间，可以用增加尿量来解决输尿管的狭窄和痉挛，达到通利的效果；"排"是在化、移、冲的条件下把结石排出体外。

处方：金钱草100克，海金沙30克，滑石12克，甘草3克，川牛膝10克，石韦60克，车前子12克，茯苓20克，泽泻、鸡内金各12克。岳氏说：此方验证20余年，效果确切，具有清热利湿、促进排石的功效，方中鸡内金、金钱草有化石、溶石的作用，车前子、滑石清热利尿，茯苓、泽泻渗湿利尿。诸药合用可迅速加大尿量。川牛膝引导结石下移，石韦扩张输尿管和尿道，利于结石在狭窄处排出。此方经多人验证，确为奇效。

黄一峰：消胆片治胆囊炎、胆石症

本病亦有伤于饮食炙热而发，则食郁可导致气、湿郁，郁久化热。本病所发黄疸，多为色泽鲜明，当属阳证。右胁下按之作痛，是为实证。因此黄氏认为本病治法，当以疏泄肝胆、清化湿热之主，六腑以通为用，本病在急性发作时，宜用通利攻下之剂。黄氏擅用逍遥散、大柴胡汤加减，并加服经验方消胆片。有黄疸者，酌用茵陈蒿汤、栀子柏皮汤从清湿热而消黄；疼痛甚者，加金铃子散、正气天香散等以利气机，此所谓气行则痛止。此外，郁金、金钱草、蒲公英、虎杖、玉米须等对排结石均有一定作用，亦可随证选用。

消胆片组成，系参考"千金谷疸丸"而拟订，方用龙胆草90克，苦参90克，猪胆汁4克。制成片剂，每日早、中、晚各服4片，此三味药均能泻肝胆实火，有清湿除黄利胆作用。其中猪胆汁，可奏以胆治胆之功，民间亦有单用一味猪胆而见效者。

王文鼎：肺脓肿辨分痈、疽

西医认为肺脓肿是由致病菌所引起的肺部感染，继而形成脓肿。从其临床表现、征兆来看，接近于"肺痈"。中国中医研究院著名医家王文鼎先生，认为本病不能一概视为"肺痈"，属"肺疽"者间亦有之。若在治疗不充分或者支气管的引流不畅，坏死组织留在脓腔内，炎症持续存在，则容易转为慢性，这一阶段有相当部分极似"肺疽"证。肺痈、肺疽虽同属肺部化脓性病变，但两者在成因、病机和临床表现上都有不同，必须细加辨别，不容混淆。首先从病因病机上来看，肺痈和肺疽都是气血为毒邪阻滞而成，但"痈有火毒之滞，疽有寒痰之凝"，肺痈系肺有蓄热，复因外感风热，两热相蒸，肺叶受灼，气壅血瘀，郁结成痈；而肺疽多为病久体虚，肺气耗伤，无力托毒外出，以致热从寒化，阴寒凝阻，邪毒深伏于肺所致。而肺痈久延，元气耗损，亦可转化为肺疽；再就临床表现来看，当从起病之缓急，病程之长短，热势之高低，痰液、脓液以及舌苔、脉象变化等方面，进行辨别。一般来说，肺痈起病急骤，热势较高，痰液黄稠，脓液浓浊，常伴口渴、气粗、胸痛等症，脉多滑数，舌红苔黄腻，表现为阳证、热证；肺疽起病较缓，病程较长，热势不甚，痰不黄稠，脓液清稀，每兼神疲乏力，面色不华，脉多虚细，舌淡红或黯红、苔白，表现为阴证、寒证。临证治病，必须掌握辨证论治的原则，详细研究分析病情，抓住主要矛盾，才能正确诊断。

王氏治疗阴疽恶核，包括肺疽，主张温阳散寒，补气托毒为主，善于应用阳和汤、犀黄丸，每获良效。阳和汤温补通腠，阳和一转，则阴分凝结之毒自动化解，故阳和汤为治疗外科阴证的主要方剂。方中熟地黄、鹿角胶温补精血，姜炭温中回阳，桂心温通血脉，麻黄宣通阳气，白芥子祛湿化痰，诸药相配，共奏温补和阳，散寒通滞之效。犀黄丸具有活血祛瘀、解毒止痛的作用，临床多用于慢性包块、脓肿。此方用牛黄解毒，配麝香之香窜，乳香、没药之活血祛瘀，以疏通血脉，使深伏之毒邪得以外散，郁结之痰浊瘀血得以消除。

　　病例　刘某，男，57岁。因发热、咳嗽、吐脓性痰半月之久，于1975年6月11日住北京某医院。1969年曾患肺炎治愈后，经常咳嗽，吐痰。入院时血沉105毫米/小时，白细胞12.9×10^9/升，痰培养为葡萄球菌，听诊右下肺可闻湿性啰音。X线摄片报告：右下肺有化脓性病灶，内见液体，诊为肺脓肿。经用卡那霉素、庆大霉素、红霉素、氯霉素、增效剂、雾化吸入、理疗等药物和治疗措施，并配合中药千金苇茎汤加味，共治疗3个半月，病灶稍有吸收，但未见明显好转。肺部有占位性病变，动员手术切除。患者不愿手术，于9月28日要求出院。10月6日来诊，患者形体肥胖，面色无华，呈晦暗色，易倦乏，动则气短无力，早起干咳明显，咳少许白色块状黏痰，夹有紫色血块。舌质黯，苔白腻，脉象除两关较大外，余脉沉细。脉症合参，而无热象之征，此非肺痈，乃脓痰积久，病致气虚，身体抵抗力薄弱，形成邪盛正虚的肺疽证。当前脓血内着，邪毒深伏，气血阻塞，毒邪瘀血不能外出，又有出血倾向。先用益气活血化瘀，佐以止血解毒。

　　处方：生甘草18克，丹参12克，没药6克，生、熟蒲黄各6克，三七粉（分冲）6克。每晚配用犀黄丸6克，以温黄酒浸服。上方服用25剂后，经原住医院摄片报告病灶较前吸收。患者近感背部恶寒怕冷，气短明显，痰多而带有少许血丝，脉沉细，再拟补气养肺活血止血法。处方：生黄芪24克，北沙参12克，生甘草10克，桔梗6克，没药3克，浙贝母10克，血竭3克，三七粉3克，停服犀黄丸。此方服15剂后，痰中带血已基本消失，病灶已见有吸收。咳嗽吐痰已轻，但背恶寒、气短未有好转，咽喉有异物感，舌质淡苔白，脉沉细，此瘀散血止，肺虚阴寒之象已突出，当用通滞温补开腠的阳和汤加味。处方：生黄芪24克，熟地黄30克，麻黄3克，桂心3克，炮姜炭1.5克，鹿角胶（烊化服）10克，白芥子6克，甘草3克，桔梗6克。此方先后服用50余剂。至12月，患者两次摄片，均报告两肺纹理清晰，右肺脓肿已完全吸收，血沉正常，白细胞8.7×10^9/升，患者自觉症状基本消失，后用健脾益气之品，调理月余而病告痊愈。

严同斌：肺痈为热壅血瘀，总宗清热散血为治

严氏治肺痈，总宗其病机系热壅血瘀。在初期风热未解者，则用辛凉之剂，如桔梗汤加牛蒡子、银翘之属，以清热透邪；气血壅遏不通者，则用苇茎汤加重桃仁、葶苈子、射干、桑皮之类，以泄肺破结；其在中期，咳吐脓血，臭秽不堪者，则以苇茎汤、桔梗汤两方化裁，以排脓为主；体虚脉弱，脓液稀薄者，则重用黄芪以补托，胁下痛剧，少佐乳没以止痛；其在后期，每用苇茎汤去桃仁为主，咳甚有血，加阿胶、紫菀之类，如无血稍有脓液，无秽浊气味，则用白及以敛肺，如病久延虚，阴阳偏伤，随证施治，当随机应变，不可执拘。

病例 康某，男性，年逾四旬，素善饮，因酒毒伤肺，以及感受风热时邪为诱因，气血壅遏不通，酿成肺痈。前医以感管法治之，未效。迁延月余，始由余诊治。体温39℃，右肋剧痛，不能转侧，咳唾频频，脓血杂见，咽燥，口干，形瘦不堪，脉细弱，苔光滑，已成脓毒未清，阴阳两伤之危局。

方以千金苇茎汤合金匮桔梗汤加减：芦根60克，薏苡仁15克，冬瓜仁15克，桃仁9克，桔梗6克，合欢皮15克，知母9克，牡丹皮6克，川贝母6克，天花粉9克，金银花15克，生黄芪15克，制乳、没各3克，枳实子12克。服3剂后，肋痛减轻，排出臭脓很多，不夹血液。仍照原方去桃仁、牡丹皮、制乳没，再进3剂，呕脓痰一盂，自此肋痛若失，睡卧转侧自如，饮食倍增，体温降至37℃。唯时有燥咳，痰出微有腥气。照前方去知母，加白及15克，紫菀15克，服药数剂，精神渐复，体重增加。尚有微咳，以前方去黄芪、桔梗，加百合15克，五味子6克，以敛肺。另以猪肺合白及末炖服，调理月余而愈。

路志正：用温补法治疗肾结石

近年来对于肾结石的治疗，多以清热利湿、淡渗之排石汤或八正散治之，药如萹蓄、冬葵子、石韦、海金沙、白茅根、芒硝，并重用金钱草等。施于湿热蕴结者，收效固多，而施之年老体弱、脾肾阳虚者，则效果较差，有的不仅难以排出，甚或变证丛生。针对这种情况，路氏临床，认为用温补法治之则可获显效。

病例 王某，男，75岁。1978年9月19日就诊，半月前突然腰部左上缘疼

痛，汗出恶心阵作（约10分钟发作1次），因到医院门诊，经用止痛药及针灸未能缓解，至下午腰痛加剧，伴有尿频，尿少，少腹坠胀，恶心，水谷不入，而到某医院急诊，内科检查无异常，遂转外科。经X线拍片，左侧肾盂有块状阴影，因而确诊为肾结石，给予排石汤，药后腹泻数次，腰痛未得缓解，反见胃脘痞满，恶心不欲饮食，头晕，肢倦乏力，而来我院门诊。患者除具有上述见证外，并伴有大便溏薄，形寒怕冷；眼睑有沉重感，舌质淡，苔白水滑，脉来弦滑。四诊合参，显系脾虚气陷，肾阳虚衰所致。治以益气温阳，利水排石，仿仲景黄芪建中汤、真武汤意，药用黄芪、桂枝、白芍、炒术、茴香、乌药、官桂、川断、桑寄生、丹参、土茯苓、金钱草。药后3日，患者来复诊，言进药3剂，胃痛止，腹泻除，纳谷有加，但腰痛延及背部如故，脉沉滑，舌质淡，苔白，为脾阳见复。予以温中回阳、益肾祛湿法，方用附子汤加减治之。第三诊，腰痛已缓解而尿量仍少，下肢浮肿，少腹仍有下坠感，总系肾阳不足，不能化气行水，水湿壅遏之候，但迭进温阳利水，宜防伤阴，故师《金匮要略》肾气丸意，加入丹参、桃仁等以消瘀排石。到1978年10月，先后共五诊，腰痛止，腹胀平，体征消失，继用肾气丸增减，以资巩固。

张锡君：双虎通关丸治老年前列腺肥大

凡临床确诊为前列腺肥大者，均予先服"双虎通关丸"2～5天，然后再辨证施治；也可标本兼顾，即双虎通关丸与辨证分型汤药同时服用。

"双虎通关丸"（蜜丸）由琥珀粉、虎杖、大黄、当归尾、桃仁、地鳖虫、石韦、海金沙八味药组成，每丸含琥珀粉、虎杖、当归尾，桃仁、石韦各1克，大黄、海金沙各1.5克，地鳖虫2克，每日3次，每次服1丸，用白花蛇舌草30克，煎汤送服。伴有动脉硬化、冠心病、高血压者，加海藻30克，煎汤送服。

方中地鳖虫、桃仁、当归尾、琥珀等活血化瘀药，能使毛细血管通透性增强，有利于肿大包块的吸收和排泄；同时也能增强吞噬细胞的吞噬功能，促进肿大包块的分解、吸收。大黄、虎杖、琥珀粉也均有通瘀能力，其中大黄、虎杖兼能泻下，琥珀粉兼能利水通淋，加入石韦、海金沙，利尿功用更著。佐以白花蛇舌草清热解毒，以预防或控制感染。老人正气不足，故用蜂蜜益气补中，缓和药性。由上可知"双虎通关丸"，不仅能活血通瘀散结，且能通泻二便，排除痰毒。此方服后，继行因人而异，辨治其本，确有其效。

矢数道明：八味丸合腾龙汤治前列腺肥大

日本著名医家矢数道明先生，极善用经方。其治杂病，也具巧思。如治前列腺肥大，用下方甚效。

处方：干地黄5克，山茱萸、山药、泽泻、茯苓、牡丹皮各3克，肉桂1克，附子0.5～1克，桃仁、瓜子仁、苍术各4克，薏苡仁8克，甘草1克，大黄1～2克，芒硝2～3克。矢数道明临床常用此方治疗前列腺肥大症，方中大黄、芒硝可根据体质与大便的情况加减。

病例 八味丸合腾龙汤治愈前列腺炎与半身不遂。某男性，65岁。8个月前发生半身不遂，症发以前有排尿困难，曾被诊断为前列腺炎，在某大医院住院治疗未能收效。仍有血尿，尿意存在但排尿困难。患者体形肥胖，面色正常，心下部稍紧张，脐下虚而软弱，大便偏于秘结。给予八味丸合腾龙汤，大黄用0.5克。服药后排尿困难与尿意频数均见好转。续服1个月后已能行走外出，大便也已正常，患者大喜。

刘惠民：化痰软坚治慢性阴茎海绵体炎

组成：橘红30克，半夏24克，橘络18克。

共捣成粗末，置白酒250毫升，密封，浸泡7克，每天震荡数次，过滤，取药汁加蒸馏水500毫升，入砂锅内煮沸数分钟，待冷后，加入碘化钾5克，溶化装瓶。用时震荡，勿使沉淀。每次服2毫升，加水3毫升稀释。日服3次。

慢性阴茎海绵体炎为较少见的疾病，多由淋病、痛风以及血栓静脉炎等引起，主要特点是阴茎海绵体内尿道球或尿道海绵体内，出现索状或结节状硬韧和软骨样小结节。可单发或多发，有时尚可互相融合成厚板状。平时多无痛感，但阴茎勃起时则因该屈曲而疼痛。多发性者常致阴茎呈螺旋状弯曲，妨碍排尿及射精，给病人精神上造成极大痛苦。

中医书籍中对于本病虽无专门记载，但根据其上述表现特点，则应属于"痰证"范畴，与其中痰核阻滞经络诸症相似。刘氏在本病的治疗中专用橘红、半

185

夏、白酒等化痰通经活络之品，并佐以少量西药碘化钾。碘离子有软化结缔组织的作用，有利于慢性炎症的消退，故能取得良好的效果，值得进一步推广。

傅宗翰：化痰猪肚猪苓丸治遗精

遗精一症大都由肾虚不能固摄所致，但也可由痰湿所导致，诚如《明医杂著》曰："梦遗精滑，饮酒厚味，痰火湿热之人多有之。"《医学入门》云："饮酒厚味乃湿热内郁，故遗而滑也。"在《医学纲目》上有"痰壅遗精"之病名，傅氏对此症治以化痰摄精法，方用猪肚丸、猪苓丸相合，治疗多效。

柳学洙：水蛭治遗精

水蛭化瘕、消积聚，《本草》称其为化瘀行血之妙品。但柳氏用之治滑精，则非本草所载也。其法，取生水蛭用炒热之滑石粉烫（不能炒黑），压面，加朱砂、琥珀。处方为水蛭3克，朱砂、琥珀各0.3克，合研。白水送服，每日1～2次，治愈多人。其功用是缩阳，遗精滑精者，有阴茎常勃起者，水蛭可抑制之，亦不引起阳痿，相火旺盛者宜之。

钱志益：酒精灌耳治妇科术后痛

用酒精灌耳法治疗由妇产科疾病所致的疼痛，取得较为满意的疗效。其方法是用镊子取少许蘸有75%医用酒精的棉球，塞进耳孔口内，再用滴管沿耳郭壁顺利灌进75%医用酒精约2毫升，使耳孔内外都湿透，以患者自觉耳中有"扑扑声"为佳。

1. 用以治疗60例痛经，显效29例（占48.3%），好转（痛减轻）26例（占43.3%），无效（仍疼痛）5例（占8.3%）。

2. 用以治疗16例妇科手术后疼痛，其中全子宫切除7例，次全子宫切除1例，外阴切除2例，单侧附件、双侧附件或卵巢肿瘤切除6例，结果显效12例（占75%），好转4例（占25%）。有2例因麻醉较浅，呻吟烦躁，应用本法后，未加辅助药物，病者即安静，顺利完成手术。

3. 用以治疗90例人流手术疼痛，分别于术前10分钟用酒精棉球塞双耳孔，用于负压吸出术或刮出术56例，显效24例（占42.9%）；用于术前1小时酒精棉球塞双耳孔，同时在术前即刻再加灌酒精1～2次者34例，显效26例（占76.5%）。

酒精易渗透组织刺激经络穴位，从而达到止痛的效果。见效时间最快1～2分钟，但少数人要半小时以上，一般维持2～3小时，必要时再加灌酒精。个别患者治疗时间较长，需要反复或间歇的治疗才能见效。本法对附件炎、肾结石、头痛、牙痛等亦有效。

郑长松：消乳痈多投升麻、皂角刺

乳痈是乳房局部红肿热痛，甚则溃烂化脓，常伴恶寒发热，乳泌不畅。治疗以清热解毒，疏通乳络为主。如《锦囊秘录》中说："速下乳汁，导其壅塞，则病可愈。"治疗乳痈，常加入大量升麻、皂角刺。《本草汇言》谓："升麻……此升解之药，故风可散，寒可驱，热可清，疮疹可解，下陷可举，内伏可托，诸毒可拔。"此为"疮家圣药"（《本草用法研究》）。皂角刺"于疮毒药中为第一要剂。凡痈疽未成者，能引之以消散，将破者能引之以出头，已溃者能引之以行脓"（《本草汇言》）。实践证明，乳痈患者凡及早大量投入升麻、皂角刺，多能免除手术之苦。

病例 董某，女，26岁。右乳房肿硬胀痛5天，初起伴身热恶寒，经治后身热退净，乳房肿硬胀痛有增无减。诊得两乳胀满，乳汁稠厚，右乳房内外大片肿硬且热，舌赤苔黄，脉洪稍数。证由乳汁稠厚，壅滞不畅，蓄乳成痈，立清热解毒、通络行乳治之。蒲公英120克，金银花、皂角刺、瓜蒌各60克，升麻、天花粉各30克，水煎服。同时用朴硝100克，升麻（剪碎）50克，拌匀后装入纱布袋内，白酒浸透湿敷患处，每次60～90分钟，两方各用2剂，遂愈。

顾伯华：乳癖辨治分两型

顾氏指出中医文献中的乳癖，包括现代医学乳房纤维腺瘤和乳腺增生症二种疾病。而后者，病人除有乳房部结块外，常伴有月经来前两乳房胀痛或肿块变大，月经过后疼痛减轻或消失、肿块缩小等症状，有些病人有月经不调或婚后不育等病史，显然与冲任不调有关。冲脉沿脐上行，治冲任不调型，治则除疏肝理气外，着重加用调摄冲任药物，如仙茅、仙灵脾、锁阳、肉苁蓉、菟丝子之品，疗效满意。

病例 乳腺小叶增生症。罗某，女，45岁。初诊日期，1979年4月14日。左乳房结块2个月，月经来潮前伴有乳房作胀且痛。检查，在左乳外上缘限有一肿块，大小约4.5厘米×3厘米×3.5厘米，质硬不坚，边界不清，根脚活动，肿块表面光滑，皮核不相连，X线摄片见左乳头内上方有约3厘米×3.5厘米片状密度增高阴影，诊断为乳腺小叶增生症。内服疏肝理气、调摄冲任之品，经服药3个月乳房胀痛消失，肿块缩小；X线摄片未见肿块阴影。再经服药3个月，临床触诊亦无肿块扪及。

黄一峰：内外并施治乳瘤

黄氏20多年前从苏州地区某农村一位专治乳癌世医的家属那里收集一方，在临床中常加减选用，取得一定效果。本方中柴胡、当归、香附理气和血；半夏化痰散结；枸杞叶、橘叶、橘皮、蒲公英、漏芦软坚通络；佐以羌活升散祛风止痛。另用逍遥丸、小金丹疏肝化痰，祛风止痛；外敷皮硝软坚消瘕。

病例 金某，男，32岁。乳癖延今一载，左乳部结块逐渐增大如胡桃大，经常作痛，按之坚硬而不移。经某西医院拟诊为乳房肿瘤，建议手术。参合面色晦暗，脉软弦滑，苔薄黄。思由情怀抑郁，肝气夹痰，气滞血凝，经络阻塞，结滞于乳中所致。拟先疏肝解郁，消瘕散结。柴胡6克，全当归9克，制香附9克，橘叶、橘皮各6克，羌独、独活各9克，枸杞叶15克，蒲公英20克，漏芦9克，制半夏9克，桃仁9克，生紫菀6克。另小金丹10粒，每晚服1粒，逍遥丸90克，早晚服9克。外治法：用面粉发酵做成生馒头一个，上加皮硝少许，贴乳部，每日换1次。连服上药1个月，乳房硬块变软而缩小。再服20剂及丸药，肿块全消，至今20年，无复发。

张世安：小柴胡汤治疗乳痈

张世安先生从医50载，临床经验极其丰富，常用小柴胡汤治疗各种病证，取得了良好疗效。小柴胡汤由柴胡、黄芩、半夏、人参、甘草、生姜、大枣7药组成。具有和解少阳之功。方中柴胡透达少阳之邪，黄芩清解少阳之热；半夏、生姜和中降逆，化痰止呕；甘草泻火解毒。乳痈多因乳汁壅滞而致乳络不畅，或因肝失条达，气滞血凝，或因脾失健运，湿热内结所致。病初身体发热恶寒，痈肿未破溃者，张老即用小柴胡汤加减治疗。因乳房为肝经循行之处，用本方疏达肝经，一般用3～5次即可巩固疗效。月经来潮及怀孕期间停止用药，治疗期间应尽可能地避免性生活。本药物使用的总有效率为98.9%，疗效较高，复发率低，副作用小，无禁忌证，广大患者极乐于接受。

刘绍武：调神攻坚汤治乳癌

方剂组成：柴胡15克，黄芩15克，紫苏子30克，党参30克，夏枯草30克，王不留行90克，牡蛎30克，瓜蒌30克，石膏30克，陈皮30克，白芍30克，川椒5克，甘草6克，大枣10枚。水煎服，每日1剂。

病例　郭某，女，34岁，教师。患者于1973年春发现左侧乳房有一鸡蛋大肿物，在北京某医院做病理检查，报告为"乳腺腺癌"，后行根治术，并做45天放疗。4个月后右侧乳房又出现核桃大肿物，双侧腋下、颈部也有大小不等的硬性肿物。因此又去原医院求治，诊断为癌肿广泛转移，无法医治。

病者于1973年9月邀刘氏治疗。见其极度消瘦，面色无华，四肢乏力，食欲缺乏，各处肿物如上所述，脉细无力，舌苔黄腻。投以"调神攻坚汤"，并嘱其精神愉快，避免生气。服药后食量即见增加，服药至30剂时，各处肿物开始变小，精神渐好；服至120剂，肿物已完全消除，体重已增加20余斤；服药至180剂，体重增加40余斤，精神佳，脉苔正常，再去原院检查，亦未见有异常；后半年去某肿瘤医院复查1次，亦无异常发现，治疗已近6年，患者仍健在。

胡建华：软坚消瘿汤，化痰通络治甲瘤

组成：柴胡6克，制香附9克，夏枯草15克，黄芪15克，紫丹参15克，当归9克，赤芍10克，牡蛎（先煎）30克，海藻10克，黄药子10克，茯苓10克。功效：调气疏肝，活血通络，软坚化痰。主治：甲状腺囊肿、甲状腺腺瘤。本方以柴

胡、香附调肝理气，夏枯草、牡蛎、黄药子化痰软坚；当归、赤芍、丹参活血通络，配合黄芪益气，使气行血畅，瘿瘤自消。

病例　沈某，女，52岁。初诊日期：1994年5月15日。右颈前肿块2年余，不红，按之不痛，近来缓慢增大，伴喉中有痰，吐之不出，胁胀，神疲气弱。舌质淡红，苔薄腻，脉滑。处方：柴胡6克，制香附9克，夏枯草15克，黄芪15克，丹参15克，当归9克，赤芍12克，白芍15克，牡蛎（先煎）30克，海藻10克，黄药子10克，昆布10克，郁金10克，制半夏10克，象贝母10克。服药1个月，块物缩小，后再调治3月余，块消病愈。

胡建华：多发性脑神经炎

多发性脑神经炎系因病变侵犯脑干，累及三叉、展、面、舌咽、迷走、舌下等神经而产生的疾病。多有头痛、呕吐、复视、发音困难等脑神经损害及共济失调多种临床症状，中医辨证多属肝火偏盛，炼津成痰，风阳夹痰热上扰清空，流窜经络所致。因病情难治，且又易反复，故属顽证。

病例　李某，男，29岁，工人。初诊于1987年12月。患者于1978年出现头痛、视物成双，口眼㖞斜，外院诊为"多发性脑神经炎"。经用激素、维生素类药物治疗，症情缓解，仅留有轻度复视之后遗症。至1987年7月又复发，曾做脑血管造影、头颅摄片、鼻咽部组织活检等检查，均未发现异常，仍用上药未效而来我院求治。初诊：头痛剧烈而似闪电，呕吐频繁，颜面板滞不仁，口眼㖞斜，两目胀痛，视物成双，步履蹒跚，两足胀麻无力，言语含糊不清，时而低热，舌强而右偏，苔根黄腻，脉滑数。神经系统检查：颈软，瞳孔右0.35厘米、左0.3厘米，两眼球外展露白0.3厘米，左侧角膜反射消失，双侧眼底检查正常，双目不能闭合，两侧额纹消失，左侧鼻唇沟浅，双唇不能上提，悬壅垂偏右，左侧咽反射迟钝，伸舌右偏，腱反射两侧对等活跃，无明显感觉障碍及病理反射可引出。证属肝火偏盛，炼津成痰，风阳夹痰热上扰清空，流窜经络所致。

治宜平肝潜阳，清热化痰。处方：珍珠母30克，杭菊、钩藤、黄芩、旋覆梗各12克，陈胆南星、姜竹茹、川芎、郁金、蔓荆子、木香、半夏各9克。仅服上药14剂，患者头痛、呕吐骤减，纳食渐增。1个月后头痛、呕吐均除，面部麻木、板滞感见减，略有复视，脉弦细，苔薄黄腻，酌加桑寄生15克，桑枝30克，另吞服星蜈片5片，每日2次。2个月后复诊：头痛未再复发，肢体及面部麻木感消除，复视极微。处方：珍珠母30克，钩藤、墨旱莲、赤芍各15克，生胆南星12克，木瓜、炙地龙、白蒺藜各9克，另星蜈片5片，每日2次，门诊随访6个月，自觉症状明显好转。双眼睑能闭合，右侧鼻唇沟略浅，鼓腮漏气，伸舌略偏左，四肢无殊。停药3年后随访，症情始终稳定，无反复发作。

本患者1978年、1987年两次发病，均以脑神经损害症状为主，并涉及三叉、外展、面、舌咽、迷走、舌下等神经。其中外展、面神经为双侧损害。追问病史，患者首次发病前后，曾多次出现眼结膜充血、口腔溃烂、皮肤发斑、四肢末梢关节酸痛等症状，与贝赫切特综合征（白塞综合征）之临床症状相符。因其病变主要侵犯脑桥、中脑、内囊等部位，故常出现头痛、呕吐、脑神经损害、发音困难、肢体瘫痪、共济失调等多种临床症状，应用激素治疗，疗效尚难肯定。本例中医辨证属于肝火亢盛，痰热交阻，风阳夹痰浊上扰清空，则头痛如闪电，颜面板滞，视翁成双；横窜经腧，则步履蹒跚，两足胀麻无力；犯胃则和降失司，呕吐频作，故用珍珠母之甘寒以清肝潜阳；钩藤、杭菊、地龙之甘苦咸寒以平肝息风通络；胆南星、竹茹、半夏以解痉化痰和胃；川芎、郁金以行气活血止痛。并用星蜈片息风定痉止痛，始获良效。

钱伯文：化痰软坚、益气养阴治疗肺癌

钱氏经过多年临床实践，认为肺癌是虚实互见的疾病，虚为病之本，实为病之标，治疗擅用化痰软坚、益气养阴两大主法。由于肺为娇脏，毒邪入侵，肺失宣肃，气机不利，血行受阻，水津不布，聚集而成瘀，郁久化热，耗气伤阴，而表观为气阴两虚，故治疗肺癌，祛邪不宜多用峻猛的攻逐之品，而应以化痰软坚的药物为主。

化痰使肺得以清肃，软坚则瘤得以消削，肺癌本身易阻遏肺气而生化热毒，故运用化痰软坚法时，不取温化痰饮之药，而选用清化痰热之品，常用象贝母、前胡、瓜蒌皮、海浮石、昆布、海藻、佛耳草、石韦、百部、紫菀、蒲公英、山海螺、白花蛇舌草等。补气益肺阴常用扶正之法，旨在调整人体失调的功能，使病情得以改善。用益气养阴之南、北沙参，太子参，黄芪，天、麦冬，淮山药，清炙草，石斛，百合，黄精，玉竹等。临床实践证实，治疗肺癌以化痰软坚、益气养阴两法可获良效。

病例 陈某，男，78岁。患者因发现痰中带有血丝而经CT确诊为右上肺前段癌，右上叶支气管旁淋巴结及隆突下淋巴结肿大。因糖尿病病史，且肺癌伴淋巴结转移，故未能手术。又因年老体弱，不宜采取放疗与化疗。初诊时症见咳嗽，有时痰中带血丝，胸不痛，乏力，口干，苔薄舌质嫩红，脉弦大。拟方益气养阴、化痰软坚：南、北沙参各24克，天、麦冬各12克，天花粉24克，瓜蒌皮12克，象贝母15克，生薏苡仁24克，昆布24克，海藻15克，白花蛇舌草30克，山海螺30克，仙鹤草30克，白茅根15克等。以后随症加减，有发热加用淡豆豉、荆芥、防风；见脓痰用蒲公英、鱼腥草、百部；曾出现少量胸腔积液，用葶苈子、石韦、半边莲等。治疗两年半，CT复查示肿大之淋巴结已消失，肺癌病灶稳定。

王之术：白芍木瓜汤治疗骨质增生

病例 高某，男，47岁，科技人员，初诊日期：1976年12月8日。主诉：腰痛27年，严重时卧床不起，病情反复，曾经按摩、针灸、西药等各种治疗，始终未愈。检查：腰僵如板，活动受限，骶棘肌两旁相当于腰椎4、5处均有明显压痛点，右侧腰椎5有放射性压痛点，直腿抬高右30°、左45°，克氏征右（＋）左（－），蹞背伸力等强，腰椎X线片：腰第4、5椎体前后缘均有增生性改变，腰椎5右缘较著，生理曲线消失。印象：腰椎增生性脊椎炎。证系肝肾亏虚，督脉拘急，治宜培补肝肾，益督荣筋。处方：白芍30克，木瓜15克，鸡血藤15克，杜仲12克，威灵仙15克，怀牛膝12克，甘草12克。共服20剂痊愈，随访2年未复发。

王老以白芍木瓜汤治疗骨质增生，全方具有补肝肾、柔筋脉、活血化瘀、软坚、缓急止痛作用。其中主用白芍，据有关记载，白芍具有镇痛、散瘀血、滋阴补肾及软坚作用，是为主药，重用30克；且佐杜仲、牛膝滋补肝肾，以顾其本；鸡血藤补血活血祛瘀；威灵仙舒筋活络，软化骨刺，诸药合参而奏效。

陆德铭：调摄冲任法治疗乳腺增生病

乳腺增生病属中医"乳癖"范畴，冲任失调和肝气郁结是乳腺增生病的两个重要因素。乳腺增生病患者若先天肾气不足或者后天劳损伤肾，肾气虚衰，不能充盈冲任二脉，则冲任无以上滋乳房，乳络凝滞闭阻，气血壅滞结聚成核，而经络阻滞又影响肝气疏泄条达，导致肝气郁结，若忧思恼怒，抑郁寡欢，肝气不舒，疏泄失常，不仅可因气滞而致血瘀，瘀阻乳腺而成肿块，而且肝之疏泄失常也可影响冲任气血的调达，因此，冲任失调和肝气郁结在乳腺增生病的发病过程中可认为是两个互为因果的方面。冲任失调，肝气郁结两者最终皆可影响以肾为中心的肾-天癸-冲任性轴的功能。根据调摄冲任的法则，选用仙茅10克，仙灵脾30克，肉苁蓉12克，巴戟肉10克，鹿角片10克等药，温煦肾阳，调补精血，充盈冲任；香附10克，郁金10克，延胡索12克，八月札10克等疏肝解郁；更配合三棱15克，莪术15克，桃仁15克，泽兰9克，丹参30克等活血化瘀，共奏疏肝活血之效。各药物配伍，可使冲任、血海充盈，气血调顺，肝气疏畅条达，血行畅通，从而达到治疗的目的。

病例 某女，34岁。1996年7月12日初诊。两乳房胀痛8年，两乳房胀痛，经前尤甚，经后减轻，曾服逍遥丸、小金丹等无效。目前，乳房疼痛较剧，与月经无明显关系。月经前期检查，见两乳房各象限扪及结节状肿块百余个，质中，部分偏硬，推之活动，触痛明显，肿块与皮肤均无粘连，两腋下未触及肿大淋巴结，舌黯红，边有瘀滞，苔薄白，脉濡。证属：冲任失调，肝郁气滞。治拟：调摄冲任，疏肝活血，化痰软坚。处方：仙茅9克，仙灵脾30克，肉苁蓉12克，鹿角片（先煎）12克，山慈菇15克，海藻30克，三棱15克，莪术30克，穿山甲片15克，制香附9克，益母草30克，当归12克，泽兰9克，延胡索12克。投药2周，乳房疼痛明显减轻，肿块变软，苔薄质偏红，脉濡，治守愿意，前法踵进。又服药3个月，增加八月札、柴胡、桃仁、红花、丹参，乳房疼痛消失，两乳肿块消之七八，唯两乳房外上象限尚可扪及颗粒状肿块，质软。月经正常，但口干，大便干结，3日一行，舌偏红，苔薄，脉濡，治宗原意，稍有出入，减辛热之仙茅，加生地黄、玄参、天冬、知母、火麻仁、郁李仁，再服药2个月，诸症俱消，乳房肿块消失，临床治愈。1年后随访，诉停药后至今，经前乳房无胀痛，月经正常。

陈湘君： 通脉四逆治雷诺病

陈氏临床运用通脉四逆汤类温阳祛寒药治疗雷诺病，颇有良效。通脉四逆汤由张仲景所创，原用以治外感内伤中"下利清谷，里寒外热，手足厥逆"之症，取其温经散寒，通阳复脉之义。而雷诺病的主要特点在于脉道阻滞不通，四肢厥逆，其成因在于人体正气先虚，阳气不足，腠理不密，易受风寒外邪所袭，风寒毒邪壅塞脉道，留恋阻滞，以致气血运行不畅而发病。

通脉四逆汤由四逆汤倍干姜而成，全方以干姜温中散寒为君；附子大辛大热、温阳祛寒；甘草和中益气，既缓附、姜之燥烈，又能加强附、姜之回阳救逆效果。服法可照四逆汤，头煎加水400毫升，煎30分钟，取汁100毫升，二煎加水300毫升，取汁150毫升，二煎混合，每日1剂。其药渣可湿敷于患部，以增强其疗效。现代研究提示本方运用于雷诺病的治疗可通过强心、扩张周围血管及促肾上腺皮质激素样作用达到治疗目的。

陈苏生："五金"治结石

陈氏每喜"五金"（即鸡内金、金钱草、海金沙、金铃子、温郁金）同用。

方药组成：琥珀（研吞）6克，生鸡内金（研吞）6克，金钱草30～50克，海金沙10克，金铃子10克，温郁金10克，冬葵子10克，六一散30克。

临证加减：伴肾盂积水、输尿管扩张者酌加赤小豆30克，大叶青10克，泽泻10克，冬瓜子15克，桂枝6～10克，车前子10克。兼见血淋（有肉眼血尿或尿检提示RBC阳性者）加萹蓄10克，白茅根30克。热甚或大便秘结者加生大黄（后下）10克。尿急、尿频、尿痛者加车前子10～15克，石韦10克，瞿麦10克。腰腹部疼痛较剧者加生白芍10克，延胡索10～15克，乌药10克。有气虚证者酌加生黄芪10～30克，炒白术10～15克。

病例1　徐某，男，26岁，1999年2月初诊。症见腰部疼痛较剧，痛及少腹，伴见尿急、尿频及尿意不尽。经B超检查提示右输尿管中段结石，伴见右输尿管上段扩张。面色苍白，舌质偏淡，苔白略腻，脉近弦。证属石淋，予利尿通淋排石。处方：琥珀（研吞）6克，生鸡内金（研吞）6克，海金沙10克，金钱草50克，金铃子10克，郁金10克，冬葵子10克，六一散30克，赤小豆30克，泽泻10克，桂枝10克，车前子15克。7剂。每日1剂，水煎服，并嘱多喝开水。二诊：自诉服药期间疼痛呈阵发性，服至第4剂，疼痛感消失，仅偶有尿意不尽感，抑或结石已下移至膀胱。舌脉如前，守原方意加：石韦10克。三诊：服药至二诊方第5剂，小便时忽发排尿不畅而尿意未尽，继则茎中痛并持续2个多小时。如厕排尿无数次，几欲返院急诊，而后突觉有物自尿道冲出，排尿忽大畅，疼痛顿失。经B超复查，输尿管结石未见，扩张也复常态，遂愈。

病例2 徐某，女，43岁，农民。1998年7月9日初诊。他院B超提示左肾结石。刻诊：小溲略频，溺有余沥，大便间日行，苔淡黄厚略黏，脉偏弦。证属石淋，予清热排石通淋。处方：琥珀（研吞）6克，生鸡内金（研吞）6克，生黄芪30克，海金沙10克，金钱草30克，金铃子10克，郁金10克，冬葵子15克，六一散30克，车前子15克，瞿麦10克，石韦10克，泽泻30克，生大黄（后下）10克。7剂。每日1剂。二诊：因忙于农事未及时复诊，曾自购服原方7剂。刻下自觉右腰部疼痛，溺有余沥减而未除，便仍艰，舌脉如前。宗原方意：去瞿麦，加生山楂、淮牛膝，7剂。三诊：于二诊方服药期间腰痛时发时止。服至第6剂曾有较剧烈之疼痛出现，嗣后即未发。又自购药7剂。于3天前自觉如厕时有物随尿冲出。刻下已无不适。B超提示双肾及输尿管形态正常，遂愈。

琥珀一药，为古代医家治疗泌尿系结石（石淋）所习用。如《太平圣惠方》云："治石淋，水道涩痛，频下砂石，宜服神效琥珀散方。"而宋·张锐之《鸡峰普济方》、元·许国祯之《御药院方》、元·罗天益之《卫生宝鉴》等书中均有琥珀散治疗淋证的记载。其功能散瘀止血、利水通淋。现代曾有人报道琥珀有扩张平滑肌之作用。以之合"五金"为本方之主药。所当注意者，琥珀、生鸡内金二味药，有效成分水煎溶出不易，故须研粉生吞其效方佳。冬葵子，本为先生通淋浊之药对"二子"之一（另一味为冬瓜子），再加滑石、甘草（六一散）而为本方。"五金"同用治结石，初以为金铃子、郁金二味，用之于肝胆结石则宜，用于肾石症，似觉欠妥。后经先生释疑，方知此二味亦本为淋证之常规用药。盖二药虽为行气止痛药，其归经金铃子亦归膀胱经，《神农本草经》即云："主……利小便水道。"《新修本草》对于郁金亦有"主……血淋"的记载，唯常人所不熟知耳。

陆德铭：治疗带状疱疹，先清热，后活血

陆师治疗带状疱疹与众不同之处在于早期即予理气活血之药，旨在防止和减轻由于病毒侵犯神经而引起的神经周围炎症和粘连，减少纤维包裹，防止后遗神经疼痛的发生。常以疏肝清热，化瘀止痛为大法，以龙胆泻肝汤加减使用，以

龙胆草、柴胡、黄芩疏肝清热，泻肝胆湿热之郁火；当归、赤芍、牡丹皮凉血活血；大青叶、板蓝根、白花蛇舌草等清热凉血解毒；桃仁、丹参、延胡索、郁金活血理气止痛。皮损发于头面、眼角者，常加入谷精草、枸杞子、石决明等；皮损发于胸腹者加川楝子、香附等；皮损发于下肢者，常加入黄柏、牛膝等。

部分免疫功能低下或年老体弱患者常于皮损消退后遗留顽固性的神经痛症状，且病程持久，疼痛剧烈，甚则彻夜难眠，这也就是临床上常见的带状疱疹后遗神经痛，这是因为正气虚弱，正不胜邪，又因经络阻塞，不通则痛，病程迁延。对此，陆师施治多以益气活血，散瘀通络止痛之品，使经络疏通，气血流畅，疼痛得止。然带状疱疹后遗神经疼痛，病程迁延，痛久伤气，气虚则无力推动气血之运行，致血行迟缓，脉道不通或通而不畅，以致血液瘀滞而凝为瘀血，故治当益气扶正为主，配合活血通络，共奏益气通络、活血止痛之效。

常以生黄芪为君药，用量常达60克，取其益气而能托毒外出，又能推动血供，促进瘀血活化之功效，配合三棱、莪术、当归、川芎、桃仁、丹参、赤芍等活血通络，佐以制香附、郁金等既入血分又入气分之品，使气血流畅，血随气行，开塞通瘀而止痛。对顽固性疼痛甚则彻夜难眠者，酌加全蝎、蜈蚣、乳香、没药、地龙、磁石、珍珠母等破血消瘀，重镇止痛；对患侧疼痛肿胀者加入王不留行、丝瓜络等通络止痛药，往往都能得到较好的止痛效果。

陆师认为凡遇带状疱疹当尽早采取有效的治疗措施，以免延误病情。因为一旦病毒侵及神经产生纤维包裹，其病理表现常常不易逆转，所以活血化瘀的早期应用，可减少和避免神经的炎症粘连和纤维包裹，常可杜绝或减少后遗神经疼痛的产生。

奚九一：分病辨邪，分期论治结缔组织病

奚九一教授，研习岐黄数十载，熟读经书，学验俱丰。其对结缔组织病的论治颇具特色，辨证用药丝丝入扣。

病例1 王某，女，40岁，1997年8月14日初诊。患者自1996年2月因发热、双手指关节疼痛，面部红斑而确诊为系统性红斑狼疮。1997年4月28日又因间质性肺炎、心力衰竭而住院，激素治疗至今（现服波尼松40毫克/日）。1周前出现发热（38～39℃），四肢关节疼痛，四肢末端出现黄豆至蚕

豆大小瘀斑及溃口20个，伴心悸气促，口腔糜烂，双耳听力下降。检见：形体消瘦，面色㿠白。脸如满月，测体温38.5℃。舌尖溃疡，舌红苔薄。脉细数。实验室检查示：血沉每小时78毫米。此乃正气不足，风热之邪侵袭，郁于络脉，络热致瘀。

治拟：祛风清热，扶正通络。处方：① 白英30克，仙鹤草50克，白花蛇舌草30克，蛇莓30克，生地黄30克，知母12克，炒柴胡15克，青蒿15克，生甘草15克，八月札10克，炒防风15克，生黄芪15克。每日1剂。1日2～3次。② 西洋参5克/日（代茶）。③ 泼尼松40毫克/日。④ 苦参10克，紫草15克，海桐皮15克，煎汤外洗每日2次。服药3天热减，1周后舌尖溃疡愈合，两耳听力明显改善。服药1个月，同时泼尼松减至25毫克/日。两指（趾）末端溃口皆愈，瘀斑消失，关节疼痛亦缓，无发热，但感肌肤干燥。复查血沉每小时50毫米，舌质偏红苔薄，证属邪气已去，气阴二伤。治转益气阴解毒。原方去柴胡、青蒿、防风、八月札，加党参15克，北沙参30克，石斛15克。上法加减治疗至今，症情稳定，未见复发，并且泼尼松减至维持量10毫克/日，血沉控制在每小时18毫米以下。

系统性红斑狼疮活动期，症状多虚实互见，变化复杂，内伤及脏腑，外阻于肌肤。上方以白英、白花蛇舌草、蛇莓、仙鹤草为主药以清热解毒，调节免疫；防风配黄芪祛风固表以扶正；柴胡、青蒿、生甘草透表泄热；生地黄、知母、西洋参则清热降火，养胃生津；诸药合用，则邪去而正不伤，外用紫草、苦参、海桐皮祛风除湿，解毒止痛，使药力直达病所。缓解期因邪去正虚，故加党参、沙参之类以益气养阴。

病例2　朱某，男，30岁，1997年3月11日初诊。此为一外地患者，由担架抬入门诊，诉自1997年1月20日始，右小腿出现肿胀，继则延及整个大腿，2月20日起左大腿亦出现胀痛，痛引腰部及左腹股沟，当地医院彩超示："左髂静脉血栓，右髂静脉炎。"先后给予抗凝、溶栓、活血药及抗生素治疗，但效果不显且肿痛加剧，以致不能站立行走，同时伴有发热头痛，乏力纳呆。详询病史知其平素易发扁桃体炎，口腔、外阴时有溃疡，四肢有复发性结节红斑，有红眼病史，其母患有白塞病。检见：注射点处有皮疹反应，左腹壁浅静脉曲张，两下肢弥漫性肿胀，苔黄腻，脉滑数。实验室检查显示：白细胞计数：$12×10^9$/升，血沉每小时40毫米。此乃血热壅盛，络损瘀阻。治拟清营凉血，化瘀通络。处方：人工牛黄粉（分吞）1.2克，生地黄30克，紫草30克，牡丹皮15克，白英30克，白花蛇舌草30克，生石膏（先煎）30克，川黄连30克，生甘草30克，共7剂。

3月18日复诊，见其已能自立行走，诉药后2天发热即退，现两下肢胀痛明显减轻，腰及左腹股沟疼痛已无，精神亦爽，但下肢肿胀未减。伴口渴欲饮，目赤，苔焦腻，脉弦滑。前法奏效，拟前法出入，原方去生石膏、川黄连加木贼草30克，共60剂带回原地服用。2个月后信函称，诸症均消，两下肢外形已恢复如常，嘱其继服白鹤冲剂（由白英、仙鹤草、白花蛇舌草等组成）和清络通脉片（由水牛角片、生地黄、牡丹皮等组成）1个月，以防止复发。

本案的临床表现虽为血栓性静脉炎，但为继发损害。究其病因，实为白塞病血管类型的活动期，前法之所以不能奏效，即是未辨证求因，审因论治的结果。今奚师按辨病论治原则采用人工牛黄粉、生石膏、川黄连清热泻火解毒：水牛角粉、生地黄、紫草、牡丹皮清营解毒、凉血化瘀；白英、白花蛇舌草、蛇莓清热解毒、消肿止痛。上药合用，共奏气血两清、和络通脉之功。

病例3 朱某，女，45岁，1997年1月20日初诊。半月前突感右膝关节肿痛，痛引髋股。外院拟诊为"反应性关节炎""髌骨滑膜炎"，予消炎镇痛药未效来诊。刻下右膝关节肿痛，右骶酸楚，步行欠利，双手指有晨僵感，无发热。检见：右膝关节轻度肿胀，皮色如常，皮肤灼热，屈曲不利，压痛明显。浮髌试验（＋），苔薄白，脉细。证属风热入络，痰瘀交阻，经络闭塞。治拟祛风通络，益气蠲痹。

处方：青风藤30克，忍冬藤30克，藤梨根30克，白英30克，金雀根30克，汉防己15克，生黄芪30克，怀牛膝30克，远志10克，石斛15克，生薏苡仁30克，生甘草15克，共14剂。2周后复诊，右膝肿痛明显减轻，皮温如常，浮髌试验（－）。原方加减服药1个月后晨僵症消失，3个月后患者至今未出现反复。

类风湿关节炎发于膝部者中医称"鹤膝风"，治"鹤膝风"奚氏推崇《验方新编》的"四神煎"，誉其为治鹤膝风的专方。四神煎由黄芪、牛膝、远志等组成，有益气养阴、蠲痹消肿之功，而白英、青风藤、汉防己既有抗炎镇痛作用，又具备免疫抑制及免疫调节效应，并且毒性反应小，易于坚持长期服用，加枝藤类药则是加强祛风解毒，舒筋通络之力。

系统性红斑狼疮、白塞病、类风湿关节炎皆属于结缔组织病，在急性期，当"祛邪为先以治病"，用祛风清络或凉血解毒法；缓解期则"扶正以善后"，多采用益气养阴法。用药上，奚师不用传统的清湿热活血药物，而喜用清热解毒的抗肿瘤药（如白英、白花蛇舌草、青风藤、藤梨根等）以抑制变态反应。大剂量的生甘草主泻火解毒。实验表明甘草有类似激素样作用，能增强机体免疫功能。对结缔组织病的发热，奚师认为大多系由于体温之调节功能下降所致的免疫性的反应热，其发热征象接近少阳病证，故奚师好用抗疟的柴胡、青蒿类药物。当出现热入营血之热盛厥甚之象时，奚师首推水牛角、人工牛黄、生石膏等，用以清营凉血解毒。实践证明，这些药物毒性低，适用慢性消耗性疾病的长期治疗。对于结缔组织病的中药治疗，虽然其血沉下降较西药为慢，但中药缓解症状较快且毒性反应小，在递减激素、停用激素和提高存活率方面都具有一定长处，故不失为一个良好的治疗途径。

彭景星：痰瘀论治肢端肥大症

病例1　晏某，男，20岁，农民。因手足进行性增长，一年中鞋袜由25厘米增至26.5厘米。经CT垂体冠状位扫描，提示"垂体微腺瘤"，诊属"肢端肥大症"。因不愿手术，于1995年11月12日来诊。患者近一年除手足增长外，常感头昏痛，头顶有一过性烘热上冲，肢端发凉。渐至头痛加剧，失眠，入寐时或因惊掣致醒。食欲旺盛，食后稍感嘈杂，或兼呃逆，口苦干，大便干结，脉弦，舌红晦，两畔瘀斑隐隐，苔黄厚欠润。证属痰热阻气，血脉埋瘀，肝阳偏亢之候。法宜宣气涤痰，参以活血通络平肝，用宣气涤痰汤（自拟方）加减。

药用：旋覆花（布包）10克，茜草10克，茯苓20克，半夏10克，栀子10克，地栗（切）20克，胆南星4克，黄连8克，瓜蒌仁20克，青黛10克，蛤粉30克，竹沥（冲）50毫升，生姜3克。水煎服，每日1剂。服上方20剂，头痛轻，已能入寐，肢端转温，脉数亦减，舌苔变松浮，尚觉头顶烘热微作，神疲乏力，舌上瘀斑较前更显。此痰热虽减，肝阳未戢，痰瘀仍阻脑络，于上方稍事加减。

旋覆花10克，茜草10克，茯神20克，石菖蒲6克，半夏10克，青黛10克，蛤粉30克，瓜蒌皮10克，黄连6克，胆南星3克，生牡蛎20克，生石决20克，生姜3克，竹茹10克，出入为方。每日加服复方水蛭散（生水蛭、三七、红参等份为末）5克，分3次药汁送。连服120余日，诸证消失，脚已能着26厘米之鞋。于1996年3月26日复查CT，病灶消失，随访至1997年5月，无不良反应。

病例2　周某，男，30岁，农民，兼个体小商贩。1991年7月15日来诊。患者因患"肢端肥大症"，于1990年6月作垂体肿瘤切除术，配合放射治疗46天，病情一度缓解，半年后复见肢端指（趾）增粗肥大，手脚增长，鞋袜几度更换，颧骨厚大，下颌骨向下增长。伴头痛眩晕，食欲尚可，但肢软乏力，气短畏寒，口干不饮，便溏溲清，脉弦涩，舌体胖大，质淡暗边有瘀斑，苔白滑而腻。CT鞍区冠状位增强扫描，提示"垂体瘤术后复发（鞍底骨质破坏）"。

综合脉证病史与检查情况，乃气血两虚，气虚阳微，温运乏力，输布无权，水湿聚为痰饮，血虚脉失充盈，血流缓慢，积而为瘀，形成脑络未复，痰瘀交阻之复杂病机。拟温化痰饮，通利血脉为法，方用桂枝茯苓丸合蠲饮六神汤加减。旋覆花（布包）10克，石菖蒲6克，茯苓20克，半夏10克，胆南星5克，陈皮6克，桂枝10克，白芍15克，桃仁8克，蛤粉3克，生姜10克，黄芪10克，牡丹皮10克。水煎内服，每日1剂。并每日兼用复方水蛭散6克，分3次药汁送服。服药15剂，舌稍转红，滑苔亦减，头痛眩晕亦减。此痰饮渐化，仍气血虚而兼瘀，改用痰瘀兼治，气血两补为法，于上方参补阳还五汤意加减。

旋覆花（布包）10克，石菖蒲6克，茯苓20克，半夏10克，胆南星5克，桃仁6克，桂枝10克，白芍15克，茜草10克，牡丹皮8克，生姜5克，橘络5克，连须葱5克，黄芪15～50克，或加当归须等味，兼服复方水蛭散，续服60余剂，诸证皆减，已能参加劳动。遂停服汤药，每天仅用复方水蛭散9克，（方中红参倍量，并加肉桂末0.5克于内），分3次服下，至1个疗程停药。现除原有"典型面貌"与肢端肥大外，未发现其他病变，能躬操农商二业不觉劳累。患者见病情稳定，不愿再做CT复查，随访至1997年夏，历时近6年无余恙。

病例1所见诸症，系痰热阻气，血络埋瘀，肝阳偏亢所致。因病程短，正气所伤不甚，仅予宣气涤痰汤（旋覆花、石菖蒲、茯苓、半夏、胆南星、竹沥、黄连、瓜蒌仁、生姜），参以活血通络平肝之品。由于病属痰热阻络，肝阳偏旺，故加黛、蛤、地栗、栀子、茜草加强清热涤痰、凉肝通络之功。继因肝阳尚未宁静，瘀阻更显，故于方中加石决明、牡蛎平肝阳，更增服复方水蛭粉活血化瘀。全过程药味虽有增损，始终未离宣气涤痰，活血通络凉肝之法。病例2因病程较长，复兼手术与放疗之损伤，见气血两虚，痰凝瘀阻等本虚标实之机。然虚证当补，因痰盛又非补药所宜，故初诊时仅予《沈氏女科辑要》之蠲饮六神汤（旋覆花、半夏曲、橘红、胆南星、石菖蒲、茯神）合《金匮》桂枝茯苓丸化痰活血通络。

方中加少量黄芪补气，助其活血通络。迨痰浊渐化，即效补阳还五汤方义，递增"益气生血"之黄芪用量，并加归须、蚕丝、茜草、葱管合旋覆花以"微辛通络"。而归、芪合用，更能益气生血。业师治颅内占位病变必用蛤粉，谓其功能化痰软坚。复方水蛭散乃攻补兼施之剂，但水蛭破血力猛，有伤正气，故辅以人参大补元气，且小剂量服用，使驱邪而不伤正。该患者因气虚阳微，在后期单服粉剂时，倍红参，更加少量肉桂，加强益气温阳之力。但须指出，生水蛭腥味极烈，服后往往作呕，当于服药后，立即嚼咽鲜姜1片以缓解。

费兆馥：辨治硬皮病五法

硬皮病，病因病机复杂，常常气血同病，多脏受损，由于硬化的广度与深度均有差异，以及疾病的表现有所不同，因而临床所见各有所异，然而辨治硬皮病也有一定的规律。

1. 活血化瘀　患者肌肤甲错，皮色灰黯，毛细血管扩张，关节不利，指端末梢苍白青紫，绝大部分有雷诺病现象，以桃红四物汤为主加入益气扶正药物。

2. 温补肾阳　患者多有脾肾阳虚，肺卫不固，风邪乘虚而入，阻于皮肤肌肉治疗，以阳和汤、人参归脾汤为主，加入活血通脉药物。

3. 补中益气　患者多气血虚衰或卫气虚弱所致，以补中益气汤加入活血通络药物。病在上肢头部加红花、姜黄；病在下肢加牛膝、红花；病在四肢加桂枝、红花。

4. 温经祛寒　采用当归四逆汤辛温散寒，行气活血化瘀滞，而使病情缓解。

5. 软坚散结　以牡蛎鳖甲汤能平肝息风，镇静化痰，缓解肢端动脉痉挛，行气活血，软坚散结化痰，从而达到软化组织之目的。

病例1　局限性硬皮病。王某，女，42岁，1998年4月15日初诊。4年前因右膝部外伤后，此处皮肤肿胀，继后变硬，肢体行动不便，乏力。近来症状加重而至费师处求诊。检查：右膝外上方呈条状皮肤肿胀，发亮光滑变硬，捏之难起，呈紫褐色，边界清楚，略高于皮面，毳毛脱落，伴肢冷畏寒，皮觉迟钝，神疲乏力，舌紫苔略暗，脉细涩而沉。证属寒凝瘀滞，血脉痹阻，肌肤失养。治拟活血化瘀，散寒通络法：当归15克，红花10克，赤芍15克，丹参30克，川芎12克，牛膝15克，鸡血藤15克，苏木12克，桂枝10克，仙灵脾15克，黄芪30克，甘草6克。服药2周后，局部皮肤变软，捏之能起，色素转淡；又服2周后，上述症状转轻，皮损大部分消失。继续巩固治疗。

病例2 系统性硬皮病。何某，女，41岁，1998年1月12日初诊。3年前面颊部、颈部肿胀绷紧，皮肤光亮，皱纹减少，局部汗少，同时手指呈雷诺病表现，关节疼痛，行动不便。曾在本市某大医院诊断为硬皮病，一直以激素控制治疗（泼尼松5毫克/日）。近来症状加重，伴吞咽困难，心悸胸闷，乏力气急，形体畏寒而至费师处求诊。检查：面额部、颈部皮肤肿胀、光滑、发亮变硬，捏之难起，呈紫褐色。两手指青紫肿胀，指端发白，难以握拳，舌紫苔薄白，脉细沉涩，证属肾阳不足，瘀阻痰凝，经脉痹阻。治拟益气温肾活血化痰，散寒通络法：黄芪24克，桂枝10克，仙灵脾15克，炙甲片10克，巴戟肉12克，丹参30克，桃仁15克，红花6克，鸡血藤30克，苏木、梗各10克，象贝母15克，刘寄奴12克，威灵仙12克，莪术、白术各15克。服药3周后，雷诺病减轻，而颊部颈部皮肤略软，色素略退，吞咽好转。继服1个月后，停服激素，上述症状亦逐渐减轻，而且手能握拳。病情未见反复，继续巩固。

朱秉宜：痔科重以清热凉血

朱秉宜老中医是全国著名肛肠病专家，南京中医学院附属医院教授，早在20世纪50年代初就从事肛肠科工作，经验丰富。

1. **整体治疗注重以清热凉血为主** 关于痔的病理因素虽有"痔疮形名亦多般，不外风热燥湿源"的认识，但就临床来看，最常见和最主要的仍是热邪。因而朱老在痔的治疗中专重于清热调血顺气。临证常以黄芩、黄柏、生地黄、大黄等为主以清热凉血；辅以地榆、槐花、大小蓟等以清热凉血止血；佐以当归、赤芍、枳壳、升麻调血散瘀顺气；荆芥、防风以疏风；天花粉、火麻仁等以润燥或车前子、茯苓、泽泻等以利湿；使以生甘草调和药性。经长期的临床应用与观察，证明其对疼痛、出血等症状的总有效率高达90%以上。如在术后应用则可防止、减少、减轻术后并发症，起到抗感染、消炎、止血、消肿等作用。

2. **局部治疗注重改善血液循环** 痔的局部病理主要是血脉不行、气血瘀滞。据此朱老在20世纪60年代初就着手研究改善局部血液循环的治疗方法，经过长期的探索，该疗法终于取得了成功，并发明了以中药乌梅的主要成分为主要组成的，具有解除肛管平滑肌痉挛、改善局部血液循环作用的"603消痔液"。由于该疗法阐明了一种新的治疗机制，开创了治疗痔疮、肛裂的新途径，临床操作简便省时（治疗时间很短，需15分钟左右），痛苦少而轻且时间短，无任何并发症，奏效迅速，疗效较高。

3. 枯痔散应用于绞窄性内痔　枯痔散是中医学治疗内痔的一个高效的治疗方法，但由于其中含有砒剂（砷），使用不当可引起砒中毒，甚至导致死亡的危险，故目前临床一般已较少应用。但朱老认为，对绞窄性内痔来说，枯痔散疗法目前仍是首选的治疗方法，可以取得速效，且不易引起砒中毒。这是因为绞窄痔核肿胀膨大，有的已溃烂或坏死。此时如行手术治疗，还需有一个控制炎症感染的过程，且常因炎症控制不及时而导致术后并发症。如若先采用保守治疗，等炎症消退，痔核复位后再行手术治疗，则疗程较长。唯枯痔散疗法，因其本身含有的药物具有杀菌作用，可以制止感染，使坏死局限于痔核，并转变为干性坏死，使原有的症状很快随之减轻，痔核干性坏死、脱落而达到较为彻底的治疗。因绞窄性内痔内血栓形成，阻断血行，故其中的砒不会被吸收，故无砒中毒之忧。

施杞：脊髓型颈椎病术后的中医治疗

近年来颈椎病的发病率不断上升，经手术治疗的病人也逐渐增多，且多为脊髓型颈椎病，但术后常留有较多的后遗症和并发症。施杞教授运用中医中药治疗脊髓型颈椎病术后的后遗症和并发症，取得较好的治疗效果。22例病人均予汤药内服，以益气活血的圣愈汤为基础，为：炙黄芪12克，党、丹参各12克，全当归9克，赤、白芍各12克，大川芎12克。再行辨证加减：脾肾亏虚者，加山茱萸9克，生、熟地黄各9克，淮山药18克，鹿角胶（烊化）12克等；痰瘀内阻者，加杜红花9克，鸡血藤15克，制南星9克，半夏9克等；经脉不遂者，加软柴胡9克，广地龙12克，大蜈蚣2条，穿山甲9克，川桂枝9克等。每日1剂，1个月为1个疗程。

应用益气养血、活血祛瘀的圣愈汤为主方，可改善颈部软组织的炎性渗出，减缓颈部组织的退变，消除颈部的症状；改善脊髓、神经的血液循环，修复施万细胞，使神经功能得以恢复；改善微循环，使退变的肌肉、韧带、椎间盘组织得以尽快修复，增强脊柱的稳定性。这样，颈部的动力、静力平衡及神经功能恢复正常，颈椎病术后的各种症状及体征就可缓解甚至消失。

石幼山：伤科"十二字"

石氏伤科，不仅师承家学，而且广采伤科各家之长，兼收中医内、外及针、推各科之精华，主张临床辨证，内外兼治，可谓独树一帜，心法颇多。特别是在骨折、脱臼、伤筋等疾病的治疗中，首重于手法整复，然后夹缚固定，再施以外敷内服，并总结出具有稳准而快，刚柔相济的"十二字"手法要诀。石氏"十二字"手法为"拔伸捺正，拽捏端提，按揉摇转""拔用于骨折后断端重叠"。《理伤续断秘方》中也说："若骨向右，则向左边拔入；骨向左出，则向右拔。"伸：也用于骨折对位不佳，临床中往往拔伸二字连用。《理伤续断秘方》中说："相度左右骨如何出，有正拔伸者，有斜拔伸者。"捺：指以一手或双手将断骨自高处向下按捺，使断骨的分离得以接续，使移位得以矫正。《理伤续断秘方》中又说："拔伸不入，搏捺相近。"正：用于骨折后歪斜不正，捺和正也都常连贯使用。拽：是向前拉，或者对抗牵拉。危氏称"拽直"，《普济方》又称"拽伸"。捏：是握住、抱住之意，危氏称"捏归窠"。端：用二手或一手拿定断端之处，从下向上，或从外向内端托。提：是提挈之意，挈之问上皆曰提，将下陷之骨提出还原。

《医宗金鉴·正骨心法要旨》上说："提者，谓陷下之骨提出如归也。"按：用单手或双手的掌部或掌根下或向里按压。《医宗金鉴·正骨心法要旨》上说"按者，谓之手往抑之也"。揉：谓顺也。"按摩曰揉，必手掌或拇指在体表作移动揉转"，一般不离开接触的皮肤。摇：是上下左右摆动，摆动的幅度要圆，范围由小到大，力量保持均衡。转：指旋转之意，主要用于关节部之伤筋，亦用于骨折后有旋转移位者。以上"十二字"手法为石氏伤科治疗骨折、脱位、伤筋时常用手法。在不同情况下，操作手法宜各异，随证应用，这样才能取得较好的疗效。石氏伤科"十二字"手法中，拔伸捺正主要用于正骨；拽捏端提主要用于上髎；按揉摇转主要用于理筋。但在实际应用时又不能机械地分开，应该时而合用，时而分用，主要取决于损伤的具体情况。

陆德铭：治疗乳房疾病的经验

　　陆德铭教授师承名老中医顾伯华教授，尽得真传，尤擅治乳房疾病，其临床经验颇为丰富，现介绍如下。乳腺增生病属中医"乳癖"范畴，见诸临床，多有经前乳房疼痛加剧，肿块增大，经后疼痛减轻，肿块缩小等表现。陆氏认为乳癖之为病，与冲任二脉关系最为密切，肾气不足，冲任失调为发病之本，肝气郁结，痰瘀凝滞，则为其标。故临证时陆教授以调摄冲任为主治疗本病。实验也证实，调摄冲任可调整内分泌，从根本上防止并扭转本病的发生和发展。陆氏强调，治疗乳腺增生病，方宜温和为贵，慎用寒凉，在诸药配伍中，最重温阳。主张选用性温不热，质润不燥之仙茅、仙灵脾、鹿角片、肉苁蓉等补肾助阳而调补冲任，配合养血滋阴之当归、白芍、丹参、生首乌等，取阳生阴长，阴阳互生之效。此外，陆教授还认为气血以通为用，治疗本病常选三棱、莪术、生山楂、郁金、桃仁，并多配用香附、柴胡等气中之血药，使肿痛消于无形。

　　另外，陆氏还善于吸收现代医学并应用于临床实践，如常用海藻、昆布等含碘药以调节机体内分泌功能，刺激促黄体生成素的分泌，改善黄体功能，并可促使病态组织的崩溃和溶解。总之，陆教授治疗乳腺增生病，以补肾助阳，调补冲任为大法，配合疏肝活血，养血和营，化痰软坚等以调摄冲任，常应手取效。陆氏认为乳腺癌的发生与正气不足、邪毒留滞有关。肝肾不足，气虚血弱，冲任二脉空虚，气血运行失常，以致冲任失调，气滞血瘀，久则聚痰酿毒，相互搏结于乳房而生癌瘤。故乳腺癌的发生，是因虚致实，因实更虚，虚实夹杂的过程，其病本虚而标实。因此陆教授临证采用辨证与辨病，扶正与祛邪相结合的原则，以扶正培本为主，祛邪抗癌为辅，"扶正以祛邪"，通过机体免疫能力，抑制癌肿发展，延长存活期，提高生命质量。临证每选用黄芪、白术、党参、茯苓、山药等益气养血，健脾和胃；生地黄、天花粉、枸杞子、玄参等滋阴生津；白花蛇舌草、半枝莲、蛇六谷、莪术、石见穿、丹参、露蜂房、牡蛎等祛邪抗癌。陆教授遣方用药别具一格，既考虑中医的理法方药，又结合现代药理学研究成果，力争一药多用。陆教授还认为，乳腺癌术后放疗、化疗是常规辅助疗法。放疗、化疗的不良反应严重，多化生热毒，易伤津耗气而致气阴两亏。故常在益气养血，健脾和胃，解毒抗癌基础上加用生地黄、天花粉、枸杞子、生首乌等养阴生津之品，以增加化疗、放疗对肿瘤治疗的敏感性及减轻其毒性反应，且可增加患者的抗癌能力，使患者能顺利完成化疗、放疗过程。

夏少农：甲亢1、2方治甲状腺功能亢进

多数"甲亢"患者伴有甲状腺肿大或结节肿块及消谷善饥、形体消瘦之症，故属中医"瘿瘤"及"中消"范围。一般多用化痰、软坚、消散瘿瘤之法来治疗本病，但往往效果欠佳。夏氏通过几年临床实践，对56位"甲亢"病人，进行了细致的辨证求因，认为乏力、自汗等属于气虚；口干、烦热、心悸、震颤及善饥等属阴虚火旺；甲状腺肿大及肿块属痰凝气滞。可用益气养阴为主，化痰疏气为佐的治则。其结果治愈率达32.1%，总有效率达96.4%。甲亢1方：黄芪30克，党参20克，鳖甲15克，龟甲12克，何首乌12克，生地黄12克，白芍12克，淮山药12克，夏枯草30克，制香附12克，适用于一般甲亢病人。甲亢2方：黄芪30克，党参15克，淮山药12克，白芍12克，鳖甲12克，焦建曲12克，白术15克，余粮石30克，夏枯草30克，制香附12克，适用于甲亢伴大便溏薄的病人，此乃属脾阳受损，故在1方中减少养阴药而增加健脾阳药物。在便溏已止而次数尚多者可在甲亢1方中加白术20克，炮姜3克，建曲15克治之，待脾阳得健，大便正常后则改用甲亢1方。

第三部分

妇科

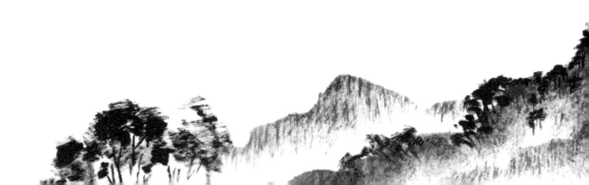

言庚孚：桂枝治恶阻

恶阻是妊娠最常见的疾病，多发生于怀孕二三个月时，临床以恶心呕吐、头眩体倦、喜食酸咸果实、恶闻食臭、见食即吐为主症。世人因其恶心而阻碍饮食，所以称为"恶阻"。历代文献又称为"子病""儿病""食病""阻病"等，首见于仲景《金匮要略·妇人妊娠病脉证并治篇》："妇人平脉，阴脉小弱，其人渴，不得食，无寒热，名妊娠，桂枝汤主之。于法六十日当有此证，没有医治逆者，却一月，加吐下者，则绝之。"

言氏治疗本病，善取桂枝，每于方中，习加桂枝。言氏对《本经疏证》就本品之论，归纳而曰："桂枝有和营、通阳、利水、下气、行瘀、补中之功。"常云："恶阻一证，其要莫过于阻。实阻者宜下、宜通、宜行；虚阻者，宜补中、宜和营。因此，无论虚实之阻，桂枝能及，岂可不入汤煎耶！实则量宜重，虚者量宜轻；热宜轻取，寒宜重取，此为入药之要乎。"经验可贵，足资参考。

朱小南：芫荽熏气治恶阻

有些严重的妊娠恶阻病人，往往药入即吐，甚至见药闻味即吐，长期厌食，以致影响营养吸收，形体消瘦。对此类病人，朱先生采用祖传熏气法：取鲜芫荽（俗名香菜）1把，加苏叶、藿香各3克，陈皮、砂仁各6克，煮沸后倒在壶内，壶嘴对准患者鼻孔，令其吸气。因芫荽性辛温，含挥发油，有强烈的异香气，功能宽胸和胃，定逆顺气，悦脾醒胃。病人闻此芳香之气便会顿感舒适，数分钟后即可进易消化的食物，一天熏气数次，熏后可少食多餐。此法对于严重妊娠恶阻，甚至尿酮阳性，药、食难进者，亦可应用。

姚寓晨：外敷内服治慢性盆腔炎

盆腔炎一般多发于已婚妇女。其发病原因，或在处理分娩、流产、刮宫时消毒不严，或在月经期、产褥期不注意卫生，或经期不禁房事均可引起感染而发病。慢性盆腔炎，临床主要症状表现为腹痛、腰痛，白带增多，病情顽固而易复发。姚氏在临床上观察到除见"不通则痛"外，还常夹有"不荣则痛"的病理过程。一部分病人常出现遇劳即发，面色晦暗，畏寒怯冷，腹痛喜按，白带清稀，月经稀发，量少色暗，舌淡苔薄，脉象沉细；妇科检查附件可触及条索状物，局部压痛不明显，偶可伴有轻度低热，辨证属阳虚寒凝型的，治用温阳消结法，为提高疗效，常配外敷药，透骨草100克，京三棱12克，白芷、花椒各10克，路路通15克。研成粗末，装入布袋中，水浸后蒸10分钟，敷腹部病侧，每次敷20分钟，15天为1个疗程，可连用3个疗程。经期及皮肤过敏者勿用。内服用药；鹿角片10克，大熟地黄30克，白芥子6克，川桂枝、炮姜各10克，生黄芪30克，麻黄5克，昆布、海藻各15克，皂角刺6克，水煎服。

姚寓晨：闭经溢乳综合征治要

闭经溢乳综合征为现代医学病名，临床特征除闭经外，还有不随意的持续性乳汁分泌及内生殖器萎缩。本病常发生于妇女断奶以后，或由于服用某些药物所引起，属于中医"闭经""乳汁自出"范畴。对于该病的治疗，姚氏在辨证的基础上，紧紧抓住肾虚这一关键环节，同时兼顾他脏。在剂型和用药上，姚氏主张先以汤剂开道，再用丸药缓调，使药物逐渐深入，直达病所。选用的药物多为鹿角、胎盘、龟甲、阿胶、猪脊髓等血肉有情之品，以此补肾养血，达到充益胞脉，调整冲任的目的。姚氏用上述方法治疗该病，屡获佳效。

病例　王某，女，36岁。患者于1年半前进行人流手术后一直闭经，并伴有持续性乳汁分泌。平时情志抑郁，时而急躁易怒，头晕心烦，视物模糊如在雾中，胃脘嘈杂，腹部疼痛，自觉"胎动"，曾服杞菊地黄丸、逍遥散及西药，疗效欠佳。经妇科检查化验、X线检查及各种辅助检查，诊为闭经溢乳综合征。舌黯红、苔黄腻，脉细弦。此为肝火内积，心肾不济，真阴虚亏，胞脉失养。治疗以泻心火，通心气治标；滋肾水，益阴血治本。处方：左金丸（包煎）9克，大生地黄15克，细木通5克，竹叶心6克，紫丹参9克，琥珀末（研吞）3克，柏子仁9克，淡秋石9克，焦山栀9克。5剂，水煎服，每日1剂。

二诊：诸症减轻，仍经闭溢乳，重在滋养肾水以泻心火。处方：炙龟甲（先煎）30克，生、熟地黄各15克，山萸肉10克，陈阿胶（烊化）12克，怀牛膝20克，柏子仁10克，侧柏10克，泽兰叶10克，交泰丸（包煎）10克。每周5剂，连服1个月。三诊：溢乳已停，月经未行，应滋阴养血，交通心肾。处方：原方8倍量加猪脊髓150克和蜜为丸，每日2次，每次10克。四诊：丸方服用2个月后，月经来潮，但量少，色紫红有块，腰酸腹痛，此为肾虚气滞而致，以补肾理气调冲任为法。处方：炙龟甲（先煎）30克，山萸肉12克，菟丝子12克，生、熟地黄各12克，全当归10克，赤、白芍各10克，大川芎10克，紫丹参12克，制香附10克，桑寄生12克。7剂。五诊：经闭溢乳均愈，惟有时腰酸口干。嘱服六味地黄丸缓调，巩固疗效。妇科及各种化验、检查均正常。1年后随访，月经正常，溢乳未再复发。

朱小南：外敷方治盆腔炎包块

朱小南先生治慢性盆腔炎，除用温通香开诸药外，还用川椒12克，大茴香12克，乳香、没药各9克，降香末12克，共研细末。以面粉3匙。上好高粱酒少许调敷患处。再以热水袋温熨包块部位，每日2次，效果极佳。

朱小南：疏肝健脾治疗经前乳胀

经前乳胀是指在临经前3～7天出现的乳房作胀，乳头疼痛，乳胀兼有结块及乳胀结块兼有灼热感等症。亦有在经后半月左右发生乳胀，至经来一二天消失或直至经净后始消失者。朱氏认为乳头属肝，乳房属胃，且肝为刚脏，性喜条达而恶抑郁，若因情志不畅，气机不行，肝失条达，疏泄失职，横逆犯脾胃，致肝郁胃阻，乳络不畅，是发为本病。朱氏临证将本病分为以下5型，① 肝郁脾虚型：临经前胸闷乳胀，食欲缺乏，泛泛欲吐，腹胀或小腹坠胀而痛，间有小腹两侧吊痛感，脉象弦细，舌淡而胖，苔薄白。② 肝郁肾亏型：临经前胸闷乳胀，腰膝酸软，平时性欲淡漠，经水初潮一般16—20岁，脉沉弦，舌淡少苔。③ 肝郁血虚型：临经前乳胀，头晕目眩，面色萎黄，精神疲惫，月经常错后，量少色淡，脉象细弦，舌绛少苔。④ 肝郁冲任虚寒型：临经前乳胀，腰酸神疲，小腹有寒凉感，脉象细迟，舌淡苔薄白。⑤ 肝郁火旺型：临经前胸闷乳胀，口干内热，小腹疼痛，或少腹两侧疼痛胀痛，平时有秽带，脉象弦而稍数，舌淡红，苔薄黄。

朱氏认为治疗本病应以理气解郁，健脾和胃为法，药用香附、合欢皮、娑罗子、路路通各9克，广郁金、焦白术、炒乌药、陈皮、炒枳壳各3克。其中香附辛散苦降，芳香走窜，归肝经以理气开郁，走三焦能行气分之滞并可通经血，为血中之气药，是妇科要药；配以郁金疏肝解郁，行气活血；合欢皮可解郁安神；再加白术、陈皮、枳壳理气和中，健运脾胃；乌药辛开温散，善于疏通气机，能顺气畅中，消胀止痛；娑罗子、路路通均可疏通经络。全方共收疏肝理气，解郁通络，健脾和胃之功。若乳胀甚者可加青橘叶、橘核以行气疏肝散结；若乳胀痛者加川楝子、蒲公英以理气止痛消胀；若乳胀有块加王不留行、穿山甲（代）以通乳络消结块，服时可将2味研细末，每次用1.5克；若乳胀有块兼有灼热感者加海藻、昆布软坚散结，清解郁热；若兼肾虚者加杜仲、续断以补益肾精；若兼血虚者加当归、熟地黄以补血和血；若兼冲任虚寒者加鹿角霜、肉桂以温经散寒；若兼火旺者加黄柏、青蒿以清热泻火；若见小腹两旁掣痛者加红藤、白公翁以活血定痛。疗程：可于临经前有胸闷乳胀时起用药，直至经来胀痛消失为1个疗程，连续服用三四个疗程，可获确效。

蔡小荪：盆腔炎方三则

蔡氏认为，盆腔炎系妇女盆腔器官的炎症病变，往往由流产或分娩感染、宫腔手术损伤或经期性交感受病邪，影响冲任所致，不外虚实两大类。急性多实证、慢性多虚证。慢性炎症多由急性炎症发展而成，但慢性炎症也可能出现急性发作。也即虚中夹实，虚、实互相转化。急性盆腔炎下腹剧痛拒按，发热恶寒。甚则满腹压痛或反跳痛，带下色黄或呈脓性。便或溏，时伴尿急、尿频，舌质红，苔黄腻，脉弦或滑数。治疗经验取清热泻火、化湿祛瘀方法。方用：败酱草30克，红藤30克，鸭跖草20克，赤芍12克，牡丹皮12克，金铃子9克，延胡索12克，柴胡梢6克，生薏苡仁30克，制乳、没各6克，连翘9克，黑山栀9克。大便秘结者，可加生大黄4~6克，玄明粉4.5克；尿急者，加泽泻9克，淡竹叶9克；带黄如脓者，加川黄柏9克，椿根皮12克，白槿花12克；便溏热臭者，加川黄连3克，黄芩9克；腹胀气滞者，加制香附9克，乌药9克；瘀滞者，加丹参12克，川牛膝9克。热退痛止后，还需清热化瘀，适当调治，以防转为慢性炎症。

慢性盆腔炎少腹两侧隐痛，坠胀，喜暖喜按，经来前后较甚，时有低热，腰骶酸楚，带变色黄，经期失调，痛经或不孕，治当理气化瘀，用方：茯苓12克，桂枝2.5克，赤芍9克，牡丹皮9克，桃仁9克，败酱草20克，红藤20克，金铃子9克，延胡索9克，制香附9克，紫草根20克，宜平时服用。如黄带多者，可加椿根皮12克，鸡冠花12克；腰酸者，加川断9克，狗脊9克；气虚者，加党参9～12克，白术9丸，茯苓12克，生甘草3克；血虚者，加当归9克，生地黄9克，川芎4.5克，白芍9克；便秘者，加生大黄2.5克，全瓜蒌12克。慢性者体质大多较差，治则多考虑扶正。如腹痛较甚，汤药少效者，可同时做保留灌肠，方用：败酱草30克，红藤30克，白花蛇舌草20克，制没药6克，延胡索15克，蒲公英30克，川黄柏9克，牡丹皮12克。1周为1个疗程。如伴痛经者，可用四物汤，增制香附9克，丹参9克，败酱草20克，制乳、没各6克，延胡索12克，桂枝2.5克，怀牛膝9克，经汛来时服。

结核性盆腔炎，常伴有颧红咽燥，手足心热，午后潮热，夜寐盗汗，月经失调，量少色红，甚至闭阻，舌质红，脉细或兼数。蔡氏以养阴和营为主，方用：当归9克，鳖甲9克，丹参9克，百部12克，怀牛膝9克，功劳叶20克，大生地黄9克，女贞子9克，山海螺15克，鱼腥草9克。1个月为1个疗程。如潮热较甚者，可加银柴胡4.5克，地骨皮9克；内热便秘者，加知母9克，麻仁9克；盗汗者加柏子仁丸12克吞服。本病病程较长，获效不易，应定期观察治疗。经来期间，可用四物汤为主，养血调经，随症加味。

班秀文：清热祛瘀益气治急慢性盆腔炎

盆腔炎是妇女在行经、分娩时不注意卫生或经行未净而过性生活，或妇科手术时，由于无菌操作不严格，使细菌乘机侵入内生殖器官（包括子宫、卵巢、输卵管）及其周围的结缔组织所致的炎症，称之为盆脏炎。临床有急、慢性之分。

急性盆腔炎临床症见高热恶寒，带下量多，色白黄而质稠秽，少腹硬痛。按之痛剧，口苦咽干，小便短黄，舌苔黄腻，舌质色红，脉弦数等，这是由于湿热之邪，乘虚侵袭下焦，内蕴胞宫，损伤冲、任二脉，以致胞脉不利，湿热与血凝结于下焦而发生的病变，当按湿热带下论治。用四妙散配金铃子散加龙胆草、山栀子、马鞭草、忍冬藤、车前草、土茯苓、凌霄花解毒通脉，凉血化瘀；金铃子止痛。全方有清热利湿，解毒通络，化瘀止痛之功。证属实属热，湿热与血瘀结者，用之甚宜。

班氏认为，慢性盆腔炎多是由于急性盆腔炎治疗不当转变而来，由于病久正虚，抵抗力弱，邪毒与血凝结成块，水湿不化，故带下量多，小腹绵绵而痛，或胀坠而痛，按之不减，月经将要来潮之时，则疼痛加剧，伴有腰酸腿软，全身乏力等。班氏指出，此是本虚标实之证。治之既要扶助正气，又要活血化瘀，常喜用《金匮要略》当归芍药散加北黄芪、土茯苓、鸡血藤、泽兰、莪术、香附治之，盖当归芍药散有调和肝脾，养血健运的作用，加用鸡血藤、泽兰、莪术，以增加补血活血、行滞化瘀之力，用土茯苓配合泽泻，则不仅能利湿，而且能解毒；北黄芪甘温，能扶助正气而抗邪毒，气行则血行，故加香附以行气止痛。标本兼治，每能收功。

罗元恺：急、慢性盆腔炎治疗要则

对盆腔炎的中医治疗，罗老重视内外合治，并依据病情分别施治，疗效显著。

1. 急性盆腔炎　症状表现：往往突然发病，症见发热（中等热或高热），恶寒或寒战，头重痛，下腹胀痛，拒按，按之有反跳痛，压痛点多在耻骨联合上缘两侧，肠鸣音减弱或消失，腰胀坠痛，带下量增多，色黄质稠有臭秽气。月经先期、量多，色深红或黯红，质稠浓。伴烦躁、口干渴、尿黄或尿痛、大便干结等，舌红、苔黄厚腻，脉滑数而弦。治法：清热化湿，治血理气止痛。方药：① 内服盆腔炎清热汤。金银花、绵茵陈、丹参各25克，蒲公英、车前草、败酱草各30克，牡丹皮、黄柏各12克，山栀子10克，没药、桃仁、延胡索各15克。② 外用四黄散。大黄、黄柏、黄芩、泽兰叶各30克，黄连1克，冰片5克，（共研细末，以开水、蜂蜜各半调匀，或用鸡蛋清调匀，用纱布包裹敷下腹部，每天换药1次）。加减法：高热者，加青蒿（后下）12克，白薇30克；有寒战者，再加防风9克；月经量多，加益母草30克，蒲黄9克；化脓者，加冬瓜仁、生薏苡仁各30克；大便干结者，加生地黄20克，大黄（后下）10克；腹胀严重者，加广木香（后下）10克，大腹皮20克；尿痛者加滑石25克，甘草梢6克。

2. 慢性盆腔炎　急性盆腔炎如没有彻底治愈，或感染炎症不重，迁延日久，便转入慢性，由于病程长，病情变化多端，因此临床表现不尽相同，罗老积多年经验，将其分为3种类型：① 气滞血瘀型。症见小腹或少腹经常疼痛，经前乳房胀痛，腹痛较为明显，经色黯红有血块，平时烦躁易怒，胸胁胀滞，喜太息，或有嗳气、胃纳欠佳，带下色白或黄，质黏稠，舌质黯红、苔白，脉弦涩沉。治以行气活血、祛瘀止痛，常用膈下逐瘀汤（没药、赤芍、桃仁各15克，枳壳、延胡索、牡丹皮各12克，香附、五灵脂、川芎、当归各10克，甘草6克）加减。加减法：若平素体质燥热且经量多者，去当归，易丹参20克。罗氏认为丹参味苦微寒，能活血祛瘀，清热除烦，兼有抗菌及扩张血管作用；若肝气郁结明显者，可选加郁金15克、素馨花（后下）9克，以疏肝止痛；大便不畅者，枳壳改为枳实15克或槟榔15克，以加强行气通便作用。② 瘀滞包块型。症见少腹一侧或双侧疼痛，扪之有硬块，拒按，带下或白或黄，大便干结不畅，唇舌黯红或有瘀斑瘀点，脉沉弦。治宜化瘀、散结、软坚，罗氏常用桂枝茯苓丸加莪术、牡蛎、海藻（桂枝、桃仁、赤芍各15克，牡丹皮12克，莪术10克，茯苓、牡蛎各25克，海藻20克）。③ 气虚寒湿型。多因盆腔炎日久，耗损气血，寒从内生，症见下腹冷痛，带下滑稀，面色苍白，神疲体倦，怕冷肢寒，气短懒言，头晕目眩，口淡纳呆，大便溏薄，小便清长。舌淡、苔白，脉沉弦细弱。治宜益气、温经、散寒、止痛，方以《金匮要略》温经汤为主：吴茱萸、炙甘草各6克，党参20克，当归、阿胶（溶）、生姜、川芎各10克，桂枝、白芍各15克，法半夏、麦冬各12克，牡丹皮9克。加减法：下腹冷痛明显者，去牡丹皮、阿胶，加艾叶12克、补骨脂15克；气短懒言者，去牡丹皮，加黄芪30克；带下清稀如水量多者去牡丹皮、麦冬，加覆盆子20克，益智仁15克，乌药10克；月经少者加熟地黄15克，砂仁（后下）6克。

对各类型慢性盆腔炎，罗氏常配合其他疗法如外敷坎离砂或热敷散（成药）于下腹部疼痛处或脐部，用绷带固定，每天换药1次。或以毛冬青煎液做保留灌肠，7次为1个疗程，每天1次，则取效更捷。

罗元恺：补肾固冲丸治习惯性流产

连续流产3次或3次以上者，古称数堕胎，屡孕屡堕称滑胎，现代医学称为习惯性流产。引致流产的原因很多，有体质因素，有后天人为的因素，如过度劳累、不节房事或刮宫过频、跌仆创伤等。流产过多，势必耗损血气，致冲任不固，肾失闭藏。故习惯性流产患者，体质多虚，往往导致月经失调，症见头晕，腰酸疲乏，眼眶黯黑，舌淡黯或淡胖，脉细弱或弦细尺弱等。防治本病，需于下次未孕之前，加以调摄，俾能增强体质，预防再次流产，并要求从最后一次流产时算起，避孕一年，使子宫能有休养恢复机会，同时用药调理体质，至再次妊娠时，则应绝对禁止房事，兼用安胎之法调养，以保证疗效。

防治之法，首重补肾以固本。罗氏对本病，拟有"补肾固胎丸"，方由菟丝子、续断、阿胶、熟地黄、鹿角胶、白术、人参、杜仲、枸杞子、巴戟天、当归头、砂仁、大枣等药组成，炼蜜为小丸，每日2次，每次6克，以3个月为1个疗程，可服1～3个疗程，月经期停服。本方已用了20多年，效果满意。现已由药厂生产，商品名为"滋肾育胎丸"，投产2年多来，深受各地患者欢迎。

乐秀珍：灌肠验方疗不孕

乐秀珍教授长期从事妇科医疗、教学、科研工作，擅长治疗女子不孕症。乐氏认为，女性不孕症有一部分是由于盆腔炎、子宫内膜异位引起的。对此类患者，单纯使用中药内服往往效果不理想，配合中药灌肠则疗效大大增加，并研究出一个行之有效的灌肠方。其组成为忍冬藤30克，马鞭草30克，生甘草15克，皂角刺15克，莪术15克。

乐氏指出，忍冬藤性甘寒，入肺、胃、心、脾经，功效清热解毒，又能疏通经络；马鞭草性微寒，味苦，入肝、脾经，功效活血、通经利水、散结，与莪术同用可增强对诸般瘀积的消散作用；生甘草泻火解毒，缓急止痛，现代药理报道，甘草内含甘草甜素及其钙盐，对细菌毒素、药物毒性都有一定的解毒作用，甘草次酸有肾上腺皮质素样作用，甘草流浸膏有缓解肠平滑肌痉挛的作用，甘草又有抗感染作用；皂角刺辛散温通，性较锐利，有消肿托毒的功效，与忍冬藤、生甘草同用，可消肿毒；莪术性温味苦辛，入肝、脾经，功能破血祛瘀，消积止痛，又有健脾和胃的作用。诸药合用，配伍得当，可奏清热通经，活血化瘀，消积止痛之功。外用灌肠，配合中药内服，内外并治，整体与局部治疗相结合，可增强疗效。本方使用方法为：将上述药物煎取100毫升，加温入睡前灌肠，侧卧半小时以后就进入正常睡眠姿势，一直保留到第2天清晨，能增加效果。每次月经干净后3天起开始灌肠，每月10次，3个月为1个疗程。一般适用于气滞血瘀型的子宫内膜异位症、盆腔炎、输卵管积水、输卵管通而欠畅、盆腔粘连等引起的不孕症。

使用灌肠方法治疗不孕症，好处很多，一则内服外治均用中药，无副作用，方法简便，患者可自己掌握使用。再则子宫与直肠相邻，药力直接作用在少腹部位，通过渗透作用使经脉疏通，气血流畅，冲脉之气顺利下达。据上海岳阳医院临床统计，对继发不孕而有输卵管通而欠畅、输卵管积水、盆腔炎、盆腔粘连，对原发或继发不孕而有内在性或外在性子宫内膜异位在卵巢部位者，灌肠配合中药内服，均比单独使用中药内服效果好。

庞泮池：调理阴阳治更年期综合证

上海名医庞泮池教授认为本病病根在肾，重点为肾阴肾阳失调，脏腑之间不能平衡，故治应当调理阴阳、平衡脏腑。

肾阴不足者，常因阴血亏损，水不涵木，出现肝阳上亢，以及阳虚生内热，热迫冲任，故患者易见头晕头痛，血压偏高，经事提前，色鲜量多，或淋漓不净，脉象细数，苔少质红。此型患者庞氏认为当滋养肾阴，清热平肝，并常用知柏地黄汤加平肝清心药，如白蒺藜、珍珠母、白芍、莲子心等；如肝火太旺，头痛目痛，脉弦数者，可加龙胆草、炒山栀、生地黄等；待病情稳定用蒺藜钩藤汤（经验方）：白蒺藜、珍珠母、生地黄、熟地黄、山萸肉、何首乌、菟丝子、女贞子、旱莲草、牡丹皮、茯苓、钩藤等平肝补肾，以善其后。

肾阳不足者，命门之火不能守持丹田，以致虚阳上越，出现上盛下虚，脾肾两亏，阴阳失调之象。患者月经数月一行或提前，量多如冲，平时腰酸带下，小便频数，下肢不温，面部轰热，心神不安，面浮肢肿，血压不稳定，脉细小，舌质胖，或有齿痕。庞氏常用二仙汤加益智仁、淮山药、紫石英、菟丝子、补骨脂等。脉沉细，阳虚甚者加附块、肉桂温补肾阳，引火归元；月经量多时，肉桂改为炮姜以固经。

有的患者，情绪波动，常无故悲伤哭泣，或多疑善感，主要因阴阳失调后，引起脏腑之间不平衡，肝气偏急，可用《金匮要略》甘麦大枣汤，以养心气，缓肝急。如另有肾阴虚或肾阳虚者，可以此方加入上述二类型的方药中，效果颇佳；再如咽中如有痰阻，吐之不出咽之不下的梅核气症，苔白腻者，可加《金匮要略》半夏厚朴汤；苔薄者，可加绿萼梅、郁金、陈皮等理气化痰药。

临床亦常见肾阴肾阳俱不足者，如有一患者，轰热肢冷，面红如醉，口渴肤热，头晕头痛，面部虚浮，脉细，舌苔薄白质红胖，庞氏以仙灵脾、肉苁蓉、锁阳、菟丝子温肾，当归、生地黄、熟地黄养肾阴，知母、黄柏清相火，茯苓、泽泻利水，白蒺藜、珍珠母平肝，香附理肝气，服药21剂，而诸恙渐平。

也有一些更年期患者，常颜面及四肢肿胀，按之无凹陷，自觉肌肤不舒，月经一过，即浮肿减退而舒畅。主要是由于肝脾不和，气滞湿亦滞。重点疏肝理气，主张常服逍遥丸。

朱南荪：五型分治疗不孕

女子不孕分虚实。虚证有肝肾阴虚、脾肾阳虚之分，治疗以调补肝肾、填补精血为要；实证有湿热内壅、肝郁气滞、瘀血内阻之别，治疗以清利湿热、理气通滞、化瘀破积为法。

虚证不孕多为功能性疾病，朱氏认为肾气精血是受孕的重要物质基础，是月经如期而下的必要条件，只有肾气旺盛，精血充沛，冲任通盛，月经如期，两精相搏才能成孕。故治疗虚证不孕当首重调经，分二个阶段进行；第一阶段以调经为主，服药多从月经净后开始，经1～2个周期，待月经正常后则进入第二阶段；第二阶段以补肾填精助孕为法，服药多从月经后第11天开始，用药5～7剂。肝肾阴虚型患者临床症状多见月经失调或闭经，基础体温单相或高水平爬行双相，腰酸咽干，脉弦细，尺细弱，舌暗红少苔。治宜滋补肝肾、养血调经，方选傅氏清肝汤加减，药用生地黄、熟地黄、赤芍、白芍、川芎、当归、玄参、沙参、麦冬、山萸肉、丹参、怀山药、肉苁蓉、柏子仁、巴戟天。月经正常后第二阶段则以补肾助阳为法。药用熟地黄、枸杞子、菟丝子、覆盆子、怀山药、山萸肉、桑椹子、黄精、石楠叶、巴戟天、仙灵脾、紫石英等。其中归、地、药、芎养血调血；熟地黄、白芍又为肝肾阴虚必选之品，熟地黄入肝肾经，养血滋阴，补肝益肾；白芍养血敛阴，柔肝调经。二药相配，静守纯养，平补肝肾；怀山药益气养阴，补肾固涩，山萸肉益肝补肾，收敛涩精，二药相配，有不热不燥，能补能涩的特点；菟丝子既补肾阳，又补肾阴，且可补肝健脾，枸杞子功能滋补肝肾，二者相配不温不燥，平补阴阳，补而不腻；

肉苁蓉、巴戟天为虚证不孕要药，肉苁蓉补肾阳，益精血，巴戟天补肾助阳，二药若与补气助孕药同用，功能补精益气，温化助孕，若与滋阴药同用，意在使阴精充足的基础上，从阴化阳；覆盆子、紫石英常用于虚证不孕，为阳中有阴，功能补肾而益精血。脾肾阳虚型患者临床症状多见月经初潮迟，先后无定期或闭经，性欲淡漠，基础体温单相或低水平爬行双相，畏寒便溏，脉沉细，尺重按绝，舌淡白胖，苔薄者有齿印。

治宜健脾和胃、养血调经，方用香砂六君子丸合四物汤。便溏甚加补骨脂、怀山药，或肉豆蔻、诃子。月经正常后第二阶段宜在调经基础上温养冲任，填精益髓。方用圣愈汤加菟丝子、覆盆子、紫河车、巴戟天、鹿角、肉苁蓉等。对性功能不良者，排卵期应予健脾益肾助孕之品，药用党参、黄芪、当归、熟地黄、鹿角片、仙灵脾、仙茅、巴戟天、石楠叶、蛇床子、四制香附丸。其中紫河车、鹿角片均为血肉有情之品，功能补肾阳，益精血；仙茅、仙灵脾为补益脾肾阳气，促进排卵首选之品；石楠叶、蛇床子功能温壮肾阳而促排卵，为脾肾阳虚型要药，尤对性欲淡漠者，食之可增加性欲，但因其性味辛热，一般不宜久服，多用药5~7天即可；党参、黄芪补中益气、养血升阳，对基础体温爬行上升，黄体功能不良者，多与助阳药配合使用。

实证不孕分为邪伤冲任、湿热内壅、胞脉阻塞、肝郁气滞、痰积瘀阻五型。邪伤冲任、湿热内壅型与现代医学之慢性盆腔炎相似，治宜清热理湿、疏肝调经，药用蒲公英、红藤、败酱草、生地黄、牡丹皮、地丁草、柴胡、延胡索、郁金、刘寄奴、知母、黄柏。经前乳胀加川楝子、制香附，月经量少加赤芍、丹参、当归，尿路感染加碧玉散、海金沙、车前子。行经后第11~18天于上方中加入路路通、娑罗子、广地龙、王不留行。其中蒲公英、红藤为治疗急慢性盆腔炎、输卵管阻塞症之要药，配以败酱草、地丁草功能苦寒清热，解毒散结，利湿消肿；柴胡、延胡索、郁金功可疏肝理气，活血止痛；生地黄、牡丹皮清热凉血；知母、黄柏能清热燥湿，滋肾泻火。胞脉阻塞、肝郁气滞型与现代医学之输卵管阻塞症相似。

临床症状多见婚久不孕，性欲淡漠，经前乳胀，形肥腹痛，脉弦细或沉细，舌黯苔腻，妇科检查附件明显增厚，子宫输卵管造影不通畅。中医药治疗多用于输卵管不完全阻塞或假性阻塞者，而对双侧输卵管完全性阻塞者治之较难。治宜清热理气舒络，药用丹参、牡丹皮、赤芍、制香附、柴胡、川楝子、王不留行、娑罗子、路路通、广地龙、石菖蒲。气滞明显加三棱、莪术；便结加月季花、全瓜蒌。病程长，炎症已除，络道不通者，治宜温经通络，药用柴胡、川楝子、制香附、王不留行、娑罗子、路路通、广地龙、石菖蒲、小茴香、沉香粉。均于月经中期服药7～10剂。其中丹参、牡丹皮、赤芍可凉血活血；柴胡、制香附功能疏肝解郁，理气调经；川楝子、路路通、娑罗子、王不留行为治疗输卵管阻塞症常用之品。

瘕积瘀阻型与现代医学之子宫内膜异位症、卵巢囊肿相似。气血失和，血行不畅，则可致瘀，瘀积日久，其临床症状多见痛经进行性加剧，月经不调，肛门坠胀，脉弦细，舌黯紫，妇科检查后穹窿结节或卵巢肿块。治宜化瘀破积，调理冲任，方选少腹逐瘀汤加减，药用丹参、赤芍、柴胡、延胡索、蒲黄、三棱、莪术、石见穿、刘寄奴、乳香、没药、牡丹皮、川楝子、地龙、血竭粉，可连续用药2～3日。对经量过多者，于经期去三棱、莪术，加参三七粉，蒲黄炒炭用，或加仙鹤草、益母草。其中丹参、赤芍、牡丹皮、蒲黄功能活血、凉血、散瘀；柴胡、延胡索、川楝子可埋气、活血、止痛；三棱、莪术相配为子宫内膜异位症常用之品，功能破血逐瘀，行气止痛。石见穿、刘寄奴有破血散瘀、通络止痛之功，可用于子宫内膜异位症、卵巢囊肿兼有热证者；乳香、没药为子宫内膜异位症痛经之首选用药，功能活血散瘀止痛。朱氏认为此类患者经治愈受孕后，为防其坠胎、滑胎，应以补肾安胎为要。

赵松泉：排卵汤治女子不孕症

赵氏在临床上治疗由于气滞血虚伤及经络，导致冲任功能失调，而致月经后错、发稀、量少或闭经不孕患者，临床病理或化验证实为无排卵卵巢功能不良者，都采用排卵汤疏肝理脾、疏通经脉，以建立规则的月经周期，同时补肾益精，使肾的精气充盛，温煦生化卵细胞。从临床用药分析，赵氏所用的活血化瘀药物，多为赤芍、泽兰、益母草、苏木、刘寄奴等。其关键在于调整肾之阴阳平衡，以女贞子、覆盆子、枸杞子、菟丝子等药调理阴阳。服药后，月经周期正常，基础体温出现双相，故命名此方为排卵汤。

组成：柴胡6克，白芍10克，赤芍10克，泽兰19克，益母草10克，鸡血藤10克，怀牛膝10克，刘寄奴10克，苏木10克，生蒲黄10克，女贞子10克，覆盆子10

克，菟丝子10克，枸杞子10克。

随症加减：阴虚有热毒，加青蒿10克，地骨皮10克，生地黄12克，玄参10克，知母6克；心烦起急，乳胀胸闷者，加青皮10克，橘叶6克，王不留行10克，香附10克，木香10克；闭经日久者，加当归10克，桃仁6克，红花10克，茜草10克，三棱10克，莪术10克；性欲减退者，加仙茅10克，仙灵脾10克，肉苁蓉10克，山萸肉10克，菟丝子10克，鹿角霜10克；痛经腹胀者，加川楝子6克，延胡索6克，香附10克，广木香6克；纳差浮肿者，加山药15克，茯苓12克，焦三仙各10克，草蔻6克，白术6克；肥胖者，加茯苓12克，半夏10克，陈皮16克；眠差者，加制首乌12克，炒枣仁10克，远志10克，茯苓12克；腹寒肢冷者，加桂枝10克（或肉桂3克），橘核10克，荔枝核10克，吴茱萸6克；湿热下注者，加炒知母6克，黄柏6克，败酱草12克，草河车10克，鸡冠花10克，椿根皮10克。

服药方法：采用周期服药法，以建立正常月经周期或不干扰正常月经周期，每月6～9剂药，分2次服完。月经初期服药：月经第1天开始连服3～4剂。月经中期服药：月经第13天开始连服3～4剂。如果患者月经后错、稀发或闭经，则采用服药3剂，停药7天，再服3剂，以后停药7天再服。同时配合测基础体温；如果基础体温超过36.6℃，连续3天就停药，等月经来潮后，再按第1种方法服药；如果月经不来，仍按基础体温的测定服药。如果基础体温连续上升15～20天，有可能是怀孕，即来门诊化验，如为妊娠则服保胎药，以预防流产。

姜春华：二仙汤合四物汤治更年期综合证

姜氏认为肾水不足，冲任失调，故月经不行；肾虚则不能涵养肝木，以致肝阴不足，则肝阳上亢而头晕、性躁、易怒，同时肝阳上扰，以致失眠、健忘。本病根本原因在于冲任与肾水影响于肝、心，标症见头晕目眩，情绪激动，一系列心肝两系统症状，医者若见症治症，可以收即时疗效，但基本在肾与冲任二脉，又因其与经血有关，应用二仙汤合四物汤加味，标本兼治。

姜氏用方为：仙茅9克，仙灵脾9克，黄柏9克，知母9克，当归9克，生地黄30克，五味子9克，酸枣仁15克，珍珠母30克，灵芝草15克，白芍9克，川芎9克。在上述基本方的基础上可以随症加减，着重突出对症用药。具体方法为：失眠偏剧，可重用酸枣仁，加夜交藤15克，合欢皮15克，川黄连3克，或加柏子养心丸每晚服9克；阴虚明显，有口干，大便秘结，加石斛9克，麦冬9克，芦根15克，望江南30克，生首乌9克；气虚明显，乏力懒动加党参9克，黄芪9克，黄精9克，玉竹9克；性躁易怒，加山栀9克，龙胆草3克，牡丹皮9克；腰痛加杜仲9克，川断9克，狗脊9克；眩晕加熟地黄15克，菊花9克，天麻6克；上火加旱莲草15克，女贞子15克，决明子9克，夏枯草9克。一般情况下可以原方服用，不需加减。

屠揆先：更年期综合证治分四型

屠氏主张治疗时除针对脉症进行施治外，还必须摸清病因，从心理上加以疏导与安抚，才能收到满意的疗效。常用四法。

1. 养心安神法　适用于性情急躁，加之工作繁忙，劳伤心阴，以致心火偏亢，失眠，多梦，心烦，心悸，神志失常或烦躁不安，口干，掌心热，脉数，舌红者，宜采用甘麦大枣汤（甘草、小麦、大枣）、百合地黄汤（川百合、生地黄）以治之。

2. 补脾养营法　适用于平时多思善虑，思虑伤脾，久而脾虚营亏，全身乏力，面色萎黄，心悸气短，食欲缺乏，舌微有苔，脉细数或弱者，用归脾汤（党参、黄芪、白术、茯苓、当归、酸枣仁、甘草、远志、龙眼肉、木香）加减。如用上方疗效不著，可加用人参，每日2克，置口中含服。如食后胃中不适，可加重木香、白术之用量，减少黄芪与甘草。

3. 滋阴平肝法　适用于性急易怒，肝阴内耗，肝阳偏亢，症见头晕，目眩，耳鸣，腰背酸痛，火升面红，视物模糊，舌红，脉弦数者。屠氏常用自制方滋肾平肝汤（桑椹子、构杞子、明天麻、地骨皮、牡丹皮、玄参、蝉蜕、制首乌）；如虚阳上浮，面红，两足冷，腰背有寒感者，加补骨脂，怀牛膝；如血压偏高，需加重牡丹皮、地骨皮之用量。

4. 理气解郁法　适用于因工作不顺利，情绪抑郁，胸闷，肿胀，胁痛，嗳气，食后胃部不适，四肢发麻，舌苔腻，脉弦者。屠氏用自制解郁汤（川芎、制香附、黑山栀、制苍术、甘松、夏枯草）。此方系越鞠丸方加减而成，屠氏经验认为本方疏肝解郁之功胜于越鞠丸。对于有严重失眠，药物不能控制的患者，可用琥珀2克，莲子心2克，共研细粉，夜间睡前服，用葡萄酒送下，服后即上床安卧，可收良效。

裴笑梅：二齿安神汤治更年期综合证

裴笑梅主任医师临证多年，悉心研讨，对本病的治疗颇为娴熟，并自拟"二齿安神汤"，左右逢源，疗效颇佳，治愈颇多。

方药组成：紫贝齿15克，青龙齿15克，灵磁石30克，辰砂、琥珀末各1.2克，紫丹参15克，九节菖蒲24克，姜半夏6克。方中紫贝齿、青龙齿入心肝二经，镇惊安神，辅灵磁石咸能润下，重可镇潜，性禀冲和，且无猛悍之嫌，更能补肾益精，潜阳纳气；琥珀、辰砂镇惊安神；石菖蒲开心窍，舒心气；半夏降痰浊。全方共奏镇惊安神，涤痰开窍之功。

病例　甄某，女，50岁，干部。主诉：每经前7～10天即感头痛，眩晕，心烦急躁，寐少惊惕，面时烘热。伴有自汗，晨起痰多，经期正常，量少色黯，病已延2年余。近月来头痛剧增，心悸，病热趋向加重，测血压150/84mmHg（20/11.3kPa），脉弦滑，舌红绛。西医诊断为"更年期综合征"，中医辨证为"阴虚火旺"。方用二齿安神汤合甘麦大枣汤加何首乌、生牡蛎，服药7剂后，此次月经色量正常，头痛显减，烦躁亦瘥，夜寐安然，病递趋安，前方得法，再守原意，续服10剂，以资巩固。

王大增：清心平肝汤治疗更年期综合证

王氏临床运用清心平肝法治疗本病，取得了显著疗效。心属火，肝属木，火木之性皆易升发，若心火内灼，肝火上炎，神明被扰，则见心烦易怒，失眠心悸等症，汗为心液，热迫汗出，则见轰热，且以上半身为主。可见本病的病因病理是心肝火旺，故治疗应以清心平肝为主，方用清心平肝汤：黄连3克，麦冬9克，白芍9克，白薇9克，丹参9克，龙骨15克，酸枣仁9克。一般认为更年期综合征是由肾气渐衰，天癸渐竭，冲任失养，阴阳二气不平衡，脏腑气血不协调所致。治疗多以温肾扶阳或滋补肾阴为法。王氏认为本病肾虚虽然是本，但这是生理现象，自然规律不可逆转，只能推迟；心肝火旺虽然是标，但为病理现象，可以治疗。因此，本病不从肾治而以心肝为重，意在调整机体阴阳，使其在新的基础上达到平衡。

病例 张某，女，57岁。绝经9年，病起8年。轰热汗出每日10余次，以上半身为主，伴有心烦易怒、急躁、口苦、口干、心悸，舌淡脉弦。曾在外院服中药2个月无效，于1987年9月来我院专科门诊，治以清心平肝法。处方：黄连3克，麦冬9克，白芍9克，白薇9克，牡丹皮9克，山栀9克，生甘草9克。服药7剂，心烦好转，轰热汗出由每日10余次减少到5次。原方续进14剂，轰热汗出白天已除，夜里尚有3～4次，再以原方更进7剂，轰热汗出偶见于晨间，余症悉除。

祝谌予：产后身痛治疗三法

祝老认为产后身痛是以肝肾亏损、气血两虚、营卫失调为本的病证，风邪外侵是病之标。临床上大致可分为三个类型，治疗以补为主，随证施治，取得明显效果。

1. 气血两虚，风寒入络型　此型临床较为多见，其症见全身多个关节疼痛，遇风寒加重，乏力，自汗，时头晕，大便干，眠差，舌质淡，脉沉细等，治以补气血，健脾胃，和营卫及散风活络为法，药选归芪健中汤合四藤一仙汤（钩藤、海风藤、络石藤、鸡血藤、威灵仙）加减治疗。

2. 肝肾亏损，气血两虚型　症见腰膝及四肢关节疼痛，腰脊乏力，足跟痛，头目昏花，面色苍白，舌质淡，脉弱等，治以益肝肾，补气血，祛风湿，除痹痛为法，用独活寄生汤加减治疗。

3.肾虚型　此型多病程缠绵，以腰痛、乏力为主，兼见怕冷，眠差，记忆力减退，四肢关节疼痛等，治以滋补肾阴为法，用六味地黄丸（或金匮肾气丸）配合祛风湿药加减治疗。

邓铁涛：枳实芍药散治产后腹痛

邓氏亲眼见过一个产后腹痛患者，非常剧烈，必须注射吗啡才能短时间止痛，邓氏的父亲，用《金匮要略》枳实芍药散原方，几服即愈，其效如神。

于鹄忱：药物外敷治疗产后交骨痛

产后交骨痛是指妇女生产后，耻骨或尾骶骨处疼痛，甚至影响到髋骨及下肢。对该病大多采用活血祛风、通络止痛或抗风湿药物进行治疗，但取效甚微。于老认为，产后交骨痛是由于妇女在分娩时交骨开启太过，筋脉松弛、损伤，血行不畅所致。因此，采用温通经脉，活血化瘀的丹参、桃仁、红花、白芍、桂枝、乳香、没药、干姜、苏木、延胡索等局部外用，并用醋酒各半将药物调湿，因醋可活血散瘀止痛，收缩松弛之筋骨；酒能温经活络，使药效直达病所，于老用上述方法治疗产后交骨痛均获得满意的疗效。

病例　王某，女，25岁。1个月前在本院产科足月顺产一男婴，住院3天。自产后两髋骨及耻骨联合处疼痛，行走时连及双下肢屈伸牵掣痛，下肢伸直平卧可缓解。经中西医以抗风湿、活血祛风、活络止痛药治疗近1个月，两髋骨痛除，耻骨联合处痛不减，行走艰难，生活不能自理。查：耻骨联合处无红肿而拒按，屈伸下肢剧痛，其他无不适。舌淡红、苔薄白，脉弦细。乃筋骨受伤，血行不畅之证。处方：丹参50克，桃仁20克，红花20克，白芍30克，桂枝20克，乳香15克，没药15克，干姜12克，苏木20克，五灵脂20克，延胡索30克，共为粗末，分4次醋酒各半拌湿，炒热布包外敷患处，凉后再换。用1次后疼痛明显减轻，用3次后疼痛消失，活动自如。

李鼎铭：治先兆流产三原则

李氏治先兆流产用药方面有三条原则。

1. 除针对不同病因采取不同措施外，治疗的关键是清热养阴，健脾益肾。

2. 采取标本兼治原则，因为先兆流产如能及时治疗，一般疗效是较满意的。但因本病之病情较急，所以止血、缓急、止痛和补脾益肾、养阴清热药物同时应用，收效明显。

3. 过去有些医家对胎前用药总结有"三宜"，即清热、养阴及理脾疏气，再根据不同情况佐以其他药物，合理配伍是很重要的。黄芩是保胎中药首选的一味药，它具有清胎热、平肝阳而保胎的作用，朱丹溪曾誉为"安胎圣药"。

临床上曾遇到有些患者自服保胎丸或胎前偏方保胎，结果事与愿违，阴道出血不止，腰腹痛不除而来院诊治，经服用黄芩等养阴清热佐以舒气健脾、缓急止痛止血等药物，而起保胎作用；山药、白术、橘皮、扁豆等药理脾疏气，使脾得健运，脾健则气血易生；舒气使气机调达则气血和顺，所以理脾疏气也是安胎大法之一。尤其白术能健脾消痰，与黄芩同为安胎要药。脾虚用白术，血热用黄芩，脾不太虚用生山药代替白术。因为生山药其味甘平，既能健脾又能益肾，且较平妥，功如白术而无温燥之弊。除上述常用保胎药外，缓急止痛及止血药的应用也是必要的，因为出血持续增多或腹痛日趋剧烈，随时都可影响胎儿而流产。所以止血药、止痛药，及时应用是很重要的。根据急则治其标的原则，阿胶、苎麻根、地榆炭、侧柏炭、棕榈炭等止血药及白芍等缓急止痛药是必须用的。阿胶可滋肾养阴、止血安胎；苎麻根清前阴之热而止血，这2味药亦为止血安胎首选药。

侯锡五：善用大黄治滑胎

侯老从事妇科临床多年，对调治坠胎、小产、滑胎等证，治法独特。对于滑胎一证，常于保胎方中加入大黄，从而获得满意的疗效。在滑胎患者中，侯老认为属血热阴虚者居多。临床表现为：少腹疼痛下坠，阴道淋沥不断出血，量少色鲜，面赤，口渴咽干，喜冷饮，心烦热少寐，舌质红，苔薄黄少津，小便短赤，腹胀，大便燥结，精神萎靡，脉象滑数或虚弦。治以滋阴清热，凉血安胎为大法。选用泰山盘石散加大黄，随症加减。

方药：党参15克，黄芪25克，生地黄25克，玄参15克，当归10克，川芎10克，白芍15克，续断15克，白术10克，黄芩15克，甘草10克，阿胶15克，糯米1捻，大黄5～10克，为1日剂量，加水适量，慢水煎煮30分钟，去渣，得浓汁100毫升，1日2次分服。方中党参、黄芪大补元气；当归、川芎养血补血；白芍敛阴佐甘草以缓腹痛；黄芩善清大肠之火，佐白术为安胎之要药；续渐补肝肾而固冲任；生地黄配合玄参凉血滋阴增液，阿胶生血止血，滑润胃肠。大黄清热通便，除燥存阴，使胎不被热灼；糯米健脾润肠。诸药合用，功用安胎保产。

病例 孙某，女，28岁。1981年4月6日入院。既往曾3次流产，均发生于停经后2～3个月。末次月经为1981年2月21日，现停经48天，因腹痛伴阴道出血3天入院。妇检：阴道有少量出血，宫口未开，宫体鸭卵大、软，双附件正常，尿妊娠试验阳性，B型超声显像已见胎心反射。入院诊断：滑胎（习惯性流产）。结合四诊，患者腹痛、坠胀，阴道流血色红，心烦少眠，口渴咽干喜冷饮，小便短赤，大便秘结，舌红少津，脉滑数。证属血热阴伤，热损胎元。治以清热凉血安胎，用泰山磐石散增减。处方：黄芪25克，党参15克，生地黄25克，玄参15克，当归15克，白芍20克，续断15克，白术15克，黄芩15克，甘草10克，大黄8克。服药1剂，自觉腹中窜气，矢气频频，2剂后，腹痛止，阴道出血停，大便通利，腹胀完全消失，食增。于方中去大黄。不料，2天后腹胀下坠症状复发，又于方中加大黄5克，使上症缓解。后续服药6周，停药前1周开始大黄减量，停药后未再复发。后期妊娠经过良好，已于1981年11月25日分娩足月活婴，母婴均安。

郑长松：活血化瘀汤治堕胎下血

堕胎下血是指自然堕胎或人工堕胎后下血不止的病证。郑老自拟"活血化瘀汤"治疗该病，经数载的临床验证，疗效卓著。堕胎下血以有瘀者为多，但临证又有虚实之别。因此，运用上方时临证加减也是至关重要的。本方具有温经行气，养血活血，祛瘀生新的功效。适用于堕胎下血，时有血块，少腹作痛及瘀滞潴留等症。

方药：益母草30克，当归30克，赤、白芍各20克，川芎20克，炒桃仁15克，蒲黄（布包）10克，五灵脂（布包）10克，炮姜6克，木香6克，肉桂（后下）3克，生甘草3克，水煎服。上方乃由四物汤、生化汤、失笑散化裁而来。其中益母草、当归、赤芍、白芍、川芎、桃仁养血活血，祛瘀生新；蒲黄、五灵脂活血行瘀，散结止痛；炮姜温经化瘀，且可引药入营；木香行气，肉桂温经，甘草调和诸药。随症加减：下血块多，少腹痛甚者，若患者无宿疾，禀赋强壮，可酌加生大黄、牛膝、红花增强破瘀攻下，荡涤留滞的作用。脾胃虚弱，素禀不足者，加山药、白术、陈皮健脾益气，补虚扶羸。出血日久，阴虚发热者，可加生地黄、牡丹皮、地骨皮、黄芩育阴凉血，解肌清热。肾气素虚，腰腿作痛者，加桑寄生、熟地黄、杜仲、川断强筋骨，利关节，滋肝肾。

哈荔田：活血化瘀疗子痫

哈老积数十年临床经验，在治疗子痫时，采用活血化瘀之法取得了很好的疗效。子痫为妊娠晚期严重疾病之一，多以养血息风，滋阴潜阳为治疗大法，以《妇人大全良方》钩藤汤为基础方。对此，哈老有自己独到的见解，他认为子痫的发病机制主要是阴血不足，肝阳上亢，化火生风。肝风奔逆于上，阳气不能柔养筋脉，使筋脉拘挛，气血运行也因此而滞涩不畅。同时，阴血的亏损也必然使阴血运行无力，导致血脉滞涩，络中血瘀。因此，在子痫的发病过程中瘀血的因素是存在的。

对于子痫病的治疗，在辨证施治的基础上，针对患者的病情，选用适当的活血化瘀药物，以疏缓经脉，调畅血行，导血下流，调养冲任，达到"治风先治血，血行风自灭"的目的。同时，活血化瘀药物能佐助镇肝息风之品，起到补阴益血，滋养胎儿的作用。使用化瘀药物的目的在于舒筋活络、畅运血行，因此不可攻破以损胎元。在辨证时需有以下指征方可用此法进行施治：患者素性多郁，继往月经不畅，经期腹痛，下血夹块等，发病后出现唇青舌紫，舌有瘀斑瘀点，浮肿伴见赤缕红丝，以及腹痛，肢体疼痛，心悸烦热，口渴不欲饮。常用药物为：丹参、琥珀、赤芍、寄奴、乳香、没药、苏木、茜草等，一般多选一二味配伍应用（产后可酌加牛膝、蒲黄、五灵脂之类），并配以麻仁、郁李仁、黑芝麻、桑椹等滋阴润便类药物，则效果尤佳。如果瘀血诸证不明显，可酌用当归、泽兰之类养血和血。

病例 1952年中秋，天津王某之妻，24岁，妊娠已近7个月，肢体面目浮肿，头痛目眩，泛恶欲呕，一日突然出现神志昏迷，肢体抽搐，目吊口噤，全身痉挛，时作时止，四肢抽搐有力，面青唇紫，诊脉弦滑，舌质黯红，边有瘀斑，问之有烦热心悸，头痛睛痛等症。哈老对其夫曰："此子痫也，倘反复发作，则对母体胎儿恐有危害。"其夫坚请："但求保全大人，胎儿虽殒勿须顾及。"哈老遂书下方：熊胆0.6克，研末，冲入竹沥水15克，即服（无熊胆可以蛇胆或鸡胆代之）。并服汤方：当归12克，杭芍24克，刘寄奴12克，桃仁、红花、麦冬各9克，黑芝麻、钩藤各12克，紫贝齿15克，僵蚕、地龙、条黄芩、川黄连各9克。先服1剂，观其动静。第2天早晨其夫来告，服头煎后抽搐渐平，服2煎头痛亦减，哈老嘱其再服原方1剂。服后，患者脉缓，神清，抽搐、头痛未再发作，只是口干纳差，热势如前，遂拟育阴清热，养血活血，兼舒筋化湿之法，处方：秦当归12克，赤、白芍各9克，天仙藤12克，香附6克，南红花、宣木瓜各9克，茯苓皮15克，麦冬、肥玉竹各9克，女贞子、桑寄生各12克，黄芩、黄连各6克，白僵蚕9克，六神曲12克，连服2剂。数年后，哈老路遇王某携一小儿，言其妻二诊方后诸症悉退，搐未再发，足月顺产1男婴，即身边小儿也。

于载畿：黄蜈散治宫颈糜烂

于氏是山西医学院著名妇科专家，倡导中西医结合，20世纪50年代与中医合作运用张锡纯活络效灵丹治宫外孕，受到过卫生部的表彰。宫颈糜烂是妇科最常见的一种疾病，于教授使用黄蜈散治疗该病取得了满意疗效。黄蜈散药物分1号、2号、3号，黄蜈散1号方：黄柏64%，轻粉13%，蜈蚣7%，冰片3%，麝香0.7%，雄黄12.3%；黄蜈散2号方：1号方中去麝香；黄蜈散3号方：1号方中去轻粉；黄蜈散加减方：硼砂19.74%，硇砂6.58%，朱砂19.74%，炉甘石19.74%，冰片32.89%，麝香0.66%，珍珠粉0.65%。黄蜈散的制作方法是：将上述各药去杂质，黄柏、蜈蚣焙干，分别研成细末，过100目筛后，按上述处方规定的剂量混合备用，在研磨冰片时，为避免其粘于器皿上难于取下，应将冰片与其他药物一起研磨。研磨用的钵体，要用乙醇进行消毒，药物研好后密闭存藏。

药物适应范围及使用方法：黄蜈散1号方适用于异质细胞的宫颈糜烂患者；2号方对一般宫颈糜烂患者均适用；3号方适应于对轻粉过敏者；对少数颗粒和乳头较大者以及糜烂面与周围境界清晰者加用黄蜈散加减方。使用的具体方法是：用窥器撑开阴道暴露宫颈后，用干棉球拭净阴道及宫颈分泌物，在预先制成的专用棉球上（扁形，较宫颈稍大，中央贯穿长棉线，无菌干燥），撒药粉1克左右，而后用长柄镊子将撒药的棉球送入阴道，使药粉面紧贴于宫颈上，棉球的线头要留于阴道外，24小时后，患者可自行将棉球拉出。轻者1周上药1次，重者1周上药2~3次。对重度糜烂及乳头型和颗粒型患者，在治愈后应继续敷上药3~5次以巩固疗效。月经来潮及怀孕期间停止用药，治疗期间应尽可能地避免性生活。本药物使用的总有效率为98.9%，疗效较高，复发率低，副作用小，又无禁忌证，因此广大患者极乐于接受。

邵经明：针刺三穴治痛经

邵氏认为痛经有虚实之分，行经之前或行经期间小腹作痛者，多属实证，其中又有气滞、寒凝之分，治宜温经散寒，理气止痛；经期后始感腹痛绵绵者，多属虚证，治宜补肾养肝。

针灸方法治疗痛经多以关元、三阴交、太冲三穴为主。关元属任脉与足三阴经之交会穴，具有温补肾元，散寒调经之功。三阴交是足太阴脾经、足厥阴肝经、足少阴肾经之交会穴，具有健脾疏肝益肾之功。太冲属足厥阴肝经之输（原）穴，具有疏肝理气，活血通经之功。以上三穴是邵氏多年临床常用的有效穴，用治痛经均有止痛之效。其针刺手法是：关元直刺2寸左右，得气后，使针感向下传至外阴部。若为寒凝所致者，可手握针柄固定不移，用静功发气于指，以使针下产生热感。

三阴交沿内踝上三寸胫骨后缘刺1~1.5寸，可使针感向下传至足跟底部。太冲直刺0.5~1寸，针下有酸胀感为度。治疗时间多从经行前3~5天开始，每天治疗1次，一般需要治2~3个月经周期。若行经仍痛，可继续治疗，以痛止为度。临证配穴：若患者病程短，病情轻，仅偶尔发作，可单用主穴治疗，若患者病程长，痛势较剧，周期发作，则应根据病情择宜配穴。若见腹痛拒按之实证，配合谷、中极、地机，刺用泻法，寒象明显加灸。若见胸乳两胁胀痛可配内关、阳陵泉、气海，刺用泻法。若见经后腹痛绵绵，喜温喜按，伴见腰困酸痛者，多属虚证，可配肾俞、足三里，针用补法或针灸并用。

喻喜春：刺络放血疗痛经

三棱针刺络放血具有活血养血、通络止痛之功，喻氏临床用此法治疗痛经，无论虚实，皆有疗效。喻氏常选胃经、任脉、膀胱经、脾经、肝经穴位及阿是穴进行刺络放血。所用工具为粗、细三棱针，大、小火罐。针刺时间多在患者经前3~5天和月经后第10天开始，连续治疗5天，每月共2个疗程。对偶发或轻者，可治2～6个疗程，严重或慢性者，可治6～12个疗程。刺络方法有四，临证可任选一方。① 天枢、中极，用粗三棱针点刺后拔罐，各吸血5～15毫升。腹壁紧张有丰富脂肪者可用此法。瘦而松弛的腹壁难以吸住火罐，改用它处穴位。② 臀部痛性皮下结节或条索状反应物为阿是穴，或腰臀部有明显络脉者，用细三棱针刺后拔罐，共吸血10～20毫升。③ 三阴交处，痛经病人多在此处有硬节和压痛，可用细三棱针点刺，挤出血或用小火罐拔出血2～5毫升，往往可当即止痛。④ 大敦，先用手揉捏大趾后，再用细三棱针点刺，挤出血1～3毫升。若出血困难，可先用热水浸泡或用止血带将足背部缚紧使之充血后，再放血较宜。

病例　唐某，女，43岁，农民。1987年2月12日就诊。诉近7年来月经来时小腹疼痛，经后即减，用热水袋敷之稍减，月经色浅量少，腰腿酸软，妇科检查有附件炎症，局部有压痛，无包块，脉细沉，舌苔薄白。此为气血不充所致胞宫不荣而起，治宜调养气血，取双臀部硬结性反应物，用细三棱针点刺后共出血约10毫升，每天1次，共3次，疼痛消失，又在月经干净后第10天及下次月经来前2天开始，各治疗3次，共3个月时间，计6个疗程，观察6个月不再痛。

钟梅泉：梅花针治疗痛经

钟氏临床选用梅花针治疗痛经，疗效满意。现将其治疗部位、叩打方法、手法运用介绍如下。治疗部位：以腰、骶部，下腹部、带脉区、关元以及阳性物处为治疗痛经的主要部位。如兼见肝经证候加胸椎8～10两侧、期门、三阴交。兼见脾经证候加胸椎5～12两侧、中脘、足三里。经治后症状基本好转者，为巩固疗效可选取脊柱两侧，重点叩打腰、骶部，下腹部、带脉区。叩打方法：在穴位表皮0.5～1.5厘米直径范围内均匀叩打最少20下，一般40～50下。脊柱两侧由上而下各叩打3行，第1行距脊椎1厘米，第2行距脊椎2厘米，第3行距脊椎3～4厘米。下腹部由肚脐水平线向下至耻骨联合上缘皮区，自上而下叩打8～9行，横叩4～5行。手法运用：需根据患者体质虚实择宜选用。体虚之人开始用较轻刺激，然后改用中等刺激或较重刺激，一般以中等刺激为适宜，在月经来潮疼痛正作时，应采用重刺激手法。手法要求用腕力弹刺。隔日治疗1次，15次为1个疗程，休息半个月；随后根据病情继续治疗。使用梅花针治疗痛经需掌握治疗时机，一是在月经周期前1周开始治疗；二是在月经来潮疼痛时，采用较重手法叩打腰部、带脉区和小腿内侧，每天治疗1次，常可当即止痛。

刘柄权：针灸至阴穴治疗痛经

至阴穴在足小趾外侧趾甲角旁约0.1寸处，具有通经脉，理下焦，调整胞宫的作用。刘氏认为至阴穴是治疗妇女胞宫疾病有特效的腧穴，临床遇有痛经患者，多以针灸至阴穴之法治疗。刘氏运用本法的时间是月经前2天或痛经发作前2天。针刺深度是1～1.5分，每天针1～2次，每次留针30分钟，每5分钟行针1次，针治次数以月经来潮无痛为止。针治手法以捻转为主，提插要轻。寒者加艾条灸，出针时按其针孔。热实者不加灸，出针进摇大针孔，让其出血少许。

病例　谢某，女，24岁，未婚。1986年4月15日就诊。自诉：患痛经3年，经期前下腹疼痛，难以忍受，经色紫暗，夹有血块，经期尚准，伴有腰痛，小腹有冷感，恶寒，食少，舌质淡红，苔薄白，脉细弱。诊为寒邪凝滞经脉，不通则痛。针至阴穴（两侧），刺入1.5分深，留针30分钟，每5分钟行针1次，加艾条悬灸。针灸后15分钟疼痛缓解，30分钟出针，急按其孔穴，已无痛，次日复诊，疼痛已止，继用上法治疗，3诊时已来月经，并无痛。第2次月经周期再次治疗而愈，1年后随访，未再复发。

郭贞卿：宣郁通经汤治痛经

组成：酒炒白芍、酒洗当归、牡丹皮、栀子、柴胡、白芥子、香附、郁金、黄芩、甘草。这是傅青主的方子。主治经水未来时腹先痛，而且经中夹块。掌握住经量偏少，舌质红，苔白黄，口干苦，脉数，心烦，易怒这几种症状，有的虽有虚寒之象，但温法不效，可在月经期中服上方，平素服温补祛寒之剂，只要有肝经郁火证存在，皆可服之，效果可靠。

唐吉父：从肝论治经前期紧张症

经前期紧张症是伴随月经周期持续发作的一系列病证。多在月经来潮前1～

2周出现，其症可见心情不舒，善悲欲哭，思想不集中或集中在某一点上不能自释，或急躁易怒，头晕头痛，心悸失眠，胸胁乳房作胀或刺痛，甚或结节成块，不能触衣，面浮肢肿，大便溏泄等。唐氏在临床实践中，将本病分为兴奋型和抑制型两类。兴奋型多表现为患者平素性情急躁，遇事容易激动，多为阴虚肝旺的体质。月经来潮前，性情突然更加烦躁，不能自制地勃然大怒，甚至大发雷霆，哭笑无常，躁妄打骂，多持续发作至月经来潮后，心情方逐渐平静。少数严重的患者症状可持续延长与下次月经相衔接。个别患者可能有类似精神分裂症的症状出现。抑制型多表现为平素性情迟缓，遇事淡然处之，经前可见情志抑郁，少言寡语，嗳气频频，思想集中在某一点上无法自解，脘闷如窒，少腹作胀，甚可出现明显水肿，肢体倦怠，大便溏泄，暗自饮泣等症，经行之后，逐渐恢复正常。本病病机起源于肾，发展于肝，最后累及心脾。肾阴不足，肝气横逆，郁滞不行，久而化火，则致心肝二火相并，此时若未能及时控制病情，则可进一步发展，伤及心脾而成虚实夹杂之证或虚证。

唐氏临床将其分为阴虚肝旺、肝气横逆、肝气郁结、积郁化火、心肝火炽、痰蒙清窍、肝病及脾、水湿潴留等类型，治疗宜以调整肾、肝、心、脾四脏功能为要。肝为刚脏，主疏泄，喜条达而恶抑郁，若因情志不畅，致气机不行，肝失条达，疏泄失职，肝气横逆则可发为本病，临床症状多见经前情绪忧郁，思想纷纭，头晕目眩，夜寐不安，乳房作胀，经行少腹胀痛，月经先后不定期，脉细弦而数，舌苔薄质淡。唐氏疗此疾多以疏肝理气解郁为法，方选逍遥散加减。若见乳房胀痛为主者可加夏枯草、露蜂房；若情绪忧郁为主者可加用紫苏子、川郁金以理气解郁；若少腹胀痛为主者可加用川楝子、延胡索以行气止痛。

唐吉父："通""盛"结合疗闭经

唐氏认为治疗闭经的上策是"通""盛"相结合。虚证以补虚为主，辅以通经，可用十全大补汤、四营煎、人参养荣汤等方剂加减治疗。药物：党参、黄芪、当归、熟地黄、茜草、乌贼骨、川芎、香附。下焦虚寒者，加紫石英、附子、阳起石、干姜；大便不实者，加补骨脂、胡芦巴；少腹冷痛者，加淡吴茱萸、小茴香、艾叶；腹部胀痛者，加益母草、马鞭草。实证以痰湿阻滞胞宫者较为多见，应以化湿涤痰，祛瘀软坚为主，用导痰丸、启宫丸等方剂加减治疗。嗜睡者，加石菖蒲、郁金、远志；浮肿者，加牛膝、车前子；妇科检查卵巢增大者，加南星、礞石、皂角刺；肾阳虚者，加附片、肉桂；脾失健运者，加党参、白术、猪苓、茯苓、车前子。在治疗闭经时，还常常使用疏肝养心之法。

刘奉五：瓜石汤治疗闭经

刘老创立"瓜石汤"治疗阴虚胃热型继发性闭经，通经率达67.3%，用于临床，屡获良效。瓜石汤的适应证为：闭经、月经愆期、错后、恶心、善饥、咽痛口干、口舌生疮、头晕头痛、低热面赤、鼻衄倒经、急躁易怒、心胸烦闷、乳房胀痛、心悸气短、失眠多梦、腰部酸痛、性欲减退。瓜石汤方药组成：瓜蒌15克，石斛12克，玄参、麦冬、车前子各9克，生地黄、瞿麦、益母草、牛膝各12克，马尾连6克。方中瓜蒌甘寒润燥，宽胸利气；石斛甘淡微寒，益胃生津；马尾连清胃热，护津液，益母草活血化瘀，瞿麦、车前子、牛膝清热通经，引血下行。诸药合用，共奏养阴润燥、宽胸和胃、活血通经之效。若胃热者，可加黄芩、枇杷叶、大黄、生石膏；肝热者，加胆草、栀子、竹茹或芦荟、木通、桑叶、菊花；血热者，加旱莲草、藕节、白茅根；气滞者，加柴胡、川楝子、枳壳、木香；血瘀者，加泽兰、红花、川芎、赤芍、桃仁；阴虚者，加沙参、枸杞子、白芍。

袁鹤侪：开源固脾疗闭经

袁氏积50余年的临床经验，对闭经的治疗总结出了两项法则，用之临床，每多奏效。通经之要领，在于开源。闭经是由于月水不通所致，而通经的方法，不只是破气、破血，还应针对不同的致病原因进行温化、养正、行气、活血，使气血充和，升降得宜。通经之基础，在于固脾。脾胃为气血生化之源，气机升降之枢纽。闭经患者无论其病属虚属实，多伤及脾胃。因此，要固护脾胃，养其生化之源。此外，通经法之运用，在于变通。同是闭经，因其证各有不同，故临证论治要随证变通。如气郁血滞者，虽有血病，应先调气，气调则血行。其治在肝、脾，先调其气，次治其血，以无损脾胃为要。寒湿凝滞者，应行气化湿，待气通湿化，则经水自调。

病例 邵某，女，18岁。经水6个月未行，身倦无力，食欲缺乏，大便秘结，脉象左关弦数而大，右寸小数，右关脉濡弱。此为气滞血凝兼脾胃虚弱之闭经，以和肝化瘀健脾为大法。处方：当归10克，莪术4.5克，酒赤芍6克，延胡索10克，川贝母6克，藿香10克，云苓12克，枳实3克，炒白术12克，半夏曲10克，生姜3片。二诊：服药1剂，症情略见减轻，脉象左寸略弱，两关脉均见好转，前方化裁。处方：当归10克，远志10克，酒赤芍10克，云苓12克，浙贝母12克，炒白术10克，南红花10克，桃仁（研）4.5克，枳实3克，半夏曲10克，藿香6克。三诊：经水已通，诸症均已渐愈，唯力缺乏，小有劳则不支，以健脾益气兼和肝养血为治法，改为丸剂，缓缓图功。处方：当归18克，炒白术15克，川贝母12克，佩兰12克，川芎10克，延胡索10克，姜半夏12克，远志12克，陈皮12克，云苓12克，生白芍12克，枳实6克，炙甘草10克。上药共为细面，蜜丸，如绿豆大，每早、晚各服20丸。

王渭川：调经合剂治月经不调

1号方

主治：脾虚血瘀。

适应证：月经先期，月经后期，月经先后无定期，漏下色污有块，痛经。

处方：党参24克，白术9克，茯苓12克，当归9克，生地黄12克，赤芍9克，川芎6克，炒蒲黄9克，鸡血藤18克。

2号方

主治：肝脾气虚，冲任失固，形成剧崩。

适应证：崩漏量多色红，子宫下垂，膀胱壁膨出。

处方：党参60克，焦白术9克，炒升麻24克，仙鹤草60克，生黄芪60克，阿胶珠9克，夜交藤60克，桑寄生15克，菟丝子15克，血余炭9克，茯苓9克。

3号方

主治：气血凝结，冲任瘀阻。

适应证：原发性无月经，气血凝滞经闭，肝郁气滞经闭，肾气不足经闭。

处方：全当归9克，丹参9克，赤芍9克，细生地黄9克，川芎6克，炒蒲黄9克，桑寄生15克，菟丝子15克，炒川楝子9克，艾叶9克，鸡内金9克，三七粉

（冲服）3克。

王氏为川蜀的妇科名家，其制1号、2号、3号三方，验案颇多，而且国内有些厂家，已将其方制成成药，实践证明，疗效十分可靠。

刘奉五：疗闭经独重肝、脾、肾

刘氏一生专攻妇科，对治疗闭经颇有见解。其治闭经，分为8型。

1. **肝郁气滞型**　闭经3个月以上，胸胁胀满或胀痛，乳房胀痛，急躁，苔白，脉弦。证属肝郁气滞，血行受阻。治以疏肝解郁，理气行血。以得生丹为主方加减：柴胡、川芎、当归、益母草、白芍、香附。兼见血虚者加熟地黄；血瘀者加桃仁、红花、丹参；肝郁化热见有口苦、烦躁者加牡丹皮、栀子；气滞明显者加延胡索。

2. **肝热血滞型**　症见鼻衄，急躁易怒，口渴喜冷饮，目赤疼痛，头痛，燥热，自汗舌红，脉滑数。证属肝热上冲，血逆经闭。治以清肝泻火，降逆调经。方以当归龙荟丸加减：龙荟、龙胆草、牛膝、生地黄、益母草、泽兰。兼见胃热者加瓜蒌；兼见气滞者加枳壳；兼见肝热气逆者加枇杷叶；兼热迫血行鼻衄、牙龈出血者加白茅根；兼肝阳偏亢者加桑叶、菊花。

3. **脾虚血亏型**　症见头晕，心悸，气短，乏力，纳差，便溏，失眠，多梦，舌质淡，边齿痕，脉沉细。证属脾虚血亏，心气不足。治以健脾益气，养血调经。方归脾汤加减：生黄芪、党参、白术、茯苓、远志、当归、木香、龙眼肉。兼见腹泻者加山药、莲肉；兼心血虚者加首乌藤；兼胃寒者加吴茱萸、炮姜；兼胃气上逆加紫苏梗。

4. **阴虚胃燥型**　症见口干欲饮水或渴欲冷饮，心胸烦闷，烦躁易怒，五心烦热，唇干，口疮，牙龈肿痛，手足汗出，大便干，小便黄，舌红，脉细数。证属阴虚胃燥，冲逆经闭。治以滋阴清胃，降逆调冲。以经验方瓜石汤化裁：瓜蒌、石斛、生地黄、玄参、麦冬、黄芩、瞿麦、车前子、益母草、牛膝。兼见肾虚者加菟丝子；兼见肝热上逆，恶心呕吐者加旋覆花、代赭石；血热经行衄血者加生藕节、白茅根；兼胃热炽盛，消谷善饥者加马尾连；兼阴虚液亏，大便干结加大黄、玄明粉；兼湿盛带下者加萹蓄。

5. **血虚肾亏型**　症见神疲，毛发脱落，子宫萎缩，性欲减退，阴道分泌物减少，记忆力衰退，腰酸腿软，有时作人工周期或能行经，甚或不行经，有产后大出血史，或子宫发育不良史，舌淡，脉细缓或沉细。证属肾精亏损，精血不足。治以养血生精，补肾调经。以四二五合方（四物汤、五子衍宗丸合二仙汤中仙茅、仙灵脾组成）为主方加减：当归、川芎、熟地黄、车前子、白芍、覆盆子、枸杞子、五味子、菟丝子、仙茅、仙灵脾。肾阳虚明显者加肉苁蓉、巴戟天；肝寒气吐逆者加吴茱萸、肉桂；兼见瘀血者加桃仁、红花；兼脾气虚者加生黄芪、党参；兼阴津不足，阴道干涩者加阿胶珠、紫河车。

6.阴虚血亏型　症见低热，面颊潮红，五心烦热，失眠，盗汗乏力，舌红，脉细数。证属阴血不足，冲任失养。治以滋阴补血，荣养冲任。以四物、二至丸加味：当归、白芍、川芎、生地黄、麦冬、玄参、女贞子、旱莲草、牛膝。兼见阴精亏损所致阴道干涩，神疲、子宫小，可改用三胶四物汤（龟甲胶、鹿角胶、阿胶、四物汤合方）。

7.寒凝型　症见面色青白，形寒肢冷，少腹冷痛，带下量多，色白清稀，舌淡暗，脉沉缓。证属寒伤冲任，经血凝结。治以温经散寒，活血通经。以温经汤加减：当归、川芎、桃仁、红花、吴茱萸、小茴香、肉桂、牛膝。

8.血瘀型　经行量少色暗，腹部刺痛，拒按，舌暗，或有瘀斑，脉沉涩。证属血气凝滞，经脉受阻。治以活血化瘀，解凝通经。以桃红四物汤加减：当归、川芎、桃仁、红花、香附、泽兰、赤白芍、牛膝。兼见寒凝者加肉桂、炮姜；血瘀化热者加牡丹皮；瘀血腹痛甚者加五灵脂、蒲黄。

陈尚志：治带五法，尤重益气利湿

陈氏行医数十载，尤善妇科病的治疗，匠心独具，颇有特色。在治疗带下病时，拟定了健脾益气渗湿法、滋肾固任束带法、清热凉血滋阴法、疏肝泄热利湿法、清热利湿解毒法五法治疗带下诸症，疗效颇著。健脾益气渗湿，常用芡实、莲须、党参、白术、茯苓、淮山药、薏苡仁、车前子、椿根皮、白鸡冠花、金银花。寒湿加炮姜、厚朴、苍术；湿热见带下黄稠，缠绵多日，少腹胸胁胀痛，小便赤热，嗳气矢气，口苦咽干，舌苔黄腻，脉弦数者，药用柴胡、黄芩、焦山栀、黄柏、川萆薢、甘草梢、苦参、滑石、椿根皮、车前子、薏苡仁、泽泻。气滞加制香附、川郁金；脾虚加白术、茯苓、山药；火盛伤阴，舌见光红加生地黄、白芍、麦冬。清热利湿，常用龙胆草、蒲公英、地丁草、败酱草、土茯苓、马齿苋、金银花、连翘、黄柏、焦山栀、墓头回、制大黄、甘草梢。外阴瘙痒者，用蛇床子、地肤子、苦参、金银花、野菊花、黄柏、明矾煎洗局部。

病例　马某，女，28岁。1980年8月25日初诊。产后感染，经抗生素治疗症状缓而未解。带下黄白兼赤，其气臭秽，前阴坠痛，小便热赤不畅，大便秘结，少腹疼痛，腰臀酸痛，外阴灼热红肿，舌苔黄腻，脉濡滑数。证属冲任虚损，湿毒下注，法当祛邪为先。药用龙胆草、蒲公英、地丁草、败酱草、土茯苓、黄柏、焦山栀、墓头回、制大黄、知母、车前子、苦参、椿根皮、甘草梢。7剂后带下减少，气秽亦除，舌尖红绛，苔腻渐退，邪去阴伤，参入清滋。方用蒲公英、黄柏、甘草梢、生地黄、牡丹皮、全当归、炒白芍、怀牛膝、忍冬藤、川草薢。连服7剂，诸症明显好转，外阴红肿灼热亦退，唯食欲欠佳，再用原法，佐以健脾之品，又服10余剂而愈。

邓铁涛：单味血余炭治血崩

止血塞流，根据多年经验，血余炭当属首选。血余炭性平，药力温和，为人发煅炭而成，有止血、散瘀之功。且发为血之余，又为肾之荣，肾主藏精，生髓。故煅炭存性之血余炭又有补阴之效，十分适用于妇科失血证。本品既能止血，又不留瘀，既能活血，又可补阴，寓开源于塞流之中，治失血证之妙，非他药可比。故邓氏治妇科失血方中，每每伍入此药，能收到满意之疗效。治此血崩患者亦不例外，单味使用，冀其药力之至专。

市上出售之血余炭杂而不纯，若能用血气旺盛的青年人之头发制成，效力最好。每服1.5～3克，日服3次，每于月经来潮第2天开始服，连服3～5天，血来多则多服，血止停服。每次月经来时依法服用，并其停服一切补品、补药及其他药物。

刘惠民：陈墨研服治崩漏

山东近代名医刘惠民先生，用心奇巧，以大方、贵药，擅治老年性杂病闻名。关于墨入药的记载，最早见于《本草纲目》。其墨有乌金、陈玄、玄香、乌玉块等别名，以安徽歙县产最负盛名，京墨亦良，愈陈愈好，其性辛温、无毒，有止血化瘀之功效。主治止血生肌肤，疗金疮，治产后血晕、胞衣不下、崩中、卒下血等证。刘氏临证善用，如遇有妇女月经过多或产后血崩之危殆者，每以好墨一块，用炭烧红，放醋中一淬，加开水研匀，以炮姜9克，红糖少许为引，给病人灌下，血即可止。此为急救血崩之良药也。忆40年前，刘氏曾用此法治愈邻村一妇女，她血崩濒死，曾延某医诊治不效，当时家人已备棺木，刘氏应邀急往，诊后以上法急治之，血止得救，以后屡用屡效。

周鸣岐：通因通用，擅以活血以止崩

周氏认为，崩漏是由于情志不遂，导致肝气郁结，气滞则血瘀，日久化热化火，灼伤脉络，使血不循常道，离经外溢。离经之血，聚集凝结，遂成瘀血，发为崩漏。因此，治疗本病，周氏主张关键是"澄源"，亦即祛瘀生新，使血循"常经正规"而行，达到疏其气血，令其条达的目的。若不以活血化瘀去澄其源，旧血不去，新血不能重生，机体正常的生理功能则得不到恢复。根据病人不同病情，周氏分别给予不同的治则。

如对气虚、阳虚兼有血瘀者，采用扶正化瘀法治之，选用人参、党参、黄芪、白术、山药、当归、川芎、阿胶、益母草、延胡索、蒲黄、五灵脂等。对于七情所伤，气滞血瘀者，采用疏肝化瘀法，常用柴胡、青皮、橘叶、生麦芽、香附、郁金、牛膝、茜草等。对于火热灼伤脉络而致血离经外溢，煎熬成瘀血实证者，采用清热化瘀之法，选用生地黄、玄参、牡丹皮、女贞子、旱莲草、桑寄生、熟地黄、当归、茜草、蒲黄、五灵脂等。对于寒湿凝滞经脉，胞宫血瘀者，采用温经化瘀法，选用吴茱萸、当归、红花、香附、川断、川芎、乌药等。

病例 某女，25岁。一年来经行量多，此次行经20余日未净。经某医院诊断为："功能性子宫出血"，用大量止血药，一度经量减少，但仍淋漓不断。8天前经量又突然增多，连续用卫生纸10余包，色紫成块，少腹胀痛，腰酸头晕，五心烦热，精神疲惫，饮食不佳，脉虚滑而数，舌质淡红，面色少华。证属经崩，由于肝热有余，阴血不足，冲任不固，血瘀胞宫所致。治以养阴清热。处方：地榆炭20克，龟甲30克，黄柏10克，焦栀子10克，黄芩10克，白芍20克。

二诊：上方服3剂后，烦热已减，血量减少。但少腹仍痛且拒按，经来夹有紫黑色血块，乃血瘀经脉，不通则痛。以活血化瘀为其治疗大法，血腑逐瘀汤加减。处方：赤芍15克，桃仁10克，当归15克，红花10克，川芎10克，生地黄20克，柴胡10克，枳壳10克，延胡索10克，艾炭10克。三诊：服上方2剂后，经量增多，先下紫黑色血块，后来鲜红色经血，量虽减少，但仍未净；少腹胀痛悉除，腰痛头晕，动则心悸气短，寐而不宁，纳谷欠佳，尚有神疲乏力，脉沉细无力，舌淡苔薄。此乃心脾两虚之故。人参归脾汤服之。连服10余剂后，经血已净，食欲增进，睡眠良好，精力较前充沛而愈。6个月后随访，经期、经量均正常。

周慕新：辨崩须识虚湿火，治法需宗补利清

周氏从事妇科临床数十载，对辨治崩漏有着丰富的经验。常以清利湿热、清泄气火、补肾固冲之法治疗本病，临床取得了极好的疗效。

1.清利湿热　周氏认为，崩漏最常见的病机是湿热蕴结胞宫，湿热可由外界邪毒侵入，亦可由体内自生。湿热蕴蒸胞宫，灼伤血络，造成崩漏。治疗时，周老用清利湿热之法，选用清胞中之火，利下焦之湿的药物。如金银花、黄芩、地骨皮、青黛、蒲公英、侧柏叶、薄荷、滑石、茯苓、车前草、生甘草等，其中青黛用至3～5克入煎。热盛加白花蛇舌草、土茯苓；夹瘀，血块多，腹痛甚加赤芍、丹参、香附炭；腹胀便溏，食欲缺乏，倦怠乏力，加白术、山药、薏苡仁、陈皮；五心烦热，舌红，咽痛，脉细数，加玄参、天冬、桑寄生。

2.清泄气火　气火是妇科病常见的病因，气火冲激不已，肝失藏血职司，冲脉血海不宁则会导致崩漏的发生。病始多属实火，日久则多虚火，故周氏认为气火崩漏是本虚标实，气血同病。且气郁与阴伤常互为因果，所以，临床审证时一定要确切。气火崩漏常见的症状是：崩漏暴骤，血量较多，血色鲜红，头额胀痛，口干苦，舌红脉弦数。常伴见面红、烦躁、苔黄等。若兼见手足心热，目眩干涩，烘热时起，腰酸便结等症状，为火动伤阴之象。实热型气火崩漏与湿热崩漏的区别在于，前者血量多而势急，色红质不黏，无甚臭气；后者血量中等，漏多于崩，血稠气臭伴带浊。治疗时，采用凉肝清热之法，根据具体情况，酌选柔肝涵木和疏肝理气的药物。常用黄芩、牡丹皮、夏枯草、山栀、地榆、侧柏叶。脘腹胀痛不适，胸闷乳胀，嗳气，泛酸者，加青皮、川楝子、橘叶、左金丸、竹

茹；兼见虚火者，酌选生地黄、玄参、二至丸、白芍、知母、川黄柏；头晕目涩，耳鸣者，加石决明、钩藤、白蒺藜。

3.补肾固冲　肾虚崩漏多为久崩久漏，主要是由于原发者延时失治，继发者几经反复。因此，肾虚崩漏的病机特点为虚而失衡，是虚证中难治的证型。故周氏常言："肾虚崩漏，须知常达变，细加推敲。"属阴虚者，周氏治疗时用六味地黄丸加龟甲、阿胶、玄参等滋涵潜摄。阳虚者，用右归丸加补骨脂、巴戟肉、党参等温下扶中。肾虚崩漏常见两种变证：① 肾虚脾弱，肝阳上扰型，可见头晕，少寐，梦多，面足浮胀，自汗或盗汗，形寒畏冷或时作寒热，漏下血色不鲜，舌质淡红，苔白，或舌尖口唇殷红。治疗重在补肾、敛肝、扶脾、调冲。常选用生地黄、阿胶、制附片、龙骨齿、乌贼骨、荆芥穗、黄芪、党参、茯苓、天麻、钩藤、知母。② 肾虚肝旺，浊热阻中型，可见崩漏淋漓，头昏心烦，口苦痰多，腰酸膝软，中脘痞闷，目暗干涩，崩下红白，漏色淡紫。治疗重在益肾、运脾、降浊、平肝。常选用制附片、桑寄生、川黄连、姜半夏、潼刺蒺藜、陈皮、茯苓、天麻、钩藤、蒲黄、荆芥穗、竹茹等。

朱南荪：处方精专善于通变

朱氏临诊，胸有定见，其组方严谨，处方多在5味左右，不超过12味，尤善用药对，自成特色，较之父辈又有发展。朱南山先生早年创制出著名的治严重血崩证验方——"将军斩关汤"，朱小南先生沿用并推广之，认为该方具"补气血而驱余邪，祛瘀而不伤正"之功。传之朱教授加以演变，以"失笑散"为君，选择"将军斩关汤"中数味主药，更新为一首具有祛瘀生新，止血作用的效方，用以治疗重症崩漏，屡用屡验。

朱氏同样以"失笑散"为君，配古方"通幽煎""血竭散"中诸药化裁成一首治疗血瘀型重症痛经的验方——加味没竭汤（即化膜汤），因其独特疗效被纳入国家级科研项目，并顺利通过科研成果鉴定。朱教授处方讲究配伍，或相须相使，或相反、相逆，药味不多，主次分明，取方或用原方，或用其意，药量适中，依病情而定。如病体极虚，过补壅中，药量宜轻，常用6～9克，缓缓进取，渐收功效。主张选方择药应注意不用气味难闻、难以入口之品，并告诫学生要全面掌握药性，如苎麻根有养阴清热止血安胎之效，又有润肠通便之力，尤宜于阴虚血热胎漏伴便结不畅之先兆流产者，脾虚胎漏用之无益。再如莪术，兼有开胃之效，癥瘕痞结纳呆者多用；紫草清热凉血止血，兼有很强的拮抗雌激素作用，可用于更年期子宫肌瘤、妇科癌症术后之症。

朱南荪：诊治妇疾适时为贵

朱氏强调妇科有别其他科，临证施治尤重适时。"时"，除指通常的四季寒暑变迁外，还需注意妇女经、孕、产、乳四期变化。妇女有少年、青年、壮年（生育期）、更年期、绝经期等年龄阶段的区别，有月经的周期和经期、婚前和婚后、产前和产后的区别，期间妇女的生理病理变化及常见病证的不同，这就决定了诊断、治疗妇科疾病尤需重视用药的阶段性（时间性），才能事半功倍。例如痛经的治疗需掌握给药的时间性。气郁型，宜行经前几天有乳胀、胸闷、小腹作胀时服药，疏肝调冲则经水畅行；血瘀痛经，行经初期，经水涩滞，腹痛夹瘀时，宜活血调经，瘀散经畅，腹痛可消。虚性痛经，宜平时调补，体质渐壮，行经期间不一定服药，痛经也会渐渐减轻。痛经又有婚前、婚后之别，婚前痛经较为单纯，大多属先天肝肾不足，气血虚弱，或寒凝血瘀之类；婚后痛经常夹房事不洁之湿热瘀滞证，治当有别。

如治子宫肌瘤属有形之癥积，强调软坚要针对不同年龄阶段、月经周期变化以及正邪盛衰之时辨治。壮年体盛，胞宫瘀阻成癥，气血尚盛，肾气未衰，宜攻积为主；时值更年，肾气已衰，复生癥积，正虚邪盛，又宜攻补兼施，促其经绝瘤缩。伴月经先期过多者，经前宜平肝清热，凉血摄冲，以防经血妄行；经间宜平肝软坚，力在消瘤；经净后阴血耗伤，又需养阴血，补肝肾，消癥积，兼而治之。又如治疗不孕症，重视妇女月经周期变化，因月经不调而致不孕者，则先调月经，月经期准，则生育机会增多。经准又宜注意排卵变化，时值月中应适时促卵助孕，或温肾助阳，或滋补肝肾，或补气通络，并嘱病人择时房事，以求胎孕。

沈仲理：关于卵巢巧克力囊肿之我见

卵巢囊肿在何种情况下适宜服用中药治疗，何种情况下必须手术治疗，则应根据B型超声波检查提示，以及宫腔镜的探查来作出决定。囊肿大小当在6厘米以上而较大者为手术指征。沈氏从临床观察，认为服药已无法减轻或消除者，未婚和已婚而未生育者可考虑剥离手术，已婚而囊肿较大者，或服药2个月无效者，均以进行手术切除治疗为宜。

门成福："攻补寒热同用法"是治妇科的大法

门氏承继家传经验，又在妇科临证、教学30余年，根据《内经》"间者并行"和"寒热温凉，反从其病"的说法，结合多年辨证与辨病互参的经验，体会到"攻补寒热同用法"是治疗妇科疾病的大法。此法渊源于《内经》，始用于仲景。如大黄甘遂汤（大黄、甘遂、阿胶）治产后妇人水血互结血室；温经汤（当归、川芎、芍药、桂枝、吴茱萸、生姜、牡丹皮、阿胶、麦冬、人参、半夏、甘草）疗"妇人少腹寒，久不受胎；兼取崩中去血，或月水来过多，及至期不来。"宋元时期，诸家多善攻补寒热，交融一体。

陈自明的《妇人良方大全》中设有补阴温化的交加散（生地黄、生姜）；刘河间有羚羊角与肉桂、川乌与山栀子、大黄与人参并用的实例，到了明清，本法已成定论。傅青主治妇人产后汗出变痉就曾将人参、附子、羚羊角等药参伍齐下；徐大椿在《医学源流论》中还专列了"攻补寒热同用论"篇，明确指出："攻者必攻强，补者必补弱""寒热兼用之法，亦同此义。"

门氏治月经不调基础方为德生丹（自拟方）：熟地黄、肉苁蓉、当归、芍药、川芎、丹参、益母草、砂仁、陈皮、木香、生姜、小茴香、柴胡。有热加地骨皮、牡丹皮、黄芩；腹痛加香附、艾叶；白带多加茯苓、车前子；腰部疼痛加川续断、杜仲；气虚加党参、黄芪。

病例1 曾治刘某，34岁。1980年6月初诊。初潮15岁，一向正常，24岁结婚，孕3产1。近半年月经紊乱。现症为经前腰部板滞不舒，腹有胀感，乳房胀痛，情绪易于激动，善怒，月经先后不定期（错5～10天），5～7天方过，色较淡，质偏稀。舌质淡苔薄白，脉弦缓。证属肝郁气滞、脾肾阳虚。治宜疏肝理气、温补脾肾。方药用：柴胡12克，木香6克，陈皮9克，茯苓12克，党参15克，当归12克，川芎9克，熟地黄15克，白芍12克，丹参15克，益母草15克，巴戟肉15克，仙灵脾15克，桂枝9克，生姜9克。上方在经前连服5剂，共治疗2个周期而愈。

门氏之德生丹将固肾、扶脾、理气三法融为一体，且顾及瘀血，如熟地黄、肉苁蓉、当归、川芎、白芍以补精血；陈皮、砂仁以健脾化湿；木香、柴胡疏肝理气；丹参、益母草活血化瘀；生姜、小茴香辛温助阳，能升发命门少火，且能通运气血。临床适当把握各自比例，确能收到满意效果。

门氏治崩漏或吐衄基础方，乌茜断丝散（自拟方）：乌贼骨、茜草、何首乌、川断、菟丝子、黑荆芥、大黄、肉桂。血虚加熟地黄、阿胶；气郁加柴胡、青皮、旋覆花、代赭石；血瘀加山楂炭、炒红花、益母草、丹参；热盛加黑栀子、黄柏炭。

病例2　曾治李某，44岁。初潮16岁，孕5产3。3个月前不明原因突然阴道下血，曾在某医院妇科检查，诊断为"功能失调性子宫出血""慢性盆腔炎"。病理报告示子宫内膜增生，用过中西药止血，其效不佳。主症见阴道出血不断，时多时少，淋漓不断，色深红有块状物，腹部疼痛，口中干渴，心烦少寐，舌质红，苔薄黄而尖边无苔，脉细数。辨证属热伏冲任，阴伤血瘀。治宜化瘀止血、滋肾清热。方药：乌贼骨15克，茜草12克，何首乌30克，川断15克，菟丝子30克，益母草24克，炒红花12克，山楂炭18克，大黄（先下）12克，黑栀子9克，肉桂5克，黑荆芥6克。上方连服7剂而血止，后又加减调理半月而诸证消失。

妇女崩漏主要是由于冲任损伤、肝经郁火或肺肾阴虚所引起，重点应抓住"虚、瘀、热"三字。根据临床观察，此类病青春期和更年期发病率较高，因青春期是天癸至而未充之时，更年期又是肾气渐衰之期，所以本病的治疗应该固涩清热、理气化瘀合用。乌茜断丝散取川断、菟丝子以补肾固本；乌贼骨、茜草化瘀止血；大黄清热凉血；肉桂引火归原；何首乌大补血源；黑荆芥散包络之火以止血。诸药合用，补而不峻，温而不燥，虚可以补，实可以泻，热可以清，瘀可以散，共奏补虚固冲、疏化止血之效。

张晓峰：经方合用治疗月经病

张氏临证喜用经方治疗妇科病证，深感经方之组方精当，药简而效宏。但临证亦有证情复杂，单用一方又力所不逮者，则以2~3首经方合用，或合以时方，每能契合病机，而获效验。

病例1　刘某，48岁，农民。月经紊乱近2年，此次经血淋漓不尽50余日，经他处诊治乏效。刻下出血不多，色暗有块，小腹隐痛有冷感。查舌质黯红，苔薄微黄，脉细滑。证属胞宫虚寒与冲任伏热并见，兼有瘀血，疏以胶艾汤合黄土汤化裁：阿胶（烊化）12克，焦艾叶9克，鹿角霜12克，生地黄15克，黄芩炭10克，茜草炭12克，海螵蛸15克，炒白术15克，白芍15克，当归9克，川芎6克，芥穗炭9克。嘱用灶中黄土适量开水煎化，取澄清液煎上方。5剂后下血几净，再3剂经血全止。乃用二仙汤合生脉散加味调理巩固。

崩漏病本在于肾虚而冲任不固，阴阳俱虚，寒热错杂，又兼有瘀血，病机颇为复杂。治之既要扶阳固冲，又须滋阴凉血，更当祛瘀止血，故投以胶艾汤合黄土汤，前者主治胞宫虚寒之"半产漏下"，而后者原治虚寒之便血，但方中生地黄、黄芩却具滋阴清热、凉血止血之功。再伍以茜草、海螵蛸（《内经》之四乌鲗骨一芦茹丸）等味，相辅相成，照顾周全。

病例2　高某，17岁，学生。月经稀发且逐渐发胖3年余，停经5个月。14岁初潮即不规则，经常2～3个月一潮，甚则闭止不行，某院诊为"多囊卵巢综合征"。形体肥胖，皮肤粗糙多毛，面部泛发痤疮，烦躁易怒，大便数日一解。查舌质黯红，苔黄厚腻，脉弦滑。此瘀热互阻、痰气郁结之闭经、癥瘕，遂处以桃核承气汤、小陷胸汤、六郁汤三方化裁：桃仁15克，生大黄12克，芒硝（烊化）12克，法半夏12克，瓜蒌30克，川黄连10克，焦栀子10克，苍术12克，香附12克，生山楂30克，赤芍15克，刘寄奴12克，益母草15克，川牛膝15克，5剂。药后每日排黏痰样便2～3次，面部痤疮减轻，舌苔稍退，小腹有坠胀感。前方去芒硝，加牡丹皮12克，枳壳15克，再服5剂月经来潮。后用桃红四物汤、小陷胸汤、消瘰丸、六郁汤、丹栀逍遥散等方每2～3方组合出入，坚持治疗半年，月经转为正常，体重明显减轻，痤疮基本消失，复查B超未见多囊卵巢。

证因瘀、热、痰、气互结胞中，使冲任阻隔不通，故经闭不行。此乃《医宗金鉴》所言之"痰饮脂膜病子宫"，亦即张景岳所谓闭经之属于"血隔"者。治当泻热逐瘀、化痰开结，兼以通经。桃核承气汤原治少腹蓄血证，小陷胸汤用于痰热互结之小结胸证，而六郁汤则开泄气、血、痰、火、食、湿之结滞。三方化裁，泻瘀热，开痰气，通腑气，使冲任畅利而经血得下。

病例3　李某，32岁，教师。经行腹痛剧烈甚则伴呕吐、泄泻近1年。经候尚准，量不多，色暗有块。小腹坠胀冷痛，甚则伴吐、泻，冷汗肢厥。自服月月舒、当归丸等无效。B超示左卵巢有核桃大囊肿，诊为子宫内膜异位症。查舌质紫黯，苔白腻，脉细弦。病乃痛经、癥瘕，证属寒湿凝滞、气滞血瘀痰结。治分两步：平时以当归四逆加吴茱萸生姜汤合桂枝茯苓丸化裁：当归12克，赤芍15克，桃仁12克，莪术12克，桂枝12克，吴茱萸9克，细辛3克，法半夏12克，炒白术15克，云苓15克，生姜5片，大枣5枚为引，水煎服。另用水蛭、血竭等量研细末入胶囊，每次6粒，每日2次，汤药冲服。经期则前方加炒蒲黄（包煎）15克，炒五灵脂12克，炒薏苡仁30克，制附片（先煎）12克，延胡索15克，以增散寒除湿、行气化瘀止痛之力。如此治疗3个月，痛经若失，囊肿缩小大半。后因出国留学，遂带消癥止痛胶囊巩固疗效。

因寒凝、湿阻、血瘀、气滞、痰结，致胞宫、冲任阻滞，且冲气失和上逆犯脾胃以致经行吐泻。当归四逆加吴茱萸生姜汤温经散寒、降逆和胃以治寒厥，桂枝茯苓丸祛瘀泄浊而疗"癥瘕"，薏苡附子散逐寒通阳，除湿宣痹，原治胸痹急痛而长于缓急止痛，再伍以失笑散化瘀止痛，水蛭、血竭搜剔经隧、消散离经之败血。

病例4　曹某，36岁，公务员。近半年来每于经前1周即开始面目、手足肿胀，头项拘急而痛，伴烦躁易怒，乳房胀痛，而经后则诸证消失。自服逍遥丸、乌鸡白凤丸等药乏效。查舌质淡胖，苔白微腻，脉弦缓。此乃肝脾不调，气滞湿阻，营卫失和，经脉血气不利。拟当归芍药散、四逆散、桂枝加葛根汤三方化裁：当归12克，川芎12克，炒白芍15克，云苓30克，白术15克，柴胡9克，枳壳12克，桂枝12克，葛根15克；天仙藤15克，王不留行12克，木瓜15克，姜、枣为引。用药当月，诸症显减，前方略作增损，继服1个月，诸症若失。继以八味肾气丸、逍遥丸二成药调理巩固。

经行前后诸证称为经前期紧张症，多与性激素水平周期性波动、黄体功能不健等所引起的水钠潴留有关，肾虚气化不利是其根本，但临证主要表现为肝郁脾虚、气滞湿阻或水瘀互阻、血气不利。当归芍药散原治"妇人腹中诸疾痛"，功具养血和血、健脾除湿；四逆散原为肝胃气滞、阳郁致厥而设，可疏肝理气、透达郁阳；桂枝加葛根汤则能调和营卫、解肌舒经。

病例5　梁某，51岁，职员。绝经1年余，近来面部潮红、烘热汗出频作，夜寐不安，情绪烦乱，有时无故悲伤，哭笑无常。曾用更年康片、静心口服液以及谷维素等乏效。查舌质红，苔薄黄，脉细滑。证属肾虚阴亏，水火不济，热扰心神。遂用百合地黄汤、酸枣仁汤、甘麦大枣汤、交泰丸四方化裁：炙百合30克，生地黄30克，炒枣仁30克，浮小麦30克，川黄连9克，麦冬12克，莲子心12克，知母12克，五味子12克，生龙骨、生牡蛎各30克，珍珠母30克，川牛膝12克，肉桂3克，生甘草6克。5剂后诸症有减，去川黄连加钩藤12克，再5剂诸症明显改善。即以此方合二仙汤适当加减，坚持治疗2月余，诸症基本消失。嘱服更年安片、天王补心丹、知柏地黄丸等成药，以资巩固。

绝经前后诸证相当于更年期综合征，病本为肾虚阴阳失调，多表现为肝肾亏虚或心肾不交。该患者系肾水亏而心火旺，热扰神明而心神失养。百合地黄汤原治心肺阴虚燥热之"百合病"，甘麦大枣汤用于心脾两虚之"脏燥"证，而酸枣仁汤则治虚劳虚烦不得眠，三方合用其滋阴润燥、清心泻火、养心安神之功更著。再伍以交泰丸、川牛膝交通心肾、引火归原，龙骨、牡蛎、珍珠母重镇安神、潜阳敛阴。

蔡小荪：不孕症，补肾是基础，调经是关键

蔡氏女科名闻遐迩，治疗不孕症，认为补肾是基础，调经是关键。《女科要旨》云："妇人无子，皆由经水不调，……种子之法，即在于调经之中。"很多不孕症患者都有经期不准、经量异常、痛经、闭经等月经失调的表现，一般与肾气不足有关。

蔡氏常用育肾通络、育肾培元法调整月经周期。有些病例经治疗后，肾气充盛，经事调准，随即怀孕。促排卵，健黄体，倡导周期调治法。蔡氏认为，治疗不孕症以调经为重，而调经之道，在于明审月经周期之节律，根据不同时期的生理特点，进行适时适当的治疗，方能事半功倍。女子生理随着阴阳消长、气血盈亏而出现月经期、经后期、经间期、经前期的变化。蔡氏将月经四期生理与病理特点有机结合，制定出"育肾助孕周期调治法"，即月经期以理气调经之"四物调冲汤"加减治疗；经后期以育肾通络之"不孕Ⅰ方"为基础，当补则补，当泻则泻，肝郁者疏肝，脾虚者健脾，痰阻者祛痰，血瘀者化瘀；经间期及经前期以育肾培元之"不孕Ⅱ方"为主，同时以测基础体温作为辨别肾气强衰的参考指标。大量的临床病例表明，基础体温单相或双相不典型者，以

偏肾阳虚为多，故用不孕Ⅱ方温煦肾阳，兴旺命火，可促排卵、健黄体，受孕致育。

方剂组成"不孕Ⅰ方"：云茯苓12克，生、熟地黄各10克，怀牛膝10克，路路通10克，炙甲片10克，公丁香2克，仙灵脾12克，石楠叶10克，制黄精12克，桂枝3克。方中用茯苓、黄精补脾和中填精；生、熟地黄养血益肾填精；牛膝下行补肾益精；路路通能通十二经脉，公丁香辛香入肾壮阳，配路路通以通络；仙灵脾、石楠叶补肾助阳益精；桂枝温经通络；甲片其性走窜，贯通经络。全方阴阳并调，疏通胞脉，创造受孕条件。"不孕Ⅱ方"：云茯苓12克，生、熟地黄各10克，仙茅10克，仙灵脾12克，鹿角霜10克，紫石英12克，巴戟肉10克，肉苁蓉10克，熟女贞子10克，麦冬12克。方中茯苓、生、熟地黄和中益脾肾、滋阴养血；仙灵脾、仙茅补肝肾、助阳益精；鹿角霜补肾益气，生精助阳；巴戟肉、肉苁蓉温肾助阳；紫石英温宫助孕；女贞子治肝肾阴亏，强腰膝；麦冬与女贞子相配以抑制诸阳药之偏温，以使阴阳平衡而相得益彰。全方补肾助阳，健全黄体，以利孕育。肾阴虚者，可在上二方中加入龟甲、枸杞子等，肾阳虚者酌情加入肉桂、附子、乌鸡白凤丸或河车大造丸等。四物调冲汤：当归10克，川芎6克，大生地黄10克，芍药10克，制香附10克，牛膝10克，陈皮5克。本方根据病情随症增减。

蔡小荪：月经病，养血理气为第一

蔡氏诊治月经病，以养血理气为主。主张"气以通为顺，血以调为补"，强调调经以理气为要，将疏肝理气法作为妇科常用之法，即调血诸方，皆以调气为先导。处方用药除四物外，香附最为常用，意使肝气冲和，血脉流通。蔡师曰：香附为气中之血药，不仅可用于气滞血瘀之实证，也可用于诸虚证。与补气药同用，非但无破气之虞，且有助于补气血、理气；与补血药同用，又有助于补血、调血，可称调经理血之要药。

治疗闭经，以调为主，原发性闭经治疗以育肾养血为主，参以血肉有情之品，从而使肾气旺盛，冲任充盈，月经得以时下；而继发性闭经治疗以育肾为主，兼以通络，按周期反复服药，待基础体温呈双相后，再用四物汤加理气活血药催经，月事可下。

章次公：治崩漏用药特色

章次公先生对瘀阻型崩漏的辨治不落前人窠臼，颇能启迪后人。章氏治疗瘀阻型崩漏，非常重视应用祛瘀和固涩药物相互配伍组成方剂。案中多处可见"经淋沥，增加血液凝固之药无效，再拟通涩并进之法""今拟收缩子宫与增加血液凝固合剂""此症据其舌、脉，当用补涩，但痛，又当和瘀，二者并用可矣"，以及"古人于此，一用固涩法，一用祛瘀法，其揆一也"等语。其在临床实践中对瘀阻型崩漏首先选用"久漏当攻"之法，此"攻"字即活血祛瘀之意，所用药物皆系现代医学所谓子宫收缩药。应用此法之后，临床可见"药后经量反多"，以后逐渐减少，此乃"瘀去经净"之故。对于气虚夹瘀者，章氏认为，只能"补气逐瘀"，不可一味通瘀。在应用祛瘀药的同时，伍以补血药，如熟地黄、阿胶、龟甲、女贞子、旱莲草之类充养冲脉，瘀去血自归经，诸症自愈。

《章次公医案》载12例瘀阻型崩漏的首诊处方，共计用药52味。其中使用10次以上的药物有瞿麦、川芎，使用6次者有仙鹤草，使用3～5次者计有苏木、生地黄（或熟地黄）、失笑散（或生蒲黄）、阿胶、艾叶、震灵丹、炮姜炭、生茜草、桃红、五味子、小蓟，以上药物为章氏治疗瘀阻型崩漏最常用的药物。根据章氏每药处方用药9～10克的具体情况，笔者将章氏使用6次以上的5种药物组成基本方。其药物有：益母草、瞿麦、川芎、藏红花、仙鹤草。方中益母草功能祛瘀生新，收缩子宫为君；瞿麦下血闭，通瘀滞为臣；川芎为血中气药，功能通达气血；更以藏红花、仙鹤草养血、行血、止血、使之行中有止。正如前贤唐容川所说："凡治血证，必先以祛瘀为要"，验之临床，以本方加味对瘀阻型崩漏确有卓效。

根据章氏通涩并用的治疗法则，在基本方中经常配合使用以下涩敛药物，如震灵丹、牛角腮、陈棕炭、金樱子、山茱萸、罂粟壳、五味子等。兼有血热者，加苎麻根、藕节、小蓟凉血止血；血虚者，加生、熟地黄、阿胶补血止血；虚寒者，加炮姜炭、肉桂、艾叶温经止血；阴虚内热者，加生地黄、龟甲、女贞子、旱莲草、黑大豆滋阴养血，白薇、牡丹皮养阴清热；瘀滞甚者，加苏木、失笑散、桃仁、茜草、乌贼骨、赤芍以增强化瘀之力；兼有腹痛者，加炙乳没、延胡索散瘀定痛，杭白芍、生甘草缓解里急，解痉止痛；腹胀甚者，加香附、乌药理气行滞；腰痛加杜仲、川断补益肝肾；小溲灼痛者，加琥珀末、象牙屑通淋止痛。

吴兆祥：细辨分证治妇科

吴兆祥（1895—1987年），毕业于华北国医学院，曾师从施今墨、汪逢春等名医，生前在北京同仁医院中医科工作。其在50余年的中医临床工作中，积累了丰富的经验，擅长对妇科诸病的辨证施治。

病例1 月经过多。王某，女，42岁，1975年9月6日初诊。腰痛尿频，月经量多而色暗红，头痛目眩，汗多气短，不思饮食，时而肢体抽搐，舌苔白厚质稍淡，脉细弦弱，经西医检查诊为自主神经紊乱，并曾患有功能性子宫出血。辨证为心肾不足，肝郁脾困。治以补气养肾，调和肝脾而固冲。处方：生黄芪15克，太子参12克，白芍15克，当归10克，丹参12克，生地黄炭15克，五味子9克，黄芩炭6克，炒吴茱萸2克，炒川黄连3克，银柴胡10克，地骨皮12克，生龙牡各12克，浮小麦30克，炒杜仲30克，枸杞子15克，川断12克，茯苓15克，郁金6克，泽泻10克，炒枣仁12克，焦三仙10克。5剂。

二诊（9月22日）：药后诸证逐渐减轻，月经仍多。上方去黄芪炭、地骨皮、银柴胡、生龙牡、郁金、泽泻、太子参，加党参15克，山药15克，桑寄生15克，女贞子10克，菟丝子15克，珍珠母25克。5剂。三诊（二诊数周后）：二诊药后，经血已止。唯有时盗汗，腰酸带多。拟调补脾肾，固摄冲任一丸药方，以图根治。生黄芪45克，太子参45克，白芍45克，当归30克，生地黄炭60克，山药60克，鹿角胶30克，川断30克，煅牡蛎30克，菟丝子60克，浮小麦60克，炒枣仁60克，枸杞子45克，炒杜仲30克，女贞子60克，五味子30克，金樱子25克，银柴胡20克，土茯苓60克，泽泻30克，甘草30克，焦三仙30克。共研细末，水泛为丸，早晨、下午各服6克。患者服丸后，经事一直正常。

月经过多一病，早在《金匮要略》中就有记载，但直到《傅青主女科》始将其作为一个病证。本病治疗大法，经期以摄血止血为主，平时宜安冲固冲而治其本。本例患者因肾虚封藏失司，冲任失调，脾虚则统摄不利。肾水不足则不能涵木，肝木郁久则化热，热蕴血分，血不循经，而致月经量过多。心血失养则汗多气短，神志不安。

方中太子参、黄芪补益中气；生地黄炭、当归、白芍滋阴养血。重用杜仲、枸杞子、川断以固肾安冲止血。生龙牡、五味子收敛止血；银柴胡、地骨皮、黄芩炭清虚热；丹参、郁金理气行血，引血归经；浮小麦、炒枣仁益肝宁心而敛汗。复以炒吴茱萸、川黄连、焦三仙等疏肝和胃。二诊是诸证减轻，即减去方中清虚热的药物，而加入温凉兼用、平补肝脾肾之品，收效很好。三诊时，为巩固疗效，配制药丸，加鹿角胶以温补肝肾，益精养血；加龟甲以滋阴益肾，养血补心；加金樱子以固涩下焦。俟肾气精血充足，阴平阳秘，则冲任调和，月经正常。

病例2　妊娠恶阻。王某，女，27岁，1981年7月9日初诊。患者素有胃病，怀孕50余日，恶心呕吐酸水，食后脘胀，舌苔薄白，脉细弦滑。证属恶阻胃气不降，治以疏和调胃。苏梗8克，炒枳壳6克，焦三仙12克，黄芩炭8克，法半夏8克，炒吴茱萸3克，炒川黄连3克，木香6克，白豆蔻5克，厚朴6克，竹茹6克，生姜8克，云苓15克，泽泻8克，陈皮6克，3剂。药后病愈。

妊娠恶阻多见于素有脏腑气血偏盛偏衰之孕妇。为收药到病除之效，需辨证准确。此例患者素有胃病，脾胃之气已有损伤。受孕之后，冲脉之气上逆犯胃，胃气虚则失于和降。中阳不振则浊气下降。以小半夏汤加苏梗、陈皮、厚朴、枳壳、竹茹，理气和中祛痰，调畅中焦。左金丸疏肝气之郁而助脾胃之气健运。茯苓、泽泻健脾渗湿以利脏气之宣通，佐以黄芩炭清热而安胎。诸药合用，使上壅之冲任下行，中焦运化功能得以恢复，则呕恶即止。

病例3　乳腺炎。李某，女，26岁，1973年6月8日初诊。患者产后12天，感冒发热（38.2℃），右乳上部肿痛，舌苔薄质绛，脉滑浮数。系乳腺炎，治以辛宣清热，消肿解毒。炒荆芥5克，桔梗5克，瓜蒌12克，忍冬藤15克，当归19克，桑寄生12克，陈皮6克，生麦芽15克，白芍6克，秦艽6克，乳香5克，蒲公英10克，橘络10克，生甘草3克，泽兰10克。2剂。药后病愈。

《医宗金鉴·妇科心法要诀》指出："产后发热之故，非止一端。"本例患者产后失血伤气，外邪乘虚侵入，致营卫不和，经络阻塞，邪热蕴结而成乳房肿痛。根据治则以仙方活命饮加减。以金银花、蒲公英辛凉宣散，清热解毒；配合荆芥、桔梗、陈皮以疏表疗疮，宣通壅滞之气；当归、乳香配瓜蒌、橘络、泽兰活血消痈散结；秦艽、寄生祛湿通络，且能抗炎镇痛，曾用此方治愈了多例产后乳腺炎患者。

谢利恒：治妇科病，始终重在"调肝"

谢氏云："今世妇人诸疾，属肝失条达者居多，因而导致脾肾亦伤；是以治疗之法，勿忘责肝，肝气一平，诸症悉和，故治妇人病求之于肝，可收事半功倍之效。"治肝的方法，固有疏肝、泄肝、平肝、柔肝、养肝等法，但以疏肝气、养肝阴为要；二法每相兼为用。尝云："肝气抑制不舒或横逆克侮，其肝阴无不伤者。"认为以逍遥散作为治妇女病证之要方，诚属有理；方中柴胡、白术疏肝和脾，白芍、当归养肝阴，配合应用，相得益彰。在其处方中，左金丸、佛手、绿萼梅，亦属常用之品。

朱小南：预防滑胎心得

滑胎一证，巢元方谓"血气不足，故不能养胎，所以致胎数堕"。朱氏遵循前贤，认为本病以肾气虚弱，冲任受损者居多。为防微杜渐，应在怀孕兼有腰酸之象时即行服药安胎，以免一旦流血，旋即难免胎坠不及。治疗本病，要掌握3个原则：一是补气益血，凡有小腹重坠感觉，为中气不足，带脉失固，可用黄芪、太子参补气。益血乃是养胎助育之需，习用熟地黄、阿胶。二是益肾固胎，肾气不足则胎元不固，胎动不安或胎漏下血，应补益肾气以强冲任，使胞胎稳固，杜仲、续断为其常用之品。三是健运脾胃，因脾胃为水谷之海，生化之源，消化吸收，输布津液与母胎的营养和健康关系密切。朱氏安胎常用方药为：太子参、土炒白术、白芍、阿胶、杜仲、续断、桑寄生、藕节、苎麻根。

朱氏又强调指出：素有滑胎者，不宜生育过密，否则屡孕屡堕，以致气血虚亏，冲任损伤，嗣后终难受孕。每逢滑胎者，叮嘱小产后必须避孕半年，且服杜仲、续断、菟丝子、覆盆子、紫河车、黄芪、生地黄等品调补奇经，使受损之胞宫得以充分复原后再行受孕，则胎元结实，不致轻易滑堕。朱氏认为，滑胎者见红来诊，胎元已损，难以挽回，腰酸一症可为小产预兆，此时即以安胎，常能使胞胎得固。朱氏学术思想渊源于《内经》《金匮要略》，博采《妇人良方》《济阴纲目》《傅青主女科》《竹林女科》等医著，尤其是推崇宋代陈自明《妇人良方》和明代武子望《济明纲目》中治疗妇人病的处方用药。

朱氏治病主张务求其本，重视气血、脏腑、经络理论，尤其调肝和奇经学说的运用。其认为妇人以血为主，而肝为藏血之脏，与冲任血海密切相关。奇经盘踞于小腹，小腹又为经、带、胎、产之疾的病变所在，故妇人内伤杂病的治疗非深究奇经难以获效。审证注重诊乳，以察肝气的条达或怫郁；又注重按腹，以辨胎孕或症结。朱氏常谓妇人病多隐微，必须详问细查，方能确切诊断，则用药无不中鹄。"临床善治崩漏、痛经、不孕、子痫等证，对药物的使用和配伍具有特殊的见解和心得。朱氏强调指出，治疗妇人病应掌握服药时间，才能提高疗效。如他治疗痛经一证，根据不同病因类型，其治疗时间也有所不同。

痛经属气郁型者，在经前感到乳胀胁满时，就应服用疏肝理气药，使肝气条达，气血运行复常；属血瘀型者，应在行经初期，给以活血调经药，使"瘀滞"即时得以消散；属虚性者，必须平时服药，行经期不须服药，同样能治愈痛经。

此外，朱氏治病既不拘一病一方，亦不局限内服汤药，兼用内外合治，或单用简便外治方法而获奇效。如曾治一例鼻渊病家衄血不止，症势猛急，急取附子研碎糊并贴于足心涌泉穴，再以冷湿毛巾外敷风池穴，衄血须臾即止。又如对患盆腔炎腹部触及包块者，除内服汤药外，又用川椒、大茴香、乳香、没药等共研细末，以面粉、高粱酒少许调和敷于患处，再以热水袋温熨，腹部包块每能消散。

第四部分

儿

科

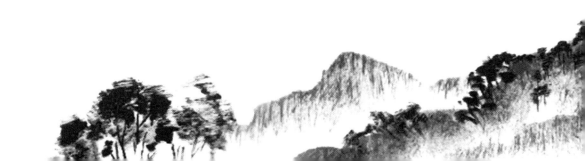

董廷瑶：小儿用药六字诀

治病非易，治小儿病尤难。沪上儿科名家董氏，兢兢业业，施方用药，勤求古训，博采众法，历经琢砺，拟用药六字诀，只堪参考。

一曰"轻"：轻有两端，一为处方应轻，用轻清疏解之药。如外感风寒，表实麻黄汤，表虚桂枝汤。一以散寒，一以和营，则邪去表和，其热自解。如是感受风湿、风热，则桑叶、薄荷、荆芥、防风、连翘之类清凉解肌、疏化即可退热，此均轻可去实之轻也。二为用量应轻。小儿肠胃娇嫩，金石重镇，慎须考虑。药量过重，易犯胃气。小儿之生长发育，全赖脾胃生化之源，况百病以胃气为本，如胃气一耗，能使胃不受药，病既不利，抑且伤正。

二曰"巧"：巧者，巧妙之谓也，与执着呆板相对。医临斯证，对于已用诸法不能取效之时，精思慧想，或将常法稍加变易，或另觅捷径，出奇制胜，这些匠心独具，可谓之巧。临床有治顽固之婴儿泄泻例，中医药治无效，遂从母乳方面考虑，对乳母做蹲踞、踝膝反射试验，知其有隐性脚气病存在，致使患儿缺乏维生素B_1而久泄不愈。停服母乳，改食米汤，泄泻即愈。又如一例久泄脾惫，形成虚胀（肠麻痹证）的小儿，症见腹膨如鼓，敲之咚咚，甚至伴有呕吐。胃不受药，病已棘手；通过思考，另觅途径，外甩温脐散（丁香、肉桂、木香、麝香组成），用熟鸡蛋对剖去黄，置药末于半个蛋白的凹处，复敷脐下，纱布包扎。2小时后肠鸣连连，频转矢气，危症即解。此类病例，临床很多。

三曰"简"：简者，精简之谓也。医之治病，用药切忌芜杂。芜杂则药力分散，反而影响疗效。以为病之不痊乃药量不足也而倍之，药味不敷也而增之。此舍本逐末，宋人揠苗助长之蠢举也。医能明查理，熟其法，则姓方也简，选药也精。前辈名哲，每多三五七味，对症发药，虽危重之候，获效迅速，以董氏之试验，确是如此。

四曰"活"：中医治病，首重灵活。词一病也，既有一般，又有特殊。如果见病治病，不分主次，不知变化，笼统胶着，甚或按图索骥，对号入座，慢性病或可过去，急性病必误时机。尤以幼儿弱质，病证变化更多。朝虽轻而暮可重，或粗看尚轻而危机已伏；反之貌似重而已得生机者，比比皆是。凡此种种，医者当见微知著，病变药变，则可减少事故，提高疗效。

五曰"廉"：董氏平生用药，从不滥施昂贵之品，即便在旧社会时，亦不以珍珠、犀、羚、人参、鹿茸来取悦于官僚贵阀、有钱富室。新社会则为劳动人民着想。更因制度之优越，药价下降，病家初多疑之，终则奇之。事实上人之患病，以草本之偏性来补救人体的偏性，但求疗疾，而不在药价之贵贱。

六日"效"：病人对医生的要求，主要是望其病之速愈。然"效"之一字，不是唾手可得，必须谙之于医理，娴之于实践，更须有仁者之心，灵变之术，方可无负于人民赋予医生的崇高职责。

董廷瑶：温脐外敷治小儿肠麻痹

婴幼儿泄泻，常遇肠麻痹，其势危急，病情严重。时有药入即吐，汤剂不纳，症见腹胀如鼓，叩之中空，作恶呕吐，气促不舒，大便不畅，次多量少，此类病儿，多系脾惫所致，中焦阻滞，升降失职，遂致气阻于下而大便不畅，胃气上逆而呕恶脉促。内治不易，董氏摸索出外治之法，临床疗效颇彰。

丁香、肉桂、木香研末为粉，加麝香为引，敷于脐上，名为"温脐散"。三药借麝香之渗透，旋运气机，往往敷后2小时便肠鸣频频，转而矢气，大便通下而气平，遂而调以汤药。此方确具巧思，不可轻视。

董廷瑶：熊麝散治小儿肺炎

小儿肺炎，临床表现，类型很多。在各种不同的类型里，通过辨证论治及中西医间的合作，可有一定疗效。西医诊断为腺病毒的肺炎，这类肺炎，抗生素多不起作用，高热持续不退，咳逆气急，病程迁延；检验白细胞不高，胸片阴影较淡而呈片状，在治疗过程中，给以一般的宣肺泄热、清里解毒的常法处理，治效不显，且往往变化复杂，产生不良后果。

于是不得不精思殚虑，另觅方药，创制了熊麝散（为熊胆、麝香2味研匀），开水化服。试用以来，疗效显著。多数病例服后1天开始退热，气急和缓；重者3天内热退，气和咳爽，病情就安，屡用屡验。考熊胆性味苦寒。邹澍谓"为木中之水，其为水木相连，斯上可以泻火气之昌炽，下可以定水气之凭陵，系水火相济之源。"据方书记载，它能开郁结，泻风热，具凉血、清心、平肝、泻火之功，专治小儿热盛神昏、急惊痰火之重证；麝香则味苦而辛，气温而香，开结通窍，解毒定惊，对惊厥昏迷之危症，有救死回生之效。两品相互配合，加强了清热解毒之能，泻膻中之壅热，逐心包之痰浊，平肝风之惊厥，切合温毒犯肺，痰火内郁的病机，是以能出奇而制胜。

由于熊麝散功主热毒里郁之重症，但不是任何患者都可应用，必须慎重选择适应病例，施用上不超过3剂。因苦凉之品，中病即止。否则恐损脾胃。同时配合汤剂，较为妥善，此亦根据临床的需要而有所发挥者也。

董廷瑶：少腹逐瘀汤治小儿复发性肠套叠

小儿复发性肠套叠，西医空气灌肠确能解危难于顷刻，但本病极易复发，每每反复发作。董氏根据多年实践，认为本病系肠部气血瘀结，不通则痛，采用王清任少腹逐瘀汤活血行气，功在温经散寒，活血行气，化瘀止痛，而且又通达下焦，很为合拍。临床上根据情况，还常选用木香、乳香、桃仁、红花、枳壳、川楝子等味。另，寒甚必用姜、桂，往往有效。

王鹏飞：钩藤饮治小儿夜啼

组成：钩藤10克，蝉蜕、木香、槟榔各3克，乌药6克，益元散10克。主治：小儿夜啼，入夜惊闹，日间倦乏，食欲不佳，指纹淡紫，舌质红苔白。小儿夜啼多为素有脾寒心热，惊骇致病。多为肝常有余，脾常不足，胃肠积滞，心火内盛。钩藤饮既可甘寒清热平肝，又具辛苦而湿，调理胃肠，再有益元散通利关窍，使患儿三焦安宁、啼哭烦闹自止矣。王氏几代家传儿科，京都誉为"小儿王"，其数代相传此方，颇多效验。

周凤梧：玄明粉散治小儿强中

周氏用玄明粉治小儿强中，颇有效验。药物组成：玄明粉10克。适应证：小儿强中证，即阴茎无故坚硬勃起，久久不萎。制法：玄明粉以纱布包扎。用法：

每晚睡前外敷两手心，连用1周。

病例 刘某，男，3岁。1983年4月10日初诊，家长代诉：患儿阵发性阴茎勃起5个月，加重2个月，日发20余次，每次持续数分钟，发作时痛苦哀号，且多于早晨醒后发作，晚上发作次数较少，患儿体质一向虚弱，自出生3个月始，便腹泻、呕吐反复发作，至2岁时方愈。该病起自1982年11月，突然频繁呕吐，同时阴茎勃起，腹部痛楚难忍，哭闹不安，日发3～5次，每次数十秒钟，后经中医推拿，西医对症治疗，十几天后渐趋平复。1983年1月，因感冒发热，鼻衄，引起旧恙，发作频繁，且逐渐加重，竟日达20余次，每至发作，痛苦哀号，用力掐捏阴茎，要求家长将其割去。曾就诊于中医，服过知柏地黄汤加减40余剂，不见功效，遂又到某医院神经科治疗，该院以"勃起待查"的结论，给予维生素B$_1$、维生素B$_6$、辅酶氨酸治疗，仍无寸效，后又求治于某院推拿科，治疗10天不见好转。

诊视患儿发育一般，面色憔悴，食欲缺乏，口干多饮，常有鼻衄、便秘，舌红苔少而燥，脉弦。审其舌脉，度其病情，确诊为"强中"，考虑患儿长期服药，有厌药情绪，故暂不给药内服，拟外用玄明粉治之。处方：玄明粉10克，以纱布包扎，每晚睡前外敷两手心，连用1周。4月16日复诊。发作次数明显减少，胃纳见好，再照方外用3次，病竟痊愈。家长坚请给方巩固，遂疏内服方，用大补阴丸合玉女煎化裁，以滋阴潜阳，兼清阳明，少佐肉桂引火归元，药用：生地黄12克，炙龟甲9克，知母、黄柏各6克，生石膏24克，麦冬、北沙参各6克，上肉桂1.5克。水煎服，日1剂。药进6剂后，停服观察，随访1年，未见复发。

顾兆农：活血散治小儿夜啼

小儿夜睡惊啼，治取活血化瘀之剂，非为其常。但据顾氏经验，因瘀而致小儿睡眠不安者，绝非罕见。临证凡遇是疾，但询及外伤病史，即使无脉舌（或指纹）佐证，亦考虑瘀血为患，抑或全无外伤史可考，凡经治罔效，小儿夜啼不安，祛瘀法，值得一试，其喜收意外之效者，亦常有之。

何士英：补肾、化湿治小儿脑积水

小儿脑积水，古名解颅，中医文献早有记载。脑为髓海，肾气不足则骨髓之成长充盈受阻，以致囟门宽大，颅缝分离而成解颅。过去中医疗法单纯补肾，效果也极缓慢。何氏治疗本病，采用标本同治法，治本是补肾，治标是行水化湿。治疗越早，效果越好。一般于服药1~2周，头围开始减小，3~6周可恢复正常。

实践中认识到在儿科领域中，不少患儿由于禀赋不足或久病伤正，以致既具真阴不足之象，又有亡阳虚惫之证，出现脉软、肢冷、便溏，烦躁不宁，甚至彻夜不寐等现象。他认为温潜法可使水火阴阳复其常态，因此广泛应用于小儿内伤、湿热及夏季热等病。全方以附子温阳，磁石、牡蛎潜镇为主，因之得名。

林夏泉：除痫散治小儿癫痫

癫痫之发作总不离在本为虚，在标为实。虚者正气虚，脏腑气血虚弱；实者，邪气实，风盛痰壅。故其治疗应抓住风、痰、虚之理，而立祛风、化痰、养血之法，林氏拟有除痫散一方，用于临床颇有效验。除痫散组成：天麻72克，淡全虫60克，当归150克，炙甘草60克，胆南星21克，以上各药共为细末。重者日服2~3次，轻者日服1~2次，每次3克，以开水送服。方中天麻为祛风止痉之主药，且有疏痰气，清血脉之功。淡全虫入肝经，搜风以定搐，与天麻相得益彰。但是风之由来，是肝血少，血少而生风，肝风内动则眩晕，所谓"诸风掉眩，皆属于肝""诸暴强直，皆属于风"便是这个原因。所以用当归以养血、活血，而得到血行风自灭的效果。并以炙甘草解毒，调和诸药，且固中而助当归之补养。

林氏在治疗癫痫过程中，常以汤剂与除痫散配合使用，以散剂长斯服用，汤剂则间断服用，在发作较频时配合使用汤剂以增加药效。汤剂也以除痫散为基础，分量加以调整。天麻6克，淡全虫4.5克，当归15克，炙甘草4.5克。如痰多，舌苔白腻，脉滑者加法半夏9克；顽痰不化者加礞石4.5克，乌豆衣9克；肝火旺而心烦善怒，舌质红，脉弦者加干地黄15克，白芍12克，生石决明15克或珍珠母30克；肾虚耳鸣，腰酸者加女贞子9克，菟丝子9克，川断15克；血虚面色苍白，舌淡，脉细者加何首乌15克，桑寄生15克，鸡血藤15克；心悸惊恐，睡眠不宁者加麦冬9克，五味子4.5克，生龙齿15克；大便稀薄者加茯苓15克，蚕沙15克；大便硬结者加肉苁蓉15克，秦艽12克。

病例 一男孩，10岁，于1973年5月在发热后10余天，即出现全身阵发性不自主地抽动，日10余次不等，在某医院曾做脑电图等检查诊断为癫痫。1973年8月上旬来诊时亦曾发作1次。病孩面色萎黄，喉间痰多，舌淡，脉细滑，此为正虚外感，邪与痰郁于络脉。治以补虚、祛风、化痰、镇痉。处方：天麻6克，淡全虫4.5克，当归15克，炙甘草4.5克，胆南星6克，法半夏6克，党参12克，菟丝子9克。进服2剂后，随症加减礞石、茯苓、乌豆衣等味，共进20剂，抽搐完全消失，遂以除痫散日1次，每次3克以巩固疗效，至当年9月25日复诊，一直没有发作。

陈耀堂：用单方治麻疹肺炎

一位3岁男孩，因患麻疹后并发肺炎，住某医院，虽经多种抗生素治疗，但病情日重，身热不扬，呼吸急促，痰声辘辘，口唇发紫。医院已通知病危，遂自动出院，请陈老往诊。看舌苔白腻，边尖舌质青紫，诊为肺风痰喘，疹毒内陷，所幸尚未见肝风内动等厥阴变证。当务之急，促其咳出气管内之黏痰，乃为疏方：净麻黄9克，凤凰衣4.5克，桔梗、枳壳各9克，白矾6克，鱼腥草、鸭跖草各15克。

何士英：硬肿汤治新生儿硬肿症

新生儿硬肿症，虽为少见病，但危害极大。本病属中医儿科五硬范围，病因多为外感风寒，阳气不得宣通所引起，但也有内因根据。内因是什么？何氏认为，肺朝百脉，能通调气血和水道，肺又与皮毛相合，婴儿肺体特别娇嫩，这就是内因。如果分娩时早破水，或感受风寒邪气，招致肺气失宣，则气血不调，肌肤失润，就形成硬肿症了。肺为水之上源，上源不清，水液停滞，血随经络注入肌肤，阳气不振，体温低下，故见皮肤硬肿。

方剂组成：生黄芪9克，茯苓9克，猪苓9克，白术6克，泽泻6克，麦冬6克，白人参2克，五味子0.6克，甘草3克，水煎，频服。

病例　杨某，男，生后9天，1975年2月24日入院。患儿系过期10天顺产，近4天下肢发硬，嗜睡，不吃乳半天。体温37℃，体重3.1千克，两肺可闻小水泡音。印象：硬肿症Ⅱ度，新生儿肺炎。肺炎用西药，硬肿症用中药治疗。处方：

硬肿汤5剂。服药5天后硬肿全消，肺炎未愈。即改用肺炎汤，又服8天，复查两肺啰音明显减少，共住院12天，痊愈出院。

何士英：双效丸治小儿再生障碍性贫血

天津近代名医何士英先生，尤擅儿科。其治小儿再障，有一双效丸。方剂组成：野党参28克，茯苓28克，制附子12.5克，白术28克，当归8克，白芍28克，丹参28克，建曲28克，鹿角胶28克，熟地黄7.5克，肉苁蓉5克，生黄芪93.8克，砂仁14克，川芎14克，生鳖甲28克。以上研细末，蜜丸，每丸1.6克。6岁以下，每次半丸，6岁以上，每次1丸，每天2次。

何氏治本病，多宗本方，气血双补，摄血化瘀，补而不滞，其效颇彰。

涂小圃：温潜法治幼儿入睡惊厥

淡附片5克，杭白芍（炒）9克，云茯苓9克，煅牡蛎（先煎）18克，灵磁石（先煎）12克，生白术9克，山茱萸6克，浮小麦9克，细辛1.8克，淡干姜2.4克，炙甘草3克，肉豆蔻5克。

温潜法为上海儿科名中医徐小圃先生所创用。

尚志钧：鸡内金、五谷虫治小儿营养不良

尚氏用鸡内金和五谷虫治疗小儿营养不良症，效果很好。

病例 曾治一5岁小女孩，肚腹、四肢细小，脊骨、肋骨明显突出。家长说她怕吃饭，一餐吃不上几口就不吃了。喜饮水，吃杂食，但也吃不多。而且吃一样厌一样。曾找中医看过，说是疳积，服药也不见效。尚先生开了两味药，鸡内金和五谷虫各150克。告家长先把两药烘干，然后碾成细粉，再用细筛筛成细面。每日3次，每次服3克，用糖开水调服，服了2个月后，小孩饭量明显好转，身下也比过去稍微胖些。又服药1个月，小孩基本上恢复了正常，后来用同样的方法治好不少的小儿营养不良症。

叶嵩高：治疳积

疳积是由于小儿脾胃虚损，运化失常，以致水谷精微长期不能濡养脏腑经络气血而成，其典型表现多以形体萎黄枯瘦、皮毛憔悴、腹胀如鼓、青筋暴露或潮热，或烦渴引饮，或嗜食异物，或泄泻完谷，或尿如米泔等为特征。典型的疳积诊断并不难，但是一旦出现上述证候，不仅治疗时间较长，而且增加一定困难。望腹部青筋（腹壁静脉），腹部青筋显而易见，未成疳者，无腹部青筋显露。望手指脉纹，手指四缝穴两侧之脉纹由青转淡，也是疳积的征象。摸鼠鼷部（腹股沟部）腹股沟部皮下结节如黄豆大小，触摸较明显；按腹部，腹胀坚而微软。

针刺四缝穴，不仅是治疗疳积的一种有效办法，同时亦可根据针刺四缝所出黏液的颜色、多少来判断疳积的轻重，故也可作为一诊断方法。

疳积的辨证施治，一般大多循心、肝、脾、肺、肾五疳之法。以五脏为中心辨证立法治疗疳积，固有一定的积极因素，但不太切合临床实际，似有繁杂之弊。脾胃为后天之本，气血生化之源，在小儿尤为突出，疳积之发，乃以脾胃的病理变化为中心，不论五脏之中何脏为疳，均根源于脾胃。临证时只有围绕脾胃辨证施治，方能执简驭繁。叶氏治疗本病的主要经验是以脾胃为主，视其兼证，分型辨证施治，同时结合针刺四缝穴。

欧阳履钦：治小儿重症疳积

重症疳积，腹胀如鼓，青筋暴露，饮食不进，头发焦稀，甚至夜盲，或两目生翳（眼疱），或牙龈腐烂，穿腮脱齿（牙疳），病势至此，辛燥健脾固属不宜，消导亦不免劫伤胃气。欧阳氏参考各地治疗疳疾的经验，采用理脾杀虫，柔肝软坚等品，制定小儿疳积重症方。方用煅石燕、煅石决明、煅牡蛎、使君子各30克，胡黄连、川厚朴、鸡内金各15克，研末，每日6～12克，猪肝蒸服。眼疳加密蒙花、杭菊花、夜明砂；牙疳加紫草、赤芍、生地黄，外点《金匮要略》小儿疳积散。

陆石如：家传秘方"磨积散"治疳积

疳积，俗称"大肚子痞积"，即现代医学的"营养不良"。疳积的治疗主要以扶脾健胃为主，促进脾胃功能正常，气血充盛。陆氏用家传之"磨积散"治疗，收效甚良。"磨积散"成分有鸡内金30克，生谷芽30克，焦麦芽30克，生黄芪25克，胡黄连12克，五谷虫30克，蜣螂虫30克，共研成细面，每晚服3~6克，用红糖水调服之。鸡内金能磨积、消食；黄芪助气；胡黄连反佐黄芪之甘温，同时有消积、清虚热之功；生谷芽能发胃气；焦麦芽能消导经滞；五谷虫、蜣螂虫有消积之功。此方药味不杂，配伍精练。一补一消，一升一降，补而不过，消而毋伐，从而使脾胃运动功能逐渐恢复正常，临床应用时尚可酌情加减。如有结膜干燥、角膜软化时可加谷精草、菟丝子，重者加枸杞子；如系脾虚泄泻可酌加茯苓、白术等，此外还可加用当归补血。

金厚如：辨治小儿紫癜病四法

金氏对紫癜一症根据兼证与出血轻重之不同而辨证，按血络不和而施治，其治疗步骤有以下4个方面。

1. 止血　使用止血药，要分清有热与无热。如有热象又要分虚实之不同。实证则以解热凉血为主；虚证则宜养血、止血，或稍加扶正化瘀之品。

2. 柔络　柔络者即调和络脉，使之恢复运行正轨，务使血络调和，循行通畅，以防再度出血。

3. 化瘀　化瘀为清除离经之血，以利脉道之行，而杜后患。

4. 补虚　出血之后，气血必受损伤，故宜补虚养正。

金氏还认为这4种治疗法则，不能孤立地看待，在临床上往往需全面考虑。常需联合运用，如用止血药而兼化瘀，或止血而兼解热、柔络，或止血而兼养正，这样效果更好。

刘弼臣：镇摄法治疗小儿遗尿

刘氏继承了新安学派善用经方而又不拘泥经方的学术观点，不但善于学习和借鉴前人之经验，而且在继承的基础土勤于思考，努力实践，勇于创新和发挥。许多疑难疾病，在他处久治不愈，而一经他手，往往随手而瘥。遗尿症以夜间尿液自遗为主要临床表现。临床治疗本病的方法很多，如辨证论治、单方验方、针灸等，均有一定的疗效。刘弼臣教授经过多年临床观察和探索，发现许多患有遗尿症的小儿其发病与暴受惊恐有关。小儿具有神气怯弱的生理特点，不耐惊恐之侵。若暴受惊恐，惊则气乱，恐则气下，气机逆乱，水道失约则小便自遗。为此，他创立了镇摄之法治疗小儿遗尿症，常常出奇制胜，可明显提高临床疗效。

病例 史孩，男，12岁，北京人。初诊日期：1991年5月10日。患儿自2岁起小便即可自理。但自从3岁上幼儿园后精神紧张而常尿湿裤子。家长未予重视。以后小便频急，曾多次到医院检查未发现器质性病变。一上学后尿频加重，遗尿，夜间尿床，呼之难醒，伴有多梦，易惊。曾用中药、针灸等多种方法治疗而不效，特来本院诊治。患儿面色青暗，舌尖边红，苔薄白，脉弦滑有力。证属惊恐外侵，神志紧张，不能约束水道则小便自遗。治宜温胆壮神，镇摄止遗。

方用桑螵蛸散合温胆汤加减：桑螵蛸10克，补骨脂10克，石菖蒲10克，益智仁10克，天台乌药10克，陈皮6克，半夏5克，茯苓10克，炙甘草3克，竹茹10克，枳壳10克，煅龙牡各（先煎）15克。二诊：1991年5月24日。服上药后基本不尿床，但仍尿频，夜间多梦易惊。舌淡红，苔薄白，脉滑。此为肾气已复而胆虚未愈。治当继用温胆壮神，镇摄止遗之法。方用温煦汤加味，陈皮5克，半夏5克，茯苓10克，炙甘草3克，枳壳5克，竹茹10克，柴胡10克，黄芩10克，煅龙牡（先下）各15克，石菖蒲10克，郁金10克。三诊：1991年6月14日，服上方5剂后诸症悉除。

刘弼臣：治疗小儿肺炎七诀

1. 细审病机，抓住关键 小儿肺炎的发病机制多因肺气郁闭，化热生痰，痰随气逆，所以喘咳多痰。凡咳有声便是痰，痰壅气盛便是喘，痰和喘在病理上有其密切的关系，气逆喘促既可导致痰涎的上壅，而痰壅又能增加气息喘急。脾为生痰之源，肺为储痰之器，故病位虽在肺，而常由于脾虚体弱所致。严重者可以内窜心肝，引起心阳暴脱，甚至昏迷惊厥的变证而危及生命。因此，治疗小儿肺炎解除热、痰、喘是临证治疗的关键，只有控制这三大证候，才能有效地阻止病情发展，防止变证的发生。

2. 知常达变，恰当立法　肺气郁闭是小儿肺炎病变之结局，痰、热、喘则是主要病理产物。宣肺、清热、祛痰为常用三大法。然具体立法，须在细审病机基础之上，方能知常达变，恰当选方遣药。刘教授常告诫说，寒、热、虚、实为辨证之纲，只有辨证正确，才能恰当立法，提高临床疗效。他认为：① 肺炎初期，风邪闭肺，除咳嗽、气急、痰鸣共同症状外，恶寒、发热、鼻塞是其特征。又应根据口渴与否，咽红有无，痰之清浊，舌苔黄白等区别邪属风寒或风热，而分别以辛温、辛凉不同之法开宣肺气，驱散表邪。此时凡大苦、大寒、敛肺之品应慎用或忌用，以免遏邪，不利邪气疏解，防其深入。② 肺炎发展到高峰阶段，常常表现为痰热内郁，症见发热较高，呼吸困难，咳嗽而喘，气急鼻煽，口唇发绀，面赤口渴，喉中痰鸣，舌红苔黄，脉象滑数，标志着热毒壅盛，痰闭肺窍，治宜清热宣肺，化痰止喘，可用麻杏石甘汤加减。

病例1　田某，女，7个月。因咳嗽半月，发热伴喘憋1天，于1993年3月6日收入院。患儿半月前开始咳嗽，曾多处就诊，服用数种抗生素不效，而来本院诊治。症见发热，体温38.5℃，咳嗽，喉中痰鸣，喘促，轻度鼻扇，唇周发青，咽红扁桃体肿大，双肺可闻及干鸣音，双肺底部有细湿啰音，左肺为甚，舌质红苔薄黄，指纹浮紫至风关。诊断：小儿肺炎。证属：热毒壅盛，痰闭肺窍。治宜：清热宣肺，化痰止喘。用麻杏石甘汤加减。炙麻黄3克，杏仁10克，生石膏（先下）25克，黄芩10克，紫苏子10克，生甘草3克，蝉蜕3克，地龙10克，钩藤10克，枳壳5克，紫菀10克，大贝母10克，黛蛤散（包）10克。3剂后体温降至正常，咳嗽减轻，喘促、鼻煽症状消失，仍喉中痰鸣，舌红苔薄黄，改泻白散合三子养亲汤加减。10天后患儿咳嗽大为减轻，痰鸣轻微，舌淡红苔薄白，双肺闻及少许痰鸣音，继用上方11剂后痊愈出院。

3. 辛开苦降，上病中取　小儿肺炎多因外邪侵犯于肺，肺气郁阻生热，熏蒸津液成痰，痰热闭阻，壅塞气道，不能宣通，升降失常，往往出现发热较高，喉中痰鸣，咳逆喘急泛吐，胸闷胀满，舌苔白腻，脉象弦滑等症。这类肺气阻塞，清肃失司，痰阻胸宇，胃失和降的证候，虽属痰热内羁，但决非麻杏石甘汤方所能解决，因其肺胃同病，必须辛开苦降，豁痰宣闭，上病中取，常用自拟辛开苦降方合苏葶丸、莱菔子散加减，如以黄连10克，黄芩10克苦降，干姜1克，半夏3克辛开，紫苏子10克，葶苈子3克降气平喘，枳壳5克，郁金5克开郁宽胸（也可用整块郁金磨汁冲服），或以白萝卜汁半酒盅加少许姜汁临时兑服，以宣开上焦之肺气，通利中焦之痰浊，常获屡试屡验的佳效。

病例2 张某，女，2岁7个月。因发热、咳嗽5天于1993年3月18日以支气管肺炎诊断收入院。患儿5天前着凉后咳嗽、发热、流涕，体温在38.5～39.5℃，曾去某儿童医院就诊，诊为"上感"，予先锋Ⅳ等治疗未效。2天前，咳嗽加重，呕吐痰涎，遂再次就医，诊断为"肺炎"，刻下症见：发热、咳嗽，喉中痰鸣，泛吐痰涎，轻微鼻翼扇动，纳差，大便干，小便黄，口唇干红，咽部充血，双肺散在中小水泡音，舌质红，苔黄腻，脉滑数。胸片：两肺门可见点状致密影，右下肺纹理增粗。诊断：支气管肺炎。证属：痰热闭肺。治宜：辛开苦降，宣肺豁痰。药用：炙麻黄3克，杏仁10克，生石膏（先下）25克，生甘草3克，黄连1.5克，黄芩10克，干姜1克，半夏3克，紫苏子10克，莱菔子10克，炙枇杷叶10克，桔梗3克，全瓜蒌10克。3剂水煎服。药后患儿热退，咳嗽减轻，不吐，食欲好转，二便调，舌红苔薄黄，中心有剥苔，脉滑数，双肺可闻及少许痰鸣音，治拟继续清肺化痰，用泻白散加减，7剂后痊愈出院。

4. 涤痰通腑，上病下治 重症肺炎，病情凶险，来势急暴，迅速出现胸高气急，撷肚抬肩，痰壅如潮，面唇指甲青紫，烦躁，便秘，溲赤，苔黄厚腻或呈焦黑，脉象滑数，甚至发生惊厥，此即所谓"马脾风"重症，亟急泻热降火，涤痰通下，以牛黄夺命散合五虎汤化裁，可用二丑末（冲服）3克，制大黄10克，通腑泻热，麻黄2克，杏仁10克，生石膏（先下）25克，生甘草3克宣肺定喘，细茶叶一撮，清神化痰，配以葶苈子5克增加泻肺涤痰定喘之力。此时不宜单用开肺之法，因痰热壅盛，肺气胀满，气机将绝，开则有促其肺气闭绝之险，有如扬汤止沸，不足以制止其火沸腾之势，不若行釜底抽薪之法，上病下取，实则泻之通利大便，减轻肺之壅塞且泄热存阴，从而使临床证候得以改善。但是上病下取，引而夺之，这是在治疗过程中不得已而用之的法则，应中病即止，不可久用，以免攻伐太过，戕伤生生之气。

病例3 张某，男，2岁，因发热，咳嗽2天，加重1天，于1992年12月8日初诊。曾去儿童医院就诊，症见高热，喉中痰涌，喘促，烦躁哭闹，鼻翼煽动，口周青紫，咽部红肿，两肺散在细湿啰音，腹部胀满，大便秘结，溲短赤，舌红苔黄厚腻，指纹紫滞达气关，治宜泻热降火，涤痰通下。药用：玄明粉（分冲）5克，制大黄10克，山栀3克，黄芩10克，麻黄3克，杏仁10克，生石膏（先下）25克，生甘草3克，寒水石10克，紫苏子10克，葶苈子5克，钩藤10克。3剂后高热渐降，津津汗出，喘息减轻，咳嗽仍甚，已解下大量臭秽硬结大便，继用原方去玄明粉、制大黄，加大贝母10克，炙枇杷叶10克，3剂。而后以泻白散加减5剂后，患儿病情大减，体温正常，仍有轻微咳嗽，经清肺化痰养阴之治调治而愈。

5. 行气解郁，宣畅肺气　肺主气，司呼吸，肺气郁闭，气机不得畅达，气行则血行，气滞则血滞，病情严重的小儿可出现脸色苍白，口唇青紫。刘教授认为此时应配合一些理气之品，宣畅气机，以助肺之肃降，如郁金、枳壳类。郁金本为疏肝解郁之品，味辛苦微寒，辛开苦降，能开肺解郁，降气豁痰，宽胸开膈。枳壳苦微寒，理气宽中，消除胀满，二者配合，以取宣肺解郁，条达气机之效。

6. 养阴清肺，善后调补　肺为水上之源。小儿肺炎后期，因久热久咳而耗伤肺之阴液，但肺热尚未根除，常可见潮热盗汗，口渴欲饮，干咳少痰或痰黏难咳出，大便干结，口唇干红，舌红而干，舌苔光剥，咽红干痒，脉象细数等症。治宜：养阴清热，润肺止咳。用沙参麦冬汤加减。

7. 健脾益气，培土生金　脾为生痰之源，肺为储痰之器。小儿脾肺常不足。肺炎多发生于体质虚弱之小儿，且在肺炎过程中，肺气大伤，子病及母，脾肺俱虚，常见低热起伏不定，汗出恶风，神疲气短，面色㿠白无华，四肢不温，咳嗽无力，喉中痰鸣，纳呆便溏，舌淡苔白腻，指纹淡紫，可达气关，脉缓无力。治宜健脾益气，培土生金，止咳化痰。方用六君子汤加减。脾肺强健，生化有源，使疾病早日康复，体质增强，能抗御外邪入侵，病不再发。

奚伯初：六法辨治小儿泄泻

奚氏根据临床经验，认为小儿泄泻观察粪便极为重要。溏便稀薄，势缓黏稠，色黄奇臭，此乃湿热夹积，交阻阳明，治当清腑化浊，导滞运消。鹜泄如鸭粪，乃肠中寒湿留滞，便色白微黄而不臭，治当健脾燥湿，温运脾阳。飧泄完谷不化，色白不黄，胃寒而脾阳衰微，运行输布失职，故水谷糟粕并趋而下，治宜温中扶阳，健脾益气。濡泄则粪若水，色淡黄而味腥臭，经云"湿胜则濡泄"，此症每见小便不利，治当燥湿健脾，分化利尿，若水谷分清，其泄自止，故治泻不利小便，非其治也。滑则大便不禁，随矢气流出，色黄微臭，此系脾虚气脱，久泄不止，肛门失其约束，气虚下陷所致，治当补中益气。奚氏认为治泄原则，不离以上诸法，故肉眼观察儿童粪便色质，有助于临床诊断。

单养和：治疳积经验

对初期和断乳后始得之疳积（俗称奶痨），单氏认为，不一定要吃药，一般只需挤出强壮妇人之乳汁饮服。其方法是：先将生姜一薄片放碗底中，然后再将奶汁挤入，隔水炖热，每天1～2杯，连服3～4个月，即可恢复，此法在数十年临床中使用，颇有效。对一般疳积病，未及他脏者，不问患儿大小，不拘病程长短，不限病情轻重，常单服或配服"和儿丸（散）"，可取卓效。此外，对疳积病虚热长久不退的患儿，使用胡黄连、银柴胡、地骨皮等品，亦有一定的分寸。

病例　陆儿，断乳之后，饮食无节，脾胃渐伤，便泄完谷，腹部膨大，形瘦骨立，每至午后，时常烦躁，贪食不厌，苔中垢，脉细数。属疳积之候。拟健脾和中，清热止烦。土炒白术4.5克，土炒淮山药4.5克，炙五谷虫6克，陈皮2.4克，云茯苓6克，胡黄连1.2克，炒扁豆9克，银柴胡1.2克，陈米屑12克，稆豆衣4.5克。

二诊：迭进健运清热之品，午后潮热已退，心烦亦安，唯便泄腹膨仍然，苔心垢，脉细带弦。积阻中州未化。仍宜消健并进。土炒白术4.5克，土炒淮山药4.5克，炙五谷虫6克，炒扁豆衣4.5克，大腹皮9克，蜣螂虫1个，谷芽、麦芽各9克，陈米屑12克，稆豆衣4.5克，使君子肉9克。

三诊：腹膨较消，大便稍厚，面渐转华，神志安宁，苔垢已化，脉仍细弦，内积渐消，脾气将复。再守原意，以善其后。原方去蜣螂虫，加秫米9克。另服和儿丸，每日3次，每次20粒，饭后服。

第五部分

其他

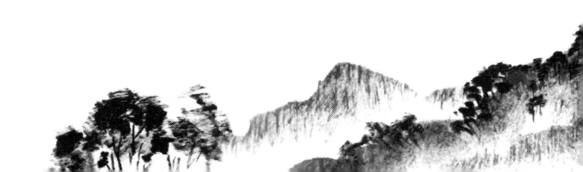

孙重三：推天柱骨治各种呕吐

天柱骨，是指后项中线入发际一寸处直至第7项椎。以示指或拇指自上向下推800次以上，对各种原因引起的呕吐均有很好的止吐作用。

病例 1962年治疗一例2岁的患儿，病儿反复呕吐，滴水不进，中西药无法投入，靠输液维持生命，加西药滴注无效。孙氏云："本症是胃气上逆，需降逆止呕，推天柱骨一穴可止。"当即推此穴千余次，稍息10分钟，以水滴患儿口内，已不恶心，但饮之仍吐。再推千余次，休息10分钟，可饮水1小杯。二诊能进少量流汁，共推4次而愈。

临床使用，多以推天柱骨配运八卦为主，伤食吐加推腹阴阳、运板门；脾虚吐加补脾经；湿热吐加清天河水、推箕门；寒吐加推三关等辨证施治，都能取得较好的效果。

裴沛然：治病先治心

大量的临床事实证明，凡是具有乐观、开朗、心情舒畅、意志坚强等良好心理因素的人，可以促进机体的新陈代谢，增加机体的抗病能力；具有焦虑、忧郁、恐惧等不良心理因素的人，将会干扰机体的正常功能，削弱体质和抗病能力。

裴氏在临床工作中体会到，医生的语言、表情、态度和行为等，与病者的情绪、态度、行为以及治疗的效果有着密切的关系。经裴教授诊治的大多疑难杂症，其中有些被判为"不治之症"。这类病者没多久治少效然后来此诊疗，有的仍抱一线希望，有的近于绝望。从治疗角度看，要取得很好的疗效难度颇大，裴氏总是以满腔热忱抚慰病者，晓之以理，动之以情，鼓励患者树立起生活和治疗的信心，然后配以适当的方药治疗。即使面对"不治之症"，也千方百计减轻病者的痛苦。他倡用的"医患相得法"，使许多患者获得了新生或减轻了病痛。他还常说："治病先治心，既是一个医疗方法问题，也是一个职业道德问题。唐代医家孙思邈将《大医精诚》一篇置于《千金要方》卷首，其意义值得我们深思。""在我所治疗的慢性病、疑难病中，虽能幸中一二，这固然是药物的作用，但我更重视病人的心理效应"。

宋孝志：地黄饮子临证治验

地黄饮子出自于金·刘元素《宣明论方》，为治疗中风喑痱、肾元虚衰、舌强不能言、足废不能用的方剂。方中药味较多，但温而不燥，是上下并治，标本兼顾的有效方剂。对于此方的应用，宋孝志教授在多年临床探讨中，总结出许多有益的经验，特别用于治疗一些疑难杂病，取得了较好的疗效。

病例1 患者，马某，男，30岁，初诊日期：1991年9月8日，病历号：手册。病缘于1991年7月起，无明显诱因突发右侧大腿肌肉刺痛，并渐加重。继之右髋关节疼痛，并右腿活动受限。月余后左腿髋部亦感疼痛，行走时加重，只能持双拐而行。经北京人民医院检查（X线拍片、核素扫描、磁共振等）诊为"双侧无菌性股骨头坏死，以右侧为主"。当即给予激素治疗，口服泼尼松，共服2月余，疗效不佳。就诊对双腿髋关节疼痛，动则尤甚，活动受限，下肢无力，腰部痿沉，只能扶拐缓行。关节无红肿，无破溃。二便调，饮食正常，舌质淡红，苔薄白，脉沉细。辨证分析：肾主骨生髓，肾之精气不足，髓海空虚，骨失所养，骨不胜任，而疼痛无力。下元虚衰，气虚血瘀，故骨痛而有定处。病标在骨、其本在肾。

立法：滋补肾精，温阳益阴。方药：地黄饮子加减：生、熟地黄各15克，山茱萸12克，石斛12克，炮附子9克，肉苁蓉12克，肉桂3克，巴戟天12克，石菖蒲9克，鹿角霜12克，远志9克，茯苓12克，麦冬12克，五味子9克。二诊：服上方14剂后自觉右髋关节疼痛较前加重，余无变化。舌质淡红，苔薄白，弦细。宋孝志教授诊后认为，右髋关节疼著不是病进，而是好现象，为气血复周之势。仍继服上方减鹿角霜加赤、白芍各9克，继服14剂。

三诊：服上方14剂后精神较佳，双髋疼痛明显减轻，仅感活动后微有疼痛，并已弃拐行走多日，且行走基本自如。1991年12月在北大医院复查X线拍片："右股骨头较前对照，疏松部位减少。"诊见患者舌质淡红，苔薄白，脉沉细。拟前方减白芍加骨碎补，以加强补肾壮骨之功。予方30剂。服后随访病情稳定，且渐好转。

此病应分为内伤及外伤区别论治，内伤多责之于肾，外伤多责之于瘀血。本案属无创自发，病情渐重，虽为骨痛，其本在肾，并属阴阳俱虚，骨无所养，因此必须从根本上缓缓而治，故以地黄饮子阴阳双补，温而不燥，使下元得以温养，浮阳得以摄纳，水火相济，气血调畅，骨得其养，疼痛通乃愈。临证以此方作为治疗骨病的基本方，随症加减，多可奏效。

病例2 患者，陈某，男，26岁，初诊日期：1991年11月8日，病历号：手册。病腰部疼痛，脊背酸沉，放散至足，下肢麻木，步履困难1年余。9个月前经X线检查确诊为"类风湿强直性脊柱炎"。即予以口服激素治疗。服药期间疼痛好转，但停药后诸症加重，且进展较快，躯体活动受限。即从东北来北京就诊。刻下症：周身酸痛，尤以腰背为重，屈伸不利，活动受限。上身觉冷，周身关节亦痛，下肢为甚。胸部拘急闷胀，动则汗出，饮食稍差，大便正常，小便浑浊。舌质红，苔黄腻，脉沉细。辨证分析：正气不足，风寒湿邪侵袭机体，注于经络，留于关节，气血痹阻，寒凝经脉，内舍于肾，骨失所养，故脊背及周身关节疼痛，屈伸不利。湿邪留滞，郁而化热，舌见红色，苔黄腻。

立法：温补肾阳，散寒除湿。方药：地黄饮子加减：桂枝9克，炮附子9克，生、熟地黄各15克，山萸肉12克，茯苓12克，麦冬9克，五味子（打）9克，远志9克，石菖蒲12克，天麻9克，7剂。二诊：服上药后手指关节痛减，小便较前清亮，余症同前，继前方加续断12克以强健筋骨。三诊：连服上方60余剂，周身酸痛减轻，尤以腰背明显好转，上身发凉亦减，周身关节已无明显疼痛，唯觉肩部发酸，手指胀麻。舌质红，苔黄少津，脉弦数，拟前方减续断加牛黄芪10克、何首乌10克，因脾主肌肉，故加强补气健脾，益肾填精之功。四诊：此诊距上诊已近10个月，一直断续服上方，诸症明显好转，周身活动自如，时感左臂痛，天明则发，劳累时重，余无明显不适。舌质淡红，苔薄黄，脉弦紧。继上方减何首乌、黄芪加羌、独活各9克，以祛风除湿散寒。随访1年，病情稳定。

强直性脊椎炎是类风湿关节炎中较重的一种类型。常见于青年男性，因病变累及脊椎，引起强直变形，活动受限，尤以胸背为重。本病预后较差，病者常丧失劳动及生活自理能力，临床治疗十分棘手。属中医学痹证范畴，但仅以风寒湿痹论治，常不奏效。病情已久，正气乃虚，病深及骨，故应按骨痹进行辨治。

病例3 患者，男，65岁。初诊：1992年9月5日。4年前因患脑血栓右侧偏瘫。1个月前突发完全失语，流涎，进食水发呛，同时右侧偏瘫亦较前加重，被诊为"再次脑血栓，伴运动性失语"。就诊前曾服中西药及针灸治疗，效果不佳。刻下症见完全失语，流涎小止，进食呛咳，痰黏不易出，哈欠频频，心烦易怒，哭笑无常，口臭口苦，食纳尚可，二便调，舌质红，苔黄褐，脉弦滑。辨证分析：此为中风之证，属中经络。因风痰闭阻，蒙蔽清窍，流于经络，滞于脾胃，痰热互结，气郁血滞，故见失语，流涎，右侧偏瘫；肝经蕴热，郁而化火，故心烦易怒。治拟化痰开窍，驱风通络。

方药：资寿解语汤加减：羚羊粉（冲）1.5克，竹沥水（分冲）15毫升，羌活9克，防风9克，桂枝6克，附子6克，炒枣仁12克，火麻仁9克，何首乌9克，生姜汁（分冲）6克，杭菊花12克，石菖蒲9克，玄参9克。二诊：以上方调服2月余，病情好转，已能言5字之内短句，但含糊不清，且言语缓慢，侧肢体活动仍差，常作哭笑，流涎不止，哈欠频频，周身乏力，四末不温，下肢水肿，大便干结，二三日一行，舌质淡红，苔薄黄。宋教授认为目前风痰渐去，正气乃虚，肺气不开，故哭笑无常，改以小续命汤加减：桂枝6克，附子9克，川芎9克，麻黄（打碎）6克，黄芩9克，防风9克，防己9克，党参9克，赤芍12克，生地黄12克。

服上方20剂后，病情明显好转，病人精神好，下肢有力，行走较稳，语言明显好转，晨起已能和家人简单对话，舌动灵活，可以上卷。唯有下肢水肿，大便时难，并易感冒。舌质淡红，苔薄白。予上方减远志，加黄芪12克，羌、独活各9克，后间断服此方2月余，随访言语清楚，右侧肢体活动明显**好转**。

刘渡舟：小青龙汤之六用

小青龙汤是张仲景用来治疗寒饮咳喘的一张名方。凡属寒饮内伏，或伤寒表不解，而心下有水气；或膈间有支饮，水寒上射肺系所致咳喘者，皆可使用。但本方合干姜、细辛及麻黄、桂枝于一体，辛烈走窜，药力峻猛，临床医家多畏之而难以施用。为此，刘氏总结出以下几方面临床运用小青龙汤的主要辨证环节。

1. 辨气色　望、闻、问、切，《难经》谓之神、圣、工、巧。凡体内有病，多有气色见于面部，故曰"望而知之谓之神"。寒饮为阴邪，易损伤阳气，使阳气不能上荣于面部，而面呈黧黑之色。故《金匮要略·脏腑经络先后病篇》指出："鼻头色微黑者，有水气。"又说（面）色鲜明者有留饮。"这些反映在颜面部的水气之色，或双目周围呈现对称性黑圈，叫作"水环"；或头额、鼻柱、两颊、颏下之皮里肉外出现黑斑，称为"水斑"，二者统称为"水色"。

2. 辨舌　寒饮内伏是由于阳虚而津液凝聚不化所致，所以舌质一般为淡嫩而胖，舌苔往往表现为水滑或润滑。

3. 辨痰涎　肺寒气冷，津凝不布则为痰。所以寒饮咳喘往往多痰，或痰涎清稀不稠，形如泡沫，落地为水；或痰稠但明亮晶彻，状如鸡蛋清，含口有如凉粉之感。

4. 辨咳喘　或咳重而喘轻，或喘重而咳轻，或喘咳并重，但必定是"咳逆倚息不得卧"，平卧则加剧。

5. 辨脉　寒饮内伏多见脉弦或脉沉弦。如果是表寒而夹有内饮，则多为浮紧之脉。

6. 辨兼证　寒饮内伏可以兼见或噎，或呕，或小便不利而身肿，或头痛发热等症，都是由于水饮随气机流动而引起。

以上6个辨证环节，是正确使用小青龙汤的客观依据。只要掌握好这几个环节，临床运用则效如桴鼓。刘渡舟教授认为，这6个辨证环节并非必须悉见，只要有其中一、两个主症无误，便可使用小青龙汤治疗。用小青龙汤治疗重证寒饮咳喘，疗效卓著。但由于本方辛烈走窜，作用峻猛，久服能伐阴动阳，拔动肾根。所以必须中病即止，不可久服。为此，张仲景立小青龙汤证，一方面阐明其证治特点；另一方面又指出其救逆方法。目的就在于告诫人们要注意服药后的一些不良作用。

所以，在《金匮要略·痰饮咳嗽病篇》中指出："青龙汤下已，多唾口燥，寸脉沉，尺脉微，手足厥逆，气从小腹上冲胸咽，手足痹，其面翕热如醉状，因复下流阴股，小便难，时复冒者，与茯苓桂枝五味甘草汤，治其冲气。冲气即低，而反更咳，胸满者，用苓桂五味甘草汤，去桂加干姜、细辛以治其咳满……"根据仲景所立青龙汤救逆之法以及《金匮要略·痰饮咳嗽病篇》中提出的"病痰饮者，当以温药和之"的原则，认为以苓桂术甘汤为主的"苓桂剂"温化寒饮，可以作为服小青龙汤取效后的善后方法，疗效最为理想。

病例1　张某，男，40岁。患气喘病多年，每当发作之时，自服"百喘朋"能缓解症状。此次犯病，发作严重，又来求取"百喘朋"。当问及为何不服汤药以治之，才知道原先曾服中药无数，但未见效果，所以只好服用"百喘朋"以缓解一时之苦。经反复劝说后，同意服汤药一试。症见咳喘痰多，脉弦而舌苔水滑。观其面色黧黑，辨为寒饮内伏，上射肺系。麻黄9克，桂枝9克，干姜9克，细辛6克，五味子9克，半夏9克，白芍9克，炙甘草9克，2剂。服药后咳喘明显好转，改用苓桂杏甘汤加干姜、五味子，又服3剂，咳喘基本得以控制。

病例2 某男，咳喘痰多，不能平卧咳唾稀白泡沫状痰，面色黧黑，脉弦紧，舌苔白滑。证属寒饮射肺，投以小青龙汤原方2剂。患者持方归去后没有再来复诊。待第二年春又来门诊，其面色白不泽，身形羸弱。经询问才知道去年冬季持方归去后，因服药颇见疗效，自以为得治病之方，就按原方继续服用。第12剂后，发生头晕、心悸、夜难成寐等症。自"冬至"节后，忽一日又发生鼻衄，来势汹涌，不能自止，经某医院用电烙法止血。因为失血太多，自觉神疲之力，所以又来诊治。此乃由于久服小青龙汤，使得阳气内动，下扰少阴肾精。待冬至节后，天阳启动，一阳之气升发，使得两阳相迫而伤阴动血。用人参养荣汤加龙骨、牡蛎等益气和血以调阴阳，连服数10剂后，体力才逐渐得以恢复。

赵绍琴：以法统方，法立方随

赵氏临床特色之一就是注重辨证立法，以法统方。如五更泄泻日久不愈，历用四神丸补涩不效，症见黎明即泻，腹中绞痛，泻势急迫，气味恶臭，泻后痛减，脉象弦滑，按之有力，舌红苔白根厚，此为肝胆郁热乘少阳当令之时犯脾，故令黎明作泻，治以疏调木土方法，苦坚以泄其热，甘缓以理脾土，升和以疏木郁，则晨泄自止矣。

分析病机特别注重对脉象进行分析，从而抓住疾病的本质。如患者头痛眩晕，失眠梦多，诊脉弦细且数，则云：弦主肝木之郁，细为脏阴之亏，数则内热之征，全是肝郁化火，劫伤阴血，拟用养血育阴，清泄肝木方法。赵教授对于脉象与病机的内在联系深有研究，其于《文魁脉学》中列数复合脉象800余条，每条脉象均注明其所主病机，并拟定治法。如能循此研究，必能大有益于临床也。

异病同治和同病异治是中医临床特色。针对病机确立治法以统方药治疗，这种模式最能反映出异病同治和同病异治的特色。例如，在治疗现代医学泌尿系统疾病时，对于慢性肾小球肾炎、肾病综合征、肾小管酸中毒、紫癜肾、慢性肾衰竭等慢性肾病均采用凉血化瘀方法为主，兼以随证加减，常能获得显著疗效。这类疾病根据中医辨证，其病机同为热郁营血，故皆以凉血化瘀为其治疗的基本原则。

对于并非同一系统的疾病，只要病机相同，亦应采用同一治则。如系统性红斑狼疮、病毒性心肌炎、白血病、再生障碍性贫血等，辨其病机亦同为热入血分，故立其治法亦以凉血化瘀为主。病虽为二而病机一也，敖立法同而用药相近也。赵教授之异病同治，实有不可思议之处，非浅学者所能及也。至于同病异治，词其病机不同，而立法用药各异。例如，赵教授治疗阳痿，有肝郁者疏肝而愈；湿热者清化而愈，命门火衰者温阳补火而愈；气机失畅者，疏调气机而愈。是为同病异治，盖因其病机不同故也。

以法统方并不拘于成方成药，而是依法遣药组方。往往信手拈来即成一方，析之绝无成方的痕迹，而又与立法无不吻合。其方药又灵活多变。法未更，药已变。临阵换将，而所换又恰到好处。尝见有人云治某病非某药不可。赵氏指出："此言差矣。夫中药用其性味，同其性味者皆可选用，言病非某药不治者，非为炫奇，即是推诿。此风不可长也。当深究药性，以应临证无穷之变化。"

赵绍琴：用风药祛顽疾

善用风药是赵氏临床用药的最显著的特色。所谓风药，是指那些质轻气清具有疏解宣透作用的药物，如荆芥、防风、苏叶、白芷、独活、柴胡、升麻、葛根、牛蒡子、蔓荆子、藁本等，其药皆具辛味，性平或温，属传统的解表类药物。赵教授擅长运用这类风药，其应用范围远远超出了解表祛邪，而有诸多妙用。用于升阳。风药轻清上浮，善能升发脾胃清阳之气。

凡升降失常，清阳不升，泄利腹胀纳呆脘痞，必调气机，升清阳，清阳升则泄利自止，浊阴降则腹胀自除，如葛根、防风之类为必用之品。用于疏肝。肝喜条达而恶抑郁。凡肝气不疏，胁肋胀满作痛，嗳气太息，脉沉且弦，当疏肝解郁，宜用风药，如柴胡、苏叶、防风等，风药具升发之功，能遂肝木上升条达之性，故能疏之。用于宣阳。凡阳气郁而不伸者，或为低热不退，或为心胸憋闷，必有他邪郁遏阳气，宜察其所在而调之，并参以风药宣布阳气则愈。用于发散火郁。火郁者，火热内郁不得宣泄，其人必发热，烦躁，甚则懔懔恶寒，四肢厥逆。此为阳厥，火热内郁不达于外所致。

经云"火郁发之"。王注云，发之即汗之，发汗令疏散也。宜用风药，疏其腠理，火郁可得外泄。用于疏卫。疏卫即疏解肺卫，令营卫和，腠理开。不独温病卫分证须用疏卫方法。凡病不论内伤外感，但有腠理闭郁者，皆当先疏之，上述宣阳，发散火郁皆有此意。推而广之，凡病有邪者，皆宜先疏解卫分，令腠理调和，而后再视邪之所在而治之。疏卫宜用风药。用于透热转气。温病邪入营分，当用透热转气法，使邪气透出气分而解。如何透热转气？用风药疏解之为重要方法。疏之则腠理开，微汗出，气机通畅，邪气自营分透出矣。用于透出血分伏邪。杂病热郁营血，深伏不解，但用清营凉血方法难于取效，必兼用风药宣解，使血分伏邪有外透之机。名曰清化方法，凉血为清，风药入血，透邪外出，则邪自化解。先生治慢性脊病用凉血化瘀为主，必兼用风药，即是此义。用于胜湿邪。湿邪胶固难化，治之不外芳香化湿，苦温燥湿，淡渗利湿。诸法之外，又有风以胜湿之法，为赵氏所常用。

湿乃土之气，风乃木之气，木能胜土，风能胜湿，乃五行相胜之理，湿盛于地，唯风能干之，亦自然之理。风药味辛能行善散，疏调气机，内利三焦，外通腠理，使湿邪外出有路。故凡湿热为病，必借风药以胜之为上策。用于消水肿。凡水湿泛滥肌肤为肿，或水饮积于体腔为胸水、腹水者，治之不可不用风药。开鬼门则水湿可去，水肿可消。《金匮要略》云："腰以上肿者当发汗。"发汗者，疏通腠理之义也，非风药不能奏其功。用于利水道。《金匮要略》："云腰以下肿者当利小便。"利小便是目的，是效果。用风药可利之。盖风药善能宣肺气，肺为水之上源，肺气宣则水道利，俗谓提壶揭盖之法也。故凡小便不利者，不可忘记用风药宣肺亦能利水也。用治下焦之病。下焦者，肝、肾、膀胱、大小肠属之。

凡病属邪在下焦者，当用风药行经以提出邪气。东垣云："凡下焦肝肾之病非用风药行经不可。"邪在下焦，深入阴血，其藏甚深，非用风药不能透邪外出。故先生每用风药治疗肝肾之病，收效甚佳，是其例也。用于疏调气机。凡气机不调为病者，常法行气而已。

赵氏则常配以风药，风药味辛，能行能散能通，善能通利气机，开郁散结，故宜配伍用之。用于通行经络。凡因邪气阻滞经络者，宜用风药行经通络。如风寒湿三气杂至合而为痹，肢体关节肌肉疼痛麻木不仁，皆是经络阻滞不通之故，宜借风药行散之力而通之则效。用于利咽喉。凡咽喉红肿疼痛，为喉痹、乳蛾之类，甚至汤水不能下咽者，为火郁之甚。不可专事清凉，必合风药以消肿利咽，亦火郁发之之义。用于止瘙痒。若皮肤瘙痒，为风湿热邪蕴蓄血分，凉血清热之外，宜加风药疏散，则腠理和调，其痒自止矣。用于行药力。凡组方之要，贵在灵动。尤其滋补之剂，最忌呆滞。若纯用补药，则少运化之力而难以取效矣。必于补剂之中，稍加风药，则全方灵动，运化补益之方，非风药莫属。

赵氏运用风药，有出神入化之妙，得心应手之效，堪称一绝，值得研究效法。

颜正华：填精活血，益智缓衰治老年

颜氏认为人体衰老的主要机制不只是精血亏虚，还有瘀血的一面。古云：户枢不蠹，流水不腐。血液灌溉一身，濡养脏腑组织器官，倘若精血本虚，又加血行瘀滞，运营障碍，致使脏腑失养，功能减退，肾不能受五脏六腑之精而藏之，精亏愈甚，从而加速衰老。总之，精血亏虚与血行瘀滞互为因果，是导致衰老的主要机制。根据上述衰老的根本是精血亏虚兼有瘀滞这一认识，颜氏提出防衰老应抓住"虚""瘀"两点，治以补精血为主，兼以活血化瘀为辅。如此，精血充足，血行流畅，则神旺而形体充固，不但众邪难犯，而且衰老可缓。正如《素问·上古天真论》所云："积精全神""精神内守，病安从来"。颜氏经多年临床摸索，拟定了填精补血化瘀方，用于临床有明显的强身健脑益智及防治老年病的作用。方以熟地黄、制首乌、枸杞子、黄精填精养血，健脑充髓；当归补血活血；川芎、丹参活血行气通脉；人参补气安神益智。诸药相合，补精血而不留瘀滞，行瘀血而不伤正。

张云鹏：冬令膏方祛顽疾

每值冬令进补之时，病家屡邀张氏研订膏方调治，而获良效。

病例1（不寐）　朱女士，59岁。2003年12月12日诊。虽云不寐有虚实之分，然虚实互见恒多，原夜寐不安已达10余年，近心烦而躁，偶尔胸闷，睡眠易醒，夜间尿频，有4～5次之多，实中有虚也；上午头晕沉沉，精神倦怠，记忆力下降，口干欲饮，大便偏干，舌质淡而尖红，苔薄腻，脉细稍弦，虚中有实也。综合脉症，辨证为阴虚火旺，肾阴不足，痰湿内蕴，治拟滋阴清火，补肾缩泉，化痰宽胸，交通心肾。枸杞子200克，白芍200克，龟甲200克，麦冬200克，黄连30克，陈皮100克，竹茹60克，茯神300克，制半夏100克，炒枣仁300克，柏子仁300克，淡竹叶50克，黑芝麻300克，女贞子300克，玄参300克，制首乌300

克，龙胆草30克，莲子心60克，生地黄200克，丹参200克，佛手150克，玫瑰花100克，珍珠母300克，青龙齿300克，益智仁200克，天麻300克，五味子100克，葛根200克，生黄芪200克，生山楂200克，淮小麦300克，石菖蒲100克，炙远志30克。上药煎3次，取汁。西洋参100克，另煎和入上药汁，加阿胶400克（烊化），冰糖400克收膏。随访：服膏方后症状明显减轻，夜寐得安，尿频显著改善，精神渐振，患者满意。

本案虚实夹杂，取黄连阿胶汤合温胆汤之意，滋阴清火，化痰安神；又因肾阴亏虚以致心火偏亢，肾水不足必致心火上炎，故又用生地黄、女贞子、制首乌、枸杞子、龟甲补益肾水，以使水火既济，心肾得交。总之，虚实同治，神静而寐安。据张氏经验，病久不愈，舌苔腻是痰湿内蕴之象，予温胆汤治疗常能取得疗效。

病例2（疲劳综合征） 杨先生，43岁。2003年11月22日就诊。《素问·上古天真论》曰："丈夫五八，肾气衰。"操劳烦心，则肾气更惫，肾阴不足，必阳亢无疑，血压随之升高；肥者令人内热，甘者令人中满，高血脂、脂肪肝伴之而来，腰酸、颈部不适，易疲劳，皆肾虚之故，干咳咽痒，肺金之病，舌质尖红，苔薄腻，湿邪内蕴也，脉细则虚证为主。

治以补益为主，化湿为佐，补益以养肾为先，化湿以轻宣为法，扶正不助邪，祛邪不伤正，两全其美矣。制首乌300克，黑芝麻300克，钩藤300克，葛根300克，天麻150克，枸杞子150克，珍珠母300克，杜仲150克，生地黄150克，龟甲150克，炙百部100克，玄参150克，滁菊150克，潼蒺藜150克，麦冬150克，灵芝150克，泽泻100克，决明子150克，荷叶100克，虎杖150克，生黄芪150克，川牛膝100克，石斛100克，石决明300克。上药煎3次，取汁。冬虫夏草5克，另煎合入上药汁，加阿胶（烊化）300克，冰糖500克收膏。随访：服膏方后血压见平，咳挫脂降，精力充沛。

《素问·灵兰秘典论》云："肾者，作强之官，伎巧出焉。"容易疲劳，为肾气不足，腰为肾之府，腰酸乃肾虚之证。高血压者，人云肝阳偏亢，其言未全。阳亢者，因于水亏，水亏者，肾水不足也。方以制首乌、黑芝麻、玄参、龟甲、冬虫夏草等滋养肾阴，佐以钩藤、天麻、石决明、珍珠母等平肝潜阳；舌苔薄腻，形体丰腴，乃痰湿之体，故方用泽泻、决明子、荷叶、虎杖等化湿利水。全方使补而不滞，清而不损，实为互助也。

病例（脱发）　曹女士，36岁。2003年11月22日诊：患者精神疲乏，头晕且痛，脱发颇甚，竟致全脱，为肾精不足之征，"心为君主之官，神明出焉"，心烦，夜寐不安，乃心失所养，月经提前，则为肝肾失调，所幸纳谷尚可，胃气未伤，诊得舌质尖红苔薄白，示阴伤有热也，脉来细缓，为正气不足。综合脉证，属心肾两虚，肝肾失调。值此冬季将临，宜养心安神，滋补肝肾，调理气血。丹参200克，郁金150克，炒酸枣仁300克，天麻150克，茯神300克，制首乌300克，玄参300克，山栀100克，苟杞子150克，黑大豆300克，桑椹子300克，连翘300克，菊花150克，豆衣300克，五味子100克，生地黄200克，熟地黄200克，山茱萸100克，木香50克，珍珠母300克，生黄芪150克，夜交藤300克，女贞子150克，合欢皮300克，陈皮80克，石斛150克。上药煎3次，取汁。加阿胶（烊化）300克，冰糖500克收膏。随访：服膏方3个月后脱发之处已生新发，精神渐振，夜寐得安。

《素问·六节藏象论》云："肾者，主蛰，封藏之本，精之处也，其华在发。"张景岳曰："精足则血足发盛。"张氏称："发者血之苗，血盛则发润。"脱发者，为肾精不足，缘精血同源也。夜寐不安，其因颇多，不可执一。本案舌质尖红、心烦，乃心阴不足，心失所养，心肾俱病也，病位虽有上下之分，经气却有互通之能，脱发与失眠亦有相关之因，两者同治，故能得效。

病例3（脑外伤）　冯女士，61岁。1999年12月11日就诊。年轻时曾患肺结核，素体虚弱可知，2年前因车祸而致颅骨骨折，气血筋骨受伤，脑络不和，时感头痛；兹工作繁忙，思虑过度，大脑承受力差，乃属髓海不足；时有心悸，动则益甚，又为心气虚弱；面色少华，倦怠乏力，头发脱落，腰酸，为气血不足，肾精虚损。值此冬令之际，理应进补；然中脘不舒，胃气失和，又当照顾脾胃；舌质红，为肾阴亏虚之征；脉细，乃气血不足之象。治宜滋补肝肾，佐以健脾和胃，以冀精力充沛。胎盘30克，熟地黄200克，杜仲300克，淮牛膝200克，肉苁蓉300克，巴戟天100克，生地黄300克，玄参300克，制首乌300克，黄芪300克，龟甲150克，石斛300克，灵芝300克，续断300克，当归200克，黑芝麻300克，太子参300克，麦冬300克，五味子100克，枸杞子300克，天麻150克，佛手200克，八月札200克，酸枣仁300克，炙远志100克，柏子仁300克，郁李仁200克，炙鸡内金200克，木香50克，延胡索200克，石菖蒲100克，郁金100克，黄精300克，玉竹200克，天冬120克，核桃肉150克，沙参200克，砂仁15克，丹参200克。上药煎3次，取汁。西洋参50克，另煎合入上药汁，加阿胶（烊化）300克，冰糖500克收膏。随访：患者2000年4月称，精力充沛，面色转华，无头痛、腰酸、心悸等不适，自觉情况良好。

《灵枢·经脉》指出："人始生，先成精，精成而脑髓生。"故取河车大造丸之意补肾益髓以健脑，又取归脾汤之意补益气血，养心悦脾；用石菖蒲、郁金、灵芝化痰益智；同时不忘补中有通，加砂仁、佛手、炙鸡内金等健脾醒胃，治从先天、后天着手，终获佳效。

杜顺福：大黄外用疗杂病

杜氏用药严谨，在巧用大黄外治方面可见一斑。

1. 破积聚　大黄外敷无关格之虑。急性肠梗阻属中医学"积聚""关格"范畴，有腹痛、腹胀、便秘、呕吐等急性症状，用内服药物治疗有困难，曾用大剂量大黄粉调敷脐腹部治疗不完全性肠梗阻获效。

病例1　沈某，男，51岁。因阵发性腹痛伴呕吐6天入院。患者既往有腹部手术史，本次因吃不洁食物后引起中上腹胀痛，恶心，继之腹痛，大便2次，溏薄，有里急后重感，但无黏冻脓血，翌日发生便秘，腹痛阵发性加剧，伴呕吐。体检：腹部饱满，有肠型，全腹均有压痛，腹部叩诊呈鼓音，肠鸣音亢进。脉滑数，苔黄腻。腹部X线片见腹内肠腔扩张，有多个大小不等的液平，提示小肠不完全性肠梗阻。B超见腹部有明显扩张肠型，大的内径达38毫米。经胃肠减压，引流出1000毫升墨绿色液体。在予静滴氨苄西林、甲硝唑的同时用中药扶正理气汤、大承气汤煎液鼻饲，但汤药又从鼻饲管引流出来。24小时后，症状体征未见好转。后经杜老指导，改用生大黄粉200克，50%硫酸镁溶液200毫升调糊，敷患者的脐腹部，约1厘米厚，外盖桑皮纸，2小时后患者排出大量粪便，腹痛腹胀缓解。敷24小时，共排便3次，诸恙消失，症状体征检查均无异常。拔除胃管，进食如常。调养1周，康复出院。

患者因既往腹部手术，腹腔内有束带形成。本次不洁饮食后诱发急性胃肠炎，致与束带相连的肠段扭转或成锐角，导致急性不完全性肠梗阻。正如《卫生宝鉴》曰："凡人脾胃虚弱或饮食过常，或生冷过度，不能克化，致成积聚结块。"杜老认为由于关格不通，汤药不入，则内服中药疗效不显，而外用大黄使积聚留饮宿食清除，开通了关格，起到了荡涤胃肠，推陈致新的效用。

2. 疗指疗 大黄浸渍可免拔甲之苦。中医称甲沟炎为沿爪疗，治疗较为麻烦，西医外科往往要拔甲清疮治疗。而杜氏用大黄、黄连、胆矾液浸渍治疗甲沟炎，有拔毒消炎、祛腐生肌的功效，可免拔甲治疗之苦。

病例2 徐某，女，40岁。因左手示指甲沟及周围红肿热痛4天，就诊于外科门诊，经诊断为甲沟炎，提出要拔甲治疗。但患者3年前曾因环指甲沟炎已有拔甲治疗的经历，因有恐惧感而延请中医诊治。杜氏遂用大黄、黄连各12克，煎浓汁30毫升，溶入胆矾8克，冷却后嘱患者浸渍患指至第二指关节，每次10分钟，每日3次，药液可重复使用，患者用药1周而愈。

大黄、黄连、胆矾浸液治疗沿爪疗有效，杜氏也曾用于治疗蛇头疗（化脓性指头炎），疗效也很好。《圣惠方》中有用大黄、黄连敷治鼻中生疮。《圣济总录》中载有石胆散一方，以胆矾一味敷"甲疽胬肉疼痛，脓血不止"。杜氏以先哲之验，三方并用，认为可祛腐拔毒，透发消炎，生肌收敛的作用更强，在外治指疗中相得益彰。

3. 灭火丹 大黄外用立见止痛收敛之功。带状疱疹是好发于成年人的病毒感染性皮肤病，中医称缠腰火丹。患者的皮肤上可见成带状绿豆大小的丘疱疹，沿神经分布，自觉疼痛剧烈，尤以老年人为甚。

本病是肝经热毒蕴积突破皮腠某一部位而发，常在予病人内服龙胆泻肝汤的基础上外用大黄、青黛、冰片，用菜油调敷患处，以减轻局部剧痛之苦。

病例3 马某，男，68岁。因右侧胸背部刀割样剧痛而就诊，开始拟胆绞痛而做肝胆系统检查，未发现异常，又做心脏、脊柱检查，也未见异常。4天后因局部皮肤出现大面积成串的大小不等的水疱而确诊。杜氏给予内服龙胆泻肝汤，外用大黄粉12克，青黛30克，冰片15克，用菜油调成稀糊状，频刷患处，每日6~8次。用药后患者局部皮肤有清凉感，疼痛明显减轻。1周后疹退，但局部皮肤仍时有刺痛，继续用大黄青黛冰片散外治，2周痛愈。

缠腰火丹发病后常可获终身免疫，诊断也不难，唯以疼痛难熬，特别是老年体弱患者疼痛时间可持续月余甚至更长。外用大黄青黛冰片散可大大减轻疼痛程度，缩短疼痛时间，改善患者生活质量。早在《救急方》中就有用大黄磨水频刷治疗"火丹赤肿遍身"的记载，配青黛、冰片更能散郁火，消炎止痛。《本草求真》指出"青黛大泻肝经实火及散肝经火郁"，外用是治疗"疳毒，丹热痈疮"

的要药。《医林纂要》中记载冰片"主散郁火，能透骨除热"，亦能"生肌止痛"。现代药理学认为冰片有局部麻醉止痛作用。菜油古称芸薹子油，据《本草纲目》记载可治"诸游风丹毒，热肿"，又是良好的调和剂。所以四药外用有合力灭火丹之妙。

4. 消乳痈　乳痈的治疗方法颇多，在急性早期杜氏常用大黄粉调和碾碎的芙蓉叶涂敷患处，疗效明显，一般2天就可以消肿止痛。

病例4　李某，女，23岁。产后3天，左乳房外侧肿胀疼痛，可触及6厘米×8厘米大小肿块，无波动感，伴发热，将大黄粉和碾碎的芙蓉叶用冷开水调和，敷布在乳头及肿块周围，口服清热解毒的消痈汤，2天后热退肿消，能正常喂奶。

中医认为乳房属足阳明胃经，乳头属足厥阴肝经，乳汁为气血所化，源于胃而实为水谷之精华，如受邪毒侵袭，则奶络热蕴成痈。杜氏认为大黄乃是疏通足阳明胃经之药，外用又不影响全身气血脏腑，对清泻疏通局部奶络壅毒十分有利。《妇人良方》中以大黄为主的金黄散就是此理，正如《本草纲目》所谓，大黄是"足太阴、手足阳明、手足厥阴五经血分之药"。芙蓉叶清热解毒，消痈止痛，托毒排脓，与大黄相辅相成。据现代药理实验证明，芙蓉叶对溶血性金黄色葡萄球菌有抑制作用，按《疡医大全》配制的芙蓉膏已成为现代中医外科的应手之药。《本草纲目》也谓大黄与芙蓉叶相配"其治痈肿之功，殊有神效"。

夏翔：用黄芪的经验

1. 益气补元，固本抗衰　元气为人之功能的原动力，其根在肾，其培于脾，而黄芪正具健脾助肾之功。《别录》载：黄芪"补丈夫虚损，五劳羸瘦"。《药性论》载：黄芪"内补，主虚喘，肾衰，耳聋"。李东垣认为：黄芪"益元气而补三焦"。王海藏《汤液本草》载：黄芪"又治伤寒尺脉不至，又补肾脏元气"。均说明黄芪不单补脾脏。

中老年人，即使无明显器质性疾病，也脾肾渐亏，出现诸如神疲乏力、腰酸腿软等症，此正为黄芪所能。近代药理研究表明，黄芪具有调节免疫、延缓衰老、增强体质等功效。《日华子本草》称黄芪"助气壮筋肌"，实验研究认为，这些作用与黄芪含有机硒有关，某些含硒量少的功能、营养、代谢性疾病，使用黄芪后，症情均有不同程度的改善。在预防衰老方面，西医研究侧重于生物体细胞的抗氧化作用，中医则依据朴素的唯物辩证法"万物生存全赖于气"，从补元气、补虚损方面着手，而黄芪不失为益气补元的主要药物。配伍方面，以黄精、仙灵脾、当归、生地黄、景天三七、杜仲、九香虫见多。

病例1（更年期综合征） 钱某，女性，54岁，医务人员。患者49岁绝经，因背寒如冰伴五心烦热1年就诊。自觉脊寒冷如冰，整日似冷水浇背，但却五心烦热，并伴口干少饮，夜寐难眠，周身酸痛，舌质黯红，苔薄，脉沉细。年逾七七，天癸绝尽，肾元衰损，阴阳俱虚，督脉失温，水不济火，心肾不交，心火上炎，治以益肾补元，调理阴阳，温煦督脉，交泰心肾。选用：黄芪30克，当归12克，附子15克，肉桂6克，黄连3克，生、熟地黄各12克，白芍12克，肉苁蓉12克，菟丝子12克，仙灵脾12克，鹿角片12克，知母9克，细辛6克。并嘱积极运动，扩展爱好，稳定情绪。服药1个月，症情缓解明显，背部感温，烦热亦减，但少眠，身痛依然。加用珍珠母30克，酸枣仁12克，杜仲12克，杜衡12克。继续治疗，调治3个月，诸症悉平。

此病诊断当属更年期综合征，自主神经功能紊乱。夏师在处方用药方面，重视肾元，平衡阴阳，重用黄芪，配交泰丸交通心肾，引火归元；取当归四逆散之意温经散寒，养血通脉。

2. 益气活血，通络利脉　宗清·王清任所言，元气不足，血液必不能达于血管而致血液瘀阻之理，擅用补阳还五汤，尤推崇黄芪，认为其大补元气，以助养血活血。《本经》谓其"通调血脉，流行经络，可无碍于壅滞也"。现代药理研究证明，黄芪可改善微循环，扩张脑、冠状动脉，降低血管阻力，增加血液流量，与葛根、地龙、当归、川芎等配伍，可解除血管平滑肌痉挛，降低心肌耗氧量，改善血液黏稠度及血液的流动性。治中风、老年性痴呆等脑血管疾病时，常与葛根、细辛、蔓荆子、地龙相伍；治冠心病、心肌炎后遗症，常与麦冬、党参、龙骨、桂枝、五味子相伍；病态窦房结综合征，加麻黄、附子、细辛；治高脂血症、肥胖症常与石菖蒲、泽泻、蒲黄、槐米、制南星等为伍。

病例2（震颤麻痹伴老年性痴呆） 王某，男，81岁，1997年3月15日初诊。肢体震颤进行性加剧伴神志痴呆3年，曾在神经内科确诊震颤麻痹，因服西药疗效不佳求诊。家人代述：小便频数，余沥不尽，时有遗尿，大便艰行，记忆力明显减退，有时不辨家人，生活难以自理。舌体胖，颤动，色暗，苔浊腻，脉濡滑两尺弱。此乃肾元下亏，心肺两虚，风动痰瘀之证，投以益气活血，滋肾培元，养肝息风，化痰醒脑之剂。

予补阳还五汤加味：生黄芪30克，党参15克，当归12克，川芎15克，葛根30克，红花9克，生、熟地黄各12克，白芍30克，锁阳15克，生何首乌15克，地龙12克，钩藤18克，龙骨30克，石菖蒲15克，制南星12克，白附子15克。每日1剂。2周后复诊，患者可自己行走，面露悦容，声音清楚，应答及时，口角无流涎，自诉肢颤及肢体僵硬感有所减轻，遗康未作，大便已调，药证契合，上方为主增减，共进60余剂，诸症再减，生活基本自理。嗣后改服回春饮口服液，随访1年，症情稳定。

震颤麻痹为疑难顽症，因其有风动之象，大多从肝论治。此属本虚标实之证，常发生于高龄者，后期多伴痴呆病证，为肾元下亏，肝明不足，虚风内动，气血违和，心失所养，痰瘀滞脑。故拟补阳还五汤加味，补气活血，育养心气，升提清气。黄芪配伍钩藤、龙骨培滋肾元，养肝息风；石菖痛、制南星、白附子豁痰开窍醒脑，共奏益气活血，滋肾养肝，息风醒脑之功。

3. 益气托毒，愈疡抗炎 黄芪益气升阳，传统用于久疮败脓，以托毒生肌。《本草汇言》载："黄芪可以荣筋骨，黄芪可以生肌肉，黄芪可以托脓毒。"夏师用黄芪益气托毒，多用生而不用炙，临床上常用于复发性口腔溃疡、慢性呼吸、消化道的炎症、免疫系统变态反应性炎症疾病，均取得较好的疗效。现代药理研究证实黄芪可调节免疫功能，改善微循环作用，针对病因，加快溃疡的修复。

病例3（复发性口疮） 张某，女，42岁。反复发作性口舌生疮，灼热疼痛2年余。自诉2年来口舌生疮此起彼伏，灼痛难忍，发无间隔，伴神疲乏力，心悸失眠，口渴咽干，腑气每日一行，质稍干。曾用锡类散、珠黄散等外用，维生素口服，疗效不明显。检查：舌边、两颊黏膜、齿龈有很多处溃疡，其周围黏膜水肿，中间色白，舌淡红，舌体胖，边有齿痕，苔薄，脉细。证属气阴两虚，火热乘心，治当益气补元，养阴清心。

药用：生黄芪30克，生地黄30克，太子参15克，南、北沙参各9克，玄参12克，麦冬12克，石斛15克，知母15克，赤芍15克，仙灵脾12克，莲子心6克，苍耳子30克，辛夷15克，白花蛇舌草15克，生甘草9克。服药1个月，口腔溃疡发作明显减少，程度有减，神疲心悸等症均明显减轻，但溃疡发作仍无间隔。效不更方，再投上方加细辛9克，服药2周，口腔溃疡均愈，且无新溃物再作，随访未见复发。

黄芪为君，剂量用足，用生而不用炙，其义旨在力达病所，促使口腔溃疡早日愈合。此外，方中以生黄芪伍用大剂量生地黄，益气养阴，两者协同，作用相加，并有调节及抑制免疫功能；苍耳子、辛夷为祛风药，近代药理研究表明有抗过敏、调节免疫功能；仙灵脾、细辛温益肾阳，细辛辛温入肾经，起反佐作用，又可引火归元，仙灵脾则能补肾阳，益火之源。

4. 辨证用药，补而不壅　人体之病，多为气机不调、气虚、气滞所致，故调理气机，补益元气是重要环节。如喻嘉言所说："胸中大气一转，其久病驳劣之气始散。"黄芪性虽甘温，若处方用药，配伍得当，当无气壅助热之弊，如舌苔腻者，佐以藿香、佩兰等芳香化湿；肺卫气虚，寒痰恋肺，久郁化热，苔黄质红者，配南沙参、江剪刀草、佛耳草等；肝郁气滞化热者，配柴胡、黄芩、枳壳疏肝理气清热；肝阳上亢者，加羚羊角粉、菊花、钩藤等平肝降火。黄芪用药可达60克，辨证遣药，其功效不可惮述。

病例4（慢性支气管炎）　邓某，女，65岁，离休干部。因咳嗽5月余，加剧半月就诊。有慢性支气管炎达5年，本次发病从冬至夏5月余，咽痒，咳嗽阵作，遇风及夜晚加剧，痰呈白色泡沫状，近半月兼有黄痰，咽喉疼痛，偶有喉中喘鸣伴胸闷，气急，背微恶寒，夜汗频频，纳便尚可，舌略红，苔薄黄腻，脉细滑。胸片："两肺透亮度增加，肺纹理增生，右下肺少许斑片明影，边界不清。"辨证当属肺卫气虚，营卫失和，寒痰恋肺，郁久化热，治拟益气宣肺，调和营卫，温清祛邪，化痰平喘。处方：黄芪24克，南、北沙参各9克，白术15克，苍耳子30克，辛夷12克，净麻黄9克，桂枝12克，白芍12克，炙款冬花12克，炙紫菀12克，江剪刀草15克，佛耳草15克，制南星15克，白花蛇舌草30克，天竺子15克，腊梅花15克。用药半月，诸症大减，仅遗微咳少痰，舌红苔薄黄，脉细滑，再续前法去桂枝、白芍，月后病愈。

本案咳痰迁延，虚实夹杂，寒热相兼，处方不忌黄芪等补药，而用黄芪配南北沙参、白术等补气阴，实肺气；苍耳子、辛夷花疏风祛邪；麻黄、炙款冬花、佛耳草、天竺子、白花蛇舌草之属，温清宣降并施，此方另一特点是不忌生麻黄发汗之力，不囿阴虚盗汗之见，而以桂枝汤既温通卫阳，又和营敛阴，故夜汗即止，顽咳亦瘥。夏氏临床辨证施方用药，深受李东垣的甘温补益脾胃元气和张景岳温补肾元，阴阳相济理论的影响，同时，又借鉴朱丹溪、叶天士等的滋肾阴，养胃阴，化湿热学术观点。融会先贤精粹，又有所侧重及拓新，形成了个人独特的临床思路。

姚培发：老年杂病，泛用膏方

姚培发老中医从医50余年，擅长老年病证治，对摄生延年具有独到经验。每遇冬令，求处膏方者甚众。

1. 详问病史，重在防治痼疾　病者常常自以为"虚"，盲目求补，而邪实为病者居多。盖人体处于社会环境，长期经受七情六淫之侵扰，气血脏腑必会出现损害。脏腑功能衰退，气血流行阻滞。而病者所患慢性疾病，正是机体失衡的集中表现，所谓"至虚"之处。补虚之要，是为祛病，邪去则正安。处膏方不审其病，唯以肾亏、气血不足、阴阳二虚之类概之，一味补益，常常有闭门留寇之虞。

徐灵胎《慎疾刍言》云："盖老年气血不甚流利，岂堪补住其邪，与气血为难。"此之谓也。因此，姚氏处膏方，必详问病史，有何慢性疾病，临床症状几何，治疗情况如何，何方何法有效，包括实验室检查等，据以辨证。例如慢性支气管炎，姚氏认为必有痰饮宿根，以温肺化痰为正治；冠心病"阳微阴弦"，虽阳虚为本，但痰瘀交阻，祛邪为当务。所以姚氏膏方之主体，常以病人平日所服效方作为基础，以防痼疾复发。再者，"顽疾多痰，久病必瘀"，姚氏在膏方中多配伍应用大剂祛痰化瘀之品，如参三七、赤芍、桃仁、红花；半夏、象贝母、橘络、海浮石、海蛤壳等，认为参三七是味攻补兼施，行血通络的佳品，集补血、活血、止血之功于一身。半夏为祛痰圣药，而海浮石、海蛤壳"消积块，化老痰"，姚氏治顽痰临床喜用。姚氏体会，乘膏剂调补之宏力，尤重温运阳气，配合化痰祛瘀通络之品，乃治疗疑难顽症之大法。

2. 察色按脉，权衡体质偏差　有谓；望而知之谓之神。"或有曰；病家不用开口，便知病情根源。"姚氏认为，此并不是虚妄之词。而是通过望诊，观其神、色、舌、形体等，从整体上了解其体质，来指导临床辨证。姚师推崇清代名医叶天士验体之法，后世归纳分体质为六型：木火质；湿热质；肝郁质；阴虚质；阳虚质；脾弱质。姚氏深以为然，认为体质是人体先天禀赋，后天环境、气候、习性等综合形成的。不同的体质易感不同的疾病，感受同一外邪常见不同的证型，譬如木火质易患咳血、风证。脾弱者常见湿阻泄泻。

感冒者，阳虚常见寒证，阴虚易化热证。因此体质辨证具有重要的临床指导意义，于膏方门诊尤是。调补之谓，即是调整体质，使阴平阳秘，趋于健康。姚氏曾谈及20世纪60年代一病人，长年患肺结核，肺部形成空洞，迭进抗痨、气腹治疗，不愈。每至春天，则发咯血。后予常服中药滋阴清火，生地黄、玄参、地骨皮、小蓟之类，疾病终告痊愈。姚氏认为此乃中药调整体质之功，改变了人体病理内环境。冬令进补，调整体质是为要旨。姚师将补剂分为四类：平补，莲子、红枣、灵芝、薏苡仁之类；清补，西洋参、石斛、生地黄、麦冬之类；温补，肉桂、附子、巴戟天、肉苁蓉之类；峻补，人参、熟地黄、龟甲、鳖甲、鹿角胶之类。体质既明，阴阳可别，虚实乃分，膏滋大法出矣，而平补、温补、清补、峻补，也有准绳。

3. 处方用药，注重动静结合　每处膏方，姚氏必以人参与熟地黄相配，认为阴血虚者必以熟地黄，阳气虚者非得人参，一阴一阳，相为表里，一形一气，互佐生成。又以龟鹿二胶相配，龟甲胶补肾阴而通任脉，鹿角胶益肾阳而补督脉，阴静阳动，阴阳相配，有互相制约，利于吸收之功。女性及男性一般体质者以龟甲胶为主，男性偏阳虚者用鹿角胶为主，可随体质阴阳之辨而调整二者用量。

二是用药注意灵动，理气导滞，顾护脾胃，以防"虚不受补"。他认为越鞠丸解六郁，可仿其意，于膏方中酌情参入理气清水导滞之品。姚氏最为倡用桂枝、苍术2味，认为其性辛散，既能监制补膏药物之滋腻，又能振奋脾胃之运化，促使气血之流动，乃使膏滋补而不滞。三是指导病人少量起服，逐渐增量，来避免"呆药"。

病例　徐某，男，49岁，专卡号：97—183。素有"哮喘"病史20余年。平素感冒则喘。近3年来患"心肌炎"，胸闷，心悸时作。去年查出高脂血症。刻诊：腰酸乏力，耳鸣阵发，夜间盗汗，面容黯黄无华，二目内眦有脂斑。纳食欠馨，二便尚可。脉细濡，舌苔滑腻。此肾虚气弱，脾运失健，瘀浊交阻之证，拟补肾益气健脾，化瘀泄浊为治。熟地黄150克，枸杞子100克，桑寄生150克，厚杜仲150克，夏枯草120克，酸枣仁150克，荷叶100克，虎杖150克，生小蓟200克，桃仁100克，丹参150克，木瓜100克，䗪虫100克，辛夷90克，苍耳子90克，党参150克，葛根150克，山楂150克，苍、白术各120克，鸡内金100克，浮小麦300克，碧桃干100克，左牡蛎300克，红枣100克，炙甘草60克，生晒参（另炖兑入）100克。真阿胶200克，鹿角胶100克，龟甲胶100克，上3味黄酒浸炖烊，加冰糖500克，饴糖200克，收膏用。

此案姚氏抓住患者面色黯黄，血脂高，苔滑腻，认为其证痰浊内阻，是为病根，以至杂症丛生。全方熔补泄于一炉，尤大剂桃仁、丹参、䗪虫祛瘀，荷叶、虎杖、夏枯草、木瓜、山楂、小蓟以化浊利湿，而苍白术、鸡内金运脾燥湿导滞，更寓深意。姚氏习以生小蓟、山楂、决明子、泽泻用于高脂血症，疗效良好，并认为配合益气化瘀利胆之品更好。该患者于1年后膏方门诊随访，谓去年服膏方以来精力显振，感冒、哮喘少发，确有效也。

邵长荣：治肺务时时以正气为念

邵氏经常告诫学生：治病用药当时时以正气为念。因为正气包括了人体的抗御病邪，维持正常生命活动的物质，以及自身的调节功能和既病之后的康复能力，故《内经》曰："正气存内，邪不可干。"就此而言，人之所以患病，皆因正气虚而致，所以为医者治病用药必须重视正气，"衰者补之，损者益之"，要避免过于克伐正气。

1. 表虚易感者，实肺为本　表虚易感者，指容易反复感冒或经常继发肺部感染的病人。邵氏认为其原因主要是这类病人往往自幼体虚多病，不耐六淫、时行病毒的侵袭，又常常医治不当，如过用或滥用抗生素等，克伐正气太过，使得原本禀赋不足，虚弱之肺脏更加亏虚；此外，还有一些病人多汗易汗，使津气随汗外溢，因皮毛乃肺之外合，出汗过多，致皮毛腠理疏松，邪气易由外内入，折伤肺气；再由于"土生金"，则脾为肺之母，素体脾胃亏虚或因病使脾胃受损，脾失健运，化源衰少，精气不能上输于肺，也是肺气亏乏难复的一个重要原因。基于以上的机制，邵氏采用"补肺之气""固肺之合""强肺之母"的方法，使肺气充实，以增强抗邪能力。"补肺之气"常用"参芪汤"及"玉屏风散"；"固肺之合"多用糯稻根、麻黄根、碧桃干、淮小麦、五味子等敛摄止汗之品，其中以60克大剂量糯稻根煎汤代水尤为特色，对小儿多汗易感者效果极佳。

因为小儿脾胃亏虚，病后营卫失调而虚汗淋漓，因汗致腠理疏松而容易受邪感冒，而糯稻根能补肺止汗，又能健脾益胃，且性味甘平，易为儿童接受，所以用大剂煎汤代水以扬其长，能更好地发挥作用。"强肺之母"即培土以生金之意，常用六君子汤加减或丹溪的"参术汤"健脾化气。对于气阴两虚的病人，"参术汤"中的党参往往改用既能健脾又能补肺润肺的太子参。此外，根据表虚易感者的发病特点，还应"发时治标，及时扶正，重治缓时"，即急性发作时先及时治标，一旦邪势减弱，症状减轻时便渐进扶正，使正气来复，以励药力逐邪外出；邪清后，更要不欠时机地筑篱实内，以防患于未然，这样才能使肺强而邪不可干。

2. 湿困黏滞者，佐以治脾 湿困黏滞者，是指一些病人感受外邪后引起的"咳""痰""喘"等症状，用常规的治标方法，往往难以起到止咳、化痰、平喘的疗效。而追问病史，则素有胃疾，或感邪致病后，出现胃纳呆滞、脘腹胀满、大便不实或泄泻；舌苔常白腻或黄腻，脉细濡。邵氏认为这是由于脾胃素亏，或因受邪致脾胃受累，使津液不化，形成痰湿。而"湿性黏滞"，痰湿内伏，易恋邪碍正，故病情顽固，病程缠绵。对这类病人若在治主症的同时"佐以治脾"，加用健脾燥湿的四君子汤、六君、二陈汤、平胃散、参苓白术散等祛湿又不伤正气的方药，一旦湿化，则邪易祛，正气易复，往往能取得事半功倍的效果。

3. 情绪不安者，养心为要 情绪不安者，有二种情况：① 在疾病发作时，因自觉明显不适，而出现情绪不安，如夜间哮喘发作时等。② 某些病人在疾病过程中因盲目地自虑病情，出现情绪不安；甚者易在症状较严重时恐慌而不能自制，有些还出现了失眠的症状。邵氏认为情绪不安不仅会加重病情，而且还会影响治疗效果。所以对于第一种病人，邵氏采取"兼治"的方法，即在治疗主病的同时加以养心安神，使疾病发作时不至于过度情绪不安而加重病情。对于第二种病人，则先以心理疏导和养心安神治疗，使病人在正确认识自己病情的前提下，耐心地服从和配合医生，达到治疗目的。对于这两种情况邵氏都首选"甘麦大枣汤"治疗，有时方中以枣仁代大枣，以加强除烦安神的作用。

4. 咳喘气短者，肺肝肾同治 此所谓"咳喘气短"者，一般是指肺疾多年，动则咳喘（非急性感染期）者。《类证治裁·喘证》云："肺为气之主，肾为气之根，肺主出气，肾主纳气，阴阳相交，呼吸乃和，"而邵氏还认为呼吸的正常也离不开肝的疏泄功能，肺、肝、肾三脏间有着互制互用的关系，金水相生，肝肾同源。所以自创"三桑汤"（桑白皮、桑椹子、桑寄生），方中桑白皮清肺降气，李东垣谓："桑白皮，甘以固元气之不足而补虚，辛以泻肺气之有余而止咳"；桑椹子补肝肾之阴，又不过于滋腻碍邪；桑寄生补肝肾，且有通络活血之功。三者相伍，攻补兼施，而攻不伤正，补不敛邪，以治痰郁于肺，肝肾不足的

"咳喘气短"证。若偏于痰郁肺阻，可加清肺化痰的平地木、黄芩、瓜蒌仁、鱼腥草等，或加温肺化痰的紫苏子、前胡、半夏等。若偏于肝肾不足，则加调补肝肾阴阳之品，如附子、仙灵脾、补骨脂、巴戟天、杜仲或女贞子、枸杞子、何首乌、山茱萸等。

张云鹏：桂枝应用七法

1. 振阳通脉治心悸　以桂枝与生脉饮配伍，常用于治疗心阳不足，气明两虚之心悸。

病例1　雷某，男，40岁。胸闷心悸时作数年，近来发作频繁，头昏乏力，呼吸不畅，舌质黯，苔薄白，脉时结时代。心电图检查提示：频发室性期前收缩，呈三联律。证属阴阳两虚，心失所养。治宜振心阳，养心阴，兼以益气活血。药用：桂枝12克，炙甘草6克，党参15克，麦冬10克，五味子6克，丹参30克，生黄芪30克，茯苓12克。心悸胸闷甚时加全瓜蒌；夜寐多梦加远志。随证加减，前后共50余剂，心悸，胸闷消失，心电图复查基本正常，脉无结代之象。

此例心悸，乃心阳不足，气阴两虚，心脉失于蕴运，心神失于濡养所致。用桂枝来振兴心阳，温通血脉，与炙甘草合用，为桂枝甘草汤之意。《伤寒论》此方治疗发汗过多，心阳受损，"其人叉手自冒心，心下悸，欲得按者"。张氏以桂枝与养心之阴，敛心之神的生脉饮同用，共复心之阴阳。加用黄芪、茯苓补益心气，丹参兼以补血活血。如此心阳得振，心气得补，心明得养，心血得运，则心气有所依，心神有所归，心悸诸症自可宁。

2. 通阳散结治胸痹　胸痹乃阴乘阳位，邪碍胸阳，痹阻气机所致。先生用桂枝治胸痹，意在通胸阳而散邪结。

病例2　万某，男，49岁。形体肥胖，常有左侧胸前区隐痛，伴有胸闷，气短，每于活动或劳累后加重。夜能平卧。舌质微红苔薄白见腻，西医确诊为冠心病。心电图运动试验阳性。此为胸痹胸痛，中医辨证乃痰湿壅阻胸阳，气滞血瘀所致。取枳实薤白桂枝汤合丹参饮之意以通阳化痰除湿，行气活血化瘀。方药：桂枝9克，枳实9克，薤白9克，全瓜蒌9克，丹参15克，郁金9克，白檀香（后入）6克，黄芪15克，石菖蒲6克，砂仁（后入）3克。服药过7剂，胸痛未作，胸闷减，偶有心悸气短，寐差。上方桂枝增至15克，加制半夏9克，降香6克，合欢皮12克，远志6克。守方14剂，诸症消失，得以正常工作，心电图复查无异常。

胸为诸阳所聚，清旷之区，若痰湿痹阻，胸阳被遏，气机闭塞，气血瘀滞则作胸痛，张氏用桂枝通心阳而散痰瘀，胸阳通达，心脉温通，气血得以运行，则为驱化阴邪奠定了基础；枳实、薤白、郁金合丹参饮行气宽胸，活血止痛；瓜蒌、石菖蒲以化痰开痹，共为驱逐有形之邪，开启痹阻之胸阳。后加半夏、降香、远志、合欢皮以增行气祛痰，宣痹安神之功。

3. 化气通利治水饮　用桂枝与不同药物配伍，治疗肝硬化腹水、心源性腹水、风心病水肿、肾性水肿等，均有良效。他认为，桂枝辛温，能温蒸气化，通利三焦，振阳而消阴。

病例3　邵某，女，40岁。患乙肝性肝硬化8年，近年腹胀膨起，呼吸、饮食均受累，四肢不温，小便量少，大便溏，舌质黯红，苔薄白，脉细弦。B超示有中度腹水，门静脉宽15毫米。西医予服利尿药，腹中水退不显。中医辨证：此病患日已久，气血壅滞，三焦水道闭阻，阳虚水液不化而渐致膨胀。遂拟方：桂枝10克，黄芪15克，丹参30克；郁金10克，白花蛇舌草30克，地鳖虫10克，石见穿30克，莪术20克，水蛭15克，大腹皮30克，槟榔10克，九香虫10克，车前草30克，泽泻30克，生大黄（后入）15克。嘱服6剂，日服3次，4日尽。二诊来言：药后二便俱增，腹满大减，腹围缩小。效不更方，上方桂枝增至15克，加灵芝15克，炙鸡内金30克，枳壳15克，猪苓30克，巴戟天20克，出入加减，共服药20剂，B超复查：腹水完全消失，门静脉宽降至11毫米。

肝硬化腹水，为肝脾受损，气血瘀结日久，三焦水道壅塞，水液不行。渐积日聚而成。然水为阴邪，凝聚日久，非温不化，非通不行，桂枝辛温，通阳消阴，重用通阳以促气化，消阴以复离照，与益气利水之黄芪伍用，增强其化气行水，通利三焦之功。更有槟榔、车前草、大黄等行气利水通便诸药以助其用，使水邪前后分消有出路。病来已久，顽垒难摧，故用水蛭、土鳖虫、石见穿、丹参、莪术等破血散结，活血化瘀诸品，攻气血久积，开水液之通道。后加巴戟天以温肾暖水之下源，蒸腾气化，水液得以正常温化、转输、敷布，则无液聚水积之灾矣。

4. 温运气血治偏瘫　中风多由肝阳亢盛，肝风内扰，气血逆乱所致，故对其后遗症之半身不遂的治疗，诸多医家常从滋水涵木，益气养阴，活血通络入手，鲜用温通。而先生对中风偏瘫属气血不足者，多用桂枝温运气血，通络纠偏。

病例4　张某，男，56岁。因脑血管意外遗留左半身不遂2月有余。症见肢体肌肉痿软无力，偏枯不用，多汗，语言不清，面色不华，夜寐不酣，舌体右斜，淡红，苔薄白，脉沉细不足。原有高血压史，现服西药，血压稳定。证属瘀血阻络，气血不足，肢体失养，治宜益气养血，温运通络。方药：桂枝6克，黄芪30克，当归10克，川芎10克，党参10克，鸡血藤10克，地鳖虫10克，赤芍10克，红花10克，桃仁10克，五味子6克，茯神12克。上方服7剂后，患侧手指略感有张力，汗出改善，余症同上。于上方中加续断15克，桑寄生18克，葛根30克，远志10克，石菖蒲6克，桂枝增至12克，守方10剂，病人舌体基本转正，语言清楚，患肢力增，活动时可自觉支撑。夜寐尚差。上方加合欢皮15克，全虫6克。前后服药40余剂，病人左侧偏瘫基本得以纠正，生活能够自理。

张氏认为，中风无论中脏腑或中经络，均以气血逆乱为基础，夹风、火、痰、瘀各有所因，相互为虐而成。在恢复期，病之症结乃在气血，气为血帅，血为气母，气滞血瘀，气虚血瘀，则经脉窍络闭阻，肢体失养而见半身不遂，口眼㖞斜，语言不利诸症。唯临床有主次兼夹不同，而有或以气滞血瘀为主，或有气虚血瘀为主，或有兼痰瘀互阻，或有兼风痰窜络，或有虚风内动各异，然气血为病则一。上例因其气虚血滞，血脉不得温通，肢体肌肉失于濡养而成软瘫。故用桂枝温运通脉，鼓其动力，通其血络之道。配黄芪、党参益气可助行血之力，参桃仁、地龙活血通络以助其血道之通畅。外加补肾开窍诸品，图其强骨利窍，如此调治，诸症悉除。

5. 散寒通络治脉痹 《本经疏证》曰："桂枝能利关节，温经通脉，此其体也。"《长沙药解》云："桂枝……舒筋脉之急挛，利关节之壅阻……通经络而开痹涩，甚去湿寒。"先生用桂枝辛散通络之性，治疗肢体、关节疼痛、麻木，每获显效。

病例5 赵某，男，42岁。右下肢麻木胀痛近2年，每于下肢活动时间稍长而加重。平时右下肢温度较左健肢低。西医检查诊为血栓闭塞性脉管炎。病人因正常肢体活动受限，甚为苦恼，求诊于张师。症有右下肢胀痛、麻木，对触、痛感觉不敏感，无明显肌萎缩，患肢怕冷喜暖。舌质淡红，苔薄白，脉弦，证属寒凝气血，经络痹阻，治以散寒通络为宜。处方：桂枝15克，当归30克，赤芍9克，细辛6克，木通6克，淮牛膝30克，鸡血藤15克，生甘草6克，大枣10枚。药过3剂，患者自觉右下肢有温暖感。药已中病，思其久病寒甚，桂枝增至24克，另加白术15克，服药10剂患肢胀痛已衰大半，步履有力。因出差停药20余天，加之公务奔走劳累，患肢疼痛加重。前方再加黄芪30克，桂枝增至30克，嘱连续服药14剂勿停。2周后复诊，右下肢麻木、疼痛已基本消除，活动自如。

此例肢体疼痛，非外感风寒湿邪所致，实属血脉内寒，气血凝滞，经络痹阻，不通则痛。肢体失于温养，则肢麻而冷。寒凝滞重，非大剂辛温不得散，无迅捷通达不得开。故张氏用大剂量桂枝散寒通络开痹阻，当归、赤芍、鸡血藤、黄芪益气养血载阳以温养。细辛、木通通经络而畅引气血，诸药散寒凝、运气血、止疼痛。淮牛膝、甘草、大枣补虚，强骨壮肢。

6. 调阴和阳治遗精　仲景用桂枝龙骨牡蛎汤治疗阴阳两虚遗精之证。先生用此方加味调治虚证遗精得心应手。

病例6　李某，男，25岁。遗精3月余，每晚无明显诱因而发生遗精。头昏乏力，心悸时作。口淡无味，舌质淡，苔薄白，脉沉迟。辨属下元阳虚，阴精失固。治取温元固摄为法。药用：桂枝12克，白芍12克，炙甘草6克，龙骨30克，牡蛎30克，五味子6克，芡实12克，金樱子12克，淮山药12克，红枣4枚，水煎服3剂。再诊：遗精仅1次，头昏已消，精神振作仍有心悸、梦扰。遵上方加山茱萸9克，龙眼肉9克，嘱服5剂，药未尽，精已固。归脾丸善其后，悉症均瘥。

张氏认为，此案属阴阳失调，阳失阴涵，浮而不敛，阴失阳固，泄而不守，故用桂枝与白芍、甘草配伍，调阴和阳，上入营阴走心窍，下温元阳固精关；更有龙骨、牡蛎、芡实、五味子潜镇敛摄，合而敛阳屈阴。另加山药、金樱子、山茱萸等以益肾填精，补真阴以涵上浮之阳；龙眼肉、大枣养心安神。如此阴阳调和，无扰精室，遗精自愈。

7. 温通血脉治闭经　张氏临床上重视温通、疏肝，认为女子以血为本，血脉以温为通，以温为养。女子以肝为用，肝气条达，气机舒畅，营血才能充盈血海，濡养胞脉，以事经、带、孕、胎、产。故喜用桂枝来温通血脉，治疗诸多女科之疾。

病例7　成某，女，15岁。经闭3个月未行，12岁初潮，停经前经量素偏多，周期常提前。手足不温，喜暖畏寒，舌质淡，苔薄白，脉细。素体阳虚，寒滞下焦，血脉不行，治宜温经通脉，暖宫活血。

方药：桂枝10克，柴胡6克，白芍10克，当归20克，陈艾8克，巴戟天30克，肉苁蓉30克，续断20克，丹参20克，黄芪30克，白术20克，制香附20克，益母草30克，红花6克。虑患者为花季之龄，慎重为先，嘱其先服4剂，观效再做调整。二诊来诉，上药仅服2剂，月经已来潮，经行3天，无腹痛等不适，现月经已净，四肢欠温，舌脉同前。上方桂枝加量至15克，当归增至30克，再服7剂。后每经前一周始服药，到经来停药，如此巩固疗效。连续治疗3个月经周期后停药。以后经水一直按时而至为告愈。

此例病案，素体阳虚，经量偏多，气血先虚，血不能运载阳气而致胞宫日渐寒凝，血愈虚而火日衰，终致血虚寒凝经闭不行。所以，温经散寒，通利血脉是治本之法。重用桂枝温经通脉，温化血行；辅以陈艾、巴戟天、川断、肉苁蓉续命门之火而暖胞脉；当归、黄芪重用与白术、丹参配用，以益气活血补血，取其气能生血、行血。血能载气、运阳。则气血充足，胞宫温煦，经水有所化，经道得温通；柴胡、香附、红花、益母草理气活血散瘀，血因寒而凝，因虚而滞，活血而化凝，理气而消滞。诸药合力，标本兼治，药证相应，效如桴鼓。先生用桂枝之例，不胜枚举。

刘春圃：辨分四型，治脑积水

刘氏于1972年开始，运用中医学的理法方药，对各类脑积水病共187例进行治疗，经过几年来的临床实践，初步摸索出治疗脑积水的一些规律，取得很好的效果。

1. 耳源性脑积水　系由耳部感染灶（或慢性中耳炎、乳突炎）引起的。临床表现有头痛、恶心、视物不清等症。重者有精神萎靡、迟钝、面色青滞、烦躁、惊悸、抽搐等现象。刘氏认为此证多由热毒炽盛，气血受阻，上攻于头，脑水的正常循环受阻而潴留。

2. 交通性脑积水　系由脑部损伤，或因炎症粘连引起的。具有脑积水的一般症状，同时眼底出现视盘水肿。脑脊液化验正常，气脑造影多无特殊变化，目视有色带。刘氏认为此证因热郁或血瘀而导致头部络脉失于通达，脑水的运行不畅而致病。

3. 先天性脑积水　常见于1岁以内婴幼儿，为先天发育异常，脑水循环障碍或脑水分泌过盛，导致颅内积水。其形成多由导水管的畸形闭锁，或合并有脊髓脊膜膨出，或脊膜膨出。其特点是头颅增大（头围可达60~70厘米），脑门膨隆，头顶叩诊有破壶声，颅缝分裂，颅骨变薄或呈游离状，头皮静脉怒张，落日征（+），头面相对呈倒三角形，智力不全，肢体轻度偏瘫等，严重者短期内死亡。刘氏认为该类患儿阳热壅结，阻塞窍络，脑水受阻。另为禀赋不足，脾肾虚弱。

4. 良性颅内压增高（或称假性脑瘤） 多见于成年人，主要表现为头痛、头晕、恶心、呕吐如喷射状，眼底可见视盘水肿，甚则眼底出血。脑脊液压力常在200毫米汞柱以上，头颅X线片可见颅缝分裂，指压迹增多现象。脑血管造影及脑室造影一般正常。刘氏认为此证多属明虚肝旺，肝火上亢，或肝郁胃滞，气滞下降，上犯于头，蒙蔽清窍。

刘氏治疗本病，其要点如下。

1. 耳源性脑积水 治法：清热解毒，通窍利水。方药：蒲公英、漏芦、金银花、石菖蒲、路路通、黄芩、木通、白茅根、牡丹皮。

2. 交通性脑积水 治法：清热利水，活血化瘀。方药：龙胆草、木通、鱼枕骨、花蕊石、滑石、王不留行、决明子、土鳖虫。

3. 先天性脑积水 实证。治法：通络利水。方药：鱼枕骨、抽葫芦、茯苓皮、土鳖虫、路路通、穿山甲（代）、冬瓜皮、决明子、石菖蒲、广郁金。虚证。治法：益脾肾，调气血。方药：山萸肉、枸杞子、桑椹、茯苓、山药、莲肉、薏苡仁、生熟地黄。

4. 良性颅内压增高 治法：平肝抑火，利水降逆。方药：决明子、木通、广郁金、石菖蒲、枳壳、杭芍、夏枯草、川楝子、苦丁茶、龙胆草。

黄寿人：滋肾软坚法治强中病

强中病，临床少见，病人常隐讳而又痛苦，治疗困难。黄氏认为本病属阴虚，其症多有头昏神疲，腰腿酸软，舌赤（绛），无苔，或起裂纹等。在治疗上不能把清热泻火放在首位，如用龙胆泻肝汤则因苦寒化燥，可使阴虚加重。其治则应为滋肾软坚，在用知柏地黄丸滋肾基础上，大剂使用昆布、海藻、龙骨、牡蛎等咸寒软坚之品才能收效。

病例 钟某，男，27岁。阳举不衰年余，伴有头部昏涨，面赤口渴，神烦不安，时值酷夏，苦疾而用冰冰之，以图缓解，也无所益。屡服龙胆泻肝汤或知柏地黄丸、三甲复脉汤，未获效果，更加重思想负担，食睡不安，精神不振。视其形体尚健，舌尖无苔，脉象弦数有力，显系水亏于下，相火炽盛之候。再询之，知其曾服偏方，用盐开水冷服，每日2次，每次1茶杯（约500毫升），阴茎似觉松软不挺，惟效不持久，此系肝肾阴亏为本，浮阳为标，苦寒化燥，故服龙胆泻肝汤而不效。而咸能入肾软坚，故以知柏地黄丸加龟甲、牡蛎各24克，昆布、海藻各60克，大剂送服10剂而愈。

方药中：重用升麻解诸毒

方氏用升麻解诸毒，效验颇良。先生曾数次致函、投稿于笔者所主编之《中医药研究》杂志。先生作古后，先生之遗孀专程与笔者一晤，议其他事宜，彼此忆及方老，不胜唏嘘。

临床上可以定性为"毒"病的情况大致可归纳为2种：① 可定性为火病而系暴发者，如具有传染性的温毒、时疫之类疾病皆属其范畴之内。② 因误食药物或有毒食物所致疾病。这两种情况均可在辨证论治的基础上，使用较大剂量的升麻。十余年来，方先生曾重点对病毒性肝炎患者及其他药物中毒患者在辨证论治的同时，重用升麻进行治疗。其剂量一般均在30克，多时曾用到45克，效果很好，无一例有不良反应。现介绍两例典型病例如下。

病例1 郭某，女性，33岁，北京儿童医院检验师，来诊日期：1969年8月5日。因长期接触肝炎血清，于1967年出现全身乏力，肝区疼痛，腹胀、腹泻溏便，纳差，多梦。曾在某医部诊断为肝炎，并住院治疗1年余未见好转，遂来中国中医研究院西苑医院就诊。来诊时情况大致同上。肝肋下1厘米，质软，脉中取、沉取均有力而滑。舌质正常，苔淡黄稍腻，诊为病在肝脾，证属湿热（毒）内蕴。拟以疏肝解毒清热。方用升麻葛根汤、金铃子散加当归、紫草［其中升麻用1两（即30克）］。服10剂后患者复诊时自觉症状明显好转，腹胀消除、腹泻止，但仍有肝区痛。仍守前法，并加重疏肝解毒药物剂量。处方：升麻45克，葛根24克，赤芍15克，甘草6克，当归12克，紫草24克，薄荷3克，柴胡30克，郁金12克。连服14剂，患者第3次来诊，主诉除肝区仍有隐痛不适外，其余各症基本消失。肝功能检查亦有明显好转，以后治疗除仍用升麻葛根汤（升麻用30克）外，并合用气阴两补剂，如黄精、当归、何首乌、苍白术等。4个月后自觉症状完全消失，肝功能检查正常，并恢复工作。

病例2 韩某，女性，40岁，干部，东北辽宁人。1980年3月6日来诊。主诉：发热（37.8～38℃）4月余，眩晕。患者1980年元月在外院检查血沉98毫米/小时，诊断为结核，用卡那霉素、链霉素、对氨基水杨酸（PAS）治疗1个月。以后出现中毒反应，耳聋、耳堵、恶心、视物模糊而停止抗结核治疗，但停药后症状并不好转。1980年2月某医院检查，诊为双耳前庭功能丧失、链霉素中毒，并做肝穿，诊断肝炎。治疗无效，因此来诊。就诊时除上述症状外，走路摇晃如醉酒状，恶心，时有呕吐，纳差，手足凉，脉沉细极弱，舌嫩润苔薄白。诊为病在肝肾，证属气阴两虚，予以补肝益肾，气明两补，佐以平肝法。以参芪麦味桂附地黄汤加味治疗。服药后病情变化不大，头晕不减。考虑病人系链霉素中毒，应考虑解毒问题。结合辨证，改予益气解毒法。用补中益气汤合升麻鳖甲汤（升麻、鳖甲各30克，当归12克，甘草6克），因无鳖甲改用生龙骨、生牡蛎各30克。此方服2剂后，头晕痛明显减轻，耳鸣、耳聋好转，走路摇晃症状消失。续守上方，症状继续好转。以后除仍用升麻鳖甲汤、补中益气汤外，并加生脉散、劈鹿角。症状陆续消失。于是改以养阴为主，减去升麻鳖甲汤。仅用补中益气汤合生脉散、劈鹿角、熟地黄。服12剂后，诸症完全消失，肝功能检查正常。

魏龙骧：桑叶止夜汗

魏氏用桑叶止汗，乃从偶阅小说中得到的启示。书中言一僧，每就枕则汗出遍身，衣被皆透，20年不愈，监寺教以霜桑叶焙末，米汤下2钱，数日遂愈。后遇此症，经试，果真有验。然转思本例与桂枝汤合用，取效是否及桂枝汤调和营卫之结果，而非桑叶之功？不久，魏氏又连遇夜汗者数例，不杂他药，独取桑叶一味治之，多能应手取效。于是桑叶有止夜汗之功，确信无疑矣。

顾兆农：止汗验方治自汗

组成：淡豆豉（捣碎）10克，霜桑叶6克，小米50克，锅中入水2碗，入淡豆豉、霜桑叶，置火上，沸后，文火煎煮刻许，去渣留液，放入小米，再煮成粥，临睡前温服。每日1剂，连用5天。根据临床经验，病后产后之人，或年迈虚弱之体身虽不健，但无大恙，唯见昼时动辄汗出，晚上睡觉心神不稳者，投用上方多收良效。只是病期延久者，其剂当须多用，每每服药过月，方能渐见其功。

裴沛然：大方复治法

本法是广集寒热温凉气血攻补于一方，治疗某些病机表现为气血同病，病邪深痼，寒热虚实兼夹的病证。

唐许胤宗曾批评当时医家"多安药味"的陋习，"譬如于猎，多发人马，空地遮围，或冀一人偶然逢也"。元·朱丹溪也曾对局方中某些药味繁多，处方杂乱的方剂，做过抨击，好比猎者"广络原野，冀获一兔"一样。后来，清·叶桂也有"假兼备以幸中"之说以鞭挞并世医流。这些医家，指斥一些时医的无的放矢，滥用繁杂之陋习，是很有道理的。但是，裘氏认为，临床组方遣药，主要从病情的实际需要出发，古人有七方八剂之分，大小奇偶缓急复方各有其适应范围。从临床实际情况看，某些疑难病证往往有多种病机错杂为病，属纯虚、纯实、纯寒、纯热者较少，治疗若仅偏执一端，收效不够理想。《千金要方》《外台秘要》中有针对复杂病情而设的一些组方繁杂、药味多至数十种，熔寒热补泻于一炉，制方之奥妙无穷的大方。裘教授经过多年临床实践的尝试和探索，体会到"大方复治法"对某些疑难危重病证的治疗，确有意想不到的疗效。

病例　早年曾治一痢疾危症，患者一日痢下数十次，赤白相杂，腹痛，里急后重，病延二旬，中西医历治无效，已不能进食，神识昏糊，脉微欲绝，四肢厥冷，痛痢不止，其病已濒危殆。裘教授看后处方，用党参、黄芪、桂枝、附子、补骨脂、白术、甘草补气温肾，黄连、石膏、黄柏、白头翁、金银花清热燥湿，阿胶、熟地黄、当归补血，大黄、枳实、川厚朴攻下，诃子、石榴皮收涩，龟甲、鳖甲滋阴。一般医者认为这是一张"杂乱无章"的大方、复方。病人服上药后，次日即痢止神清，腹痛亦除，脉转有力，胃思纳谷，仅2剂而病瘥。如此捷效，实料所未及。

人身之病变化无穷，岂可以一法应无穷之变？立方遣药并不拘泥于药味之多寡，主要在于契合病机。大方复治法并不是杂凑的方法，其中实寓有巧思及严密的配伍。如治疗慢性肾炎、慢性肾功能不全，补气摄精，祛毒利湿，本病绝非水肿一证所能概括，多有表里夹杂、寒热错综、虚实并存，《黄帝内经》原有"邪之所凑，其气必虚"之说，而邪之所蕴，其气更虚，"虚之所在，受邪之地"。如果正气不能驱邪，也可反从邪化，故津液酿成湿浊，血滞导致瘀血，出现正气愈虚则邪气愈实的情况。故慢性肾炎的病机可概括为：脾肾气血亏虚和风邪、水湿、热毒、瘀血相夹杂，是其基本特点。

治疗大法：表里合治、寒热兼施、利涩同用、补泻并投，选用羌活、白芷、紫背浮萍、苍耳草、蝉蜕、黄芪、黄柏、漏芦、半枝莲、生白术、生甘草、仙灵脾、土茯苓、黄芩等药物，对慢性肾炎因感冒而急性发作者，有一定疗效。方中既有辛散祛邪之品，又集解毒、泄浊、健脾、利水诸药。其中羌活一味，入太阳、少阴二经，与黄芪相伍，对预防感冒效胜玉屏风散。现代研究证明，辛散祛风药如蝉蜕、苍耳草、白芷等，不仅可疏解表邪，且能调整机体的免疫功能，有抗过敏作用，对减轻或抑制感染后变态反应性损害，消除蛋白尿等有一定作用。故即使表邪已解而蛋白尿未除者，仍可沿用一段时间，其与解毒泄浊、健脾利水药相合，可表里双解，标本兼顾，相得益彰。

寒热兼施：选用生熟地黄、巴戟肉、肉苁蓉、茯苓、黄芩、龙胆草、炮附子、肉桂、生姜、大枣、黄柏、知母、仙茅、仙灵脾等药物，治疗慢性肾炎高血压患者，呈阴阳两亏，上盛下虚之证。实践证明，寒热兼施法不仅可改善临床症状，而且对改善肾功能有一定帮助。利涩同用：选用生薏苡仁、茯苓、猪苓、汉防己、大黄、玉米须、生白术、半枝莲、白花蛇舌草等，与覆盆子、金樱子、五味子、乌梅肉、补骨脂、楮实子、牡蛎等相配伍，适用于慢性肾炎混合型者。裘氏在治疗过程中体会到，不独固肾涩精方药对控制蛋白尿有效，即使是清利水湿的玉米须、猪苓、茯苓等，也有消除蛋白尿的功效。这可能是邪去则正安，水湿不除则肾气不能化精，精气流失也就难以控制。

因此，通利水湿与固摄肾精，两者不可偏废。补泻并投：慢性肾炎经过较长时期的病理演变，正气衰惫，邪气留恋，水湿痰瘀滞留更甚，出现氮质血症。临床出现正气不支，浊邪弥漫之势，严重的还可出现动风之证。故治疗必须熔补益脾肾气血阴阳和攻泻湿浊、水气、瘀血于一炉。裘教授常选用黄芪、党参、巴戟肉、仙灵脾、黑大豆、炮附子、干姜、黄柏、土茯苓、泽泻、牡蛎、生大黄、白花蛇舌草、半枝莲、漏芦、白蔹、益母草、丹参、桃仁、红花等，一般用量偏重，中病减其制。本病至此，已入险途，应引起注意，以上各法，可参考应用，不可拘执，方不致以偏概全。

茹十眉：重用全蝎抢救险症

蝎，古方用尾，缘此虫之力全在尾，其尾部集中一种类似蛇毒成分中的神经毒的蛋白质。茹氏认为：高热抽搐、角弓反张及脑症状明显时用药，首推全蝎；危重之候，则以蝎尾为优，研末吞服为佳；俟缓解之后改用全蝎。用蝎，全取其毒，捕捉后经盐水渍，清水漂，毒性减低，势必影响疗效，为此全蝎以不渍漂为好。多年经验说明，服大量全蝎后，除个别有皮肤溃烂，未见有其他严重中毒反应。若皮溃者用忍冬藤、绿豆衣、生甘草之属解之，2~3剂即消。

张子琳：生熟地黄丸治眼眶痛

子琳先生，一生精于岐黄，性情平和，致力佛学，禅理精深。先生手制数十方剂，疗效诚高，其用生熟地黄丸治眼眶痛，即为其一。生地黄、熟地黄、甘菊、石斛、枳壳、防风、牛膝、羌活、杏仁。夫眼眶痛，病属肝经，其症见光则痛。本方滋肝养血，碰气疏调，张氏曾临证使用多年，确效。

黄一峰：鼻渊散外用治鼻窦炎

一峰先生，苏门之老医，其以胃肠病见长，曾传一方治鼻窦炎甚效。

土藿香15克，苍耳子15克，青木香15克，鱼脑石15克，辛夷15克，鹅不食草9克，共研细末用棉花包，塞鼻外用。

谢海洲：健肾荣脑汤治颅脑损伤后遗症

方剂组成：紫河车9克，龙眼肉9克，桑椹15克，熟地黄12克，当归9克，丹参12克，赤、白芍各9克，太子参9克，茯苓6克，远志9克，石菖蒲9克，郁金12克，生蒲黄9克。紫河车甘咸而温，为血肉有情之品，大补气血，填精益髓，故以为主药，合归、地、芍3味补血养血之力尤甚；参、芪健脾益气，取阳生阴长之义，生津之功更著；龙眼肉、桑椹养血健脾；丹参、远志养血宁心；石菖蒲、郁金行气解郁开脑窍；赤芍、蒲黄活血化瘀通脉络。是以明阳气血双补，气血生长则能化精，精足则脑髓充；活血通络则瘀去，瘀去则新血生，脑络通则神自明。

偏于阴虚者，合用地黄饮子；偏于络脉瘀阻者，合用桃红四物汤。常习用桑椹、黑芝麻、女贞子、菟丝子、枸杞子、熟地黄、山萸肉、何首乌、核桃肉等以填精补脑；苏木、刘寄奴、鬼箭羽、土鳖虫、牛膝、续断、骨碎补、泽兰、自然铜、鸡血藤等针对外伤之病因而随方加入。

病例 谢氏曾经治一男孩，陈某，13岁，北京市怀柔悬下花园村人。于1976年10月20日下午被坏人用木棒击中头部，当即局部隆起10平方厘米球形血肿包块，意识丧失，深度昏迷，肌肉松弛，呼吸表浅，脉息微弱。经某医院急救，开颅术后，脱离危险期出院。同年11月19日来诊。其母代诉：头痛如劈，语言謇涩，睡眠不宁，易惊易醒，时恶心干呕，纳差食少，瘫软无力，不能步履，需人背负。查患儿面色苍白，表情呆滞，神痴不语，气息微弱，舌淡苔滑，尖微红、边有瘀斑，脉沉细稍滑略数。证属肝肾不足，脑髓空虚，兼有气滞血瘀。立补益肝肾，充髓荣脑，佐活血化瘀法。投健肾荣脑汤加祛瘀通络之品。守其方，偶随兼证稍加进退，调治10个月而愈。

颅脑损伤后遗症病情重，疗程较长，守方尤为重要。认证准确，要恪守不移，切勿浅尝辄止。待病情基本恢复后，嘱服成药，加桑椹膏、复方灵芝片等，或在健肾荣脑汤基础上据证而设，权宜而变，配成丸方，以巩固疗效，是谓有权有变，才能善始善终。

岳美中：黑白丑治偏食

黑丑、白丑各等份，上药炒熟，碾筛取末，用时以一小撮药与糖少许喂服。此方为岳氏老友高聘卿所传，屡经投用，效如桴鼓。

吴佩衡：使君子壳治使君子仁中毒

吴氏生前，云南谓为"吴附子"，治病多用附子。诚有独到经验。其用使君子壳治使君子仁中毒，颇具巧思。

病例 张某，四川人，住昆明市，有子10岁，常患蛔虫腹痛，面黄肌瘦。纳呆食少，夜卧常咬齿流涎。其在药店购得使君子60克与子服食，意欲驱杀蛔虫。然不知该服何许剂量，随其子剥去外壳而食之。因使君子仁，其味香甜，小儿于一日内服食达30克之多，遂发呃逆不止，连声频频而作，心烦欲呕而不思饮食，无法止住，来院求治。早年从师习业，曾闻师言，服使君子仁致呃逆作呕者，其壳可解。当即介绍此法以试之。病孩返家后，照法用使君子外壳30克，煎汤与其子服，一日内连服数次，次日呃逆得除。